AF341461

LE
PÉRIL VÉNÉRIEN
DANS LES FAMILLES

LE

PÉRIL VÉNÉRIEN

DANS LES FAMILLES

PAR

P. DIDAY 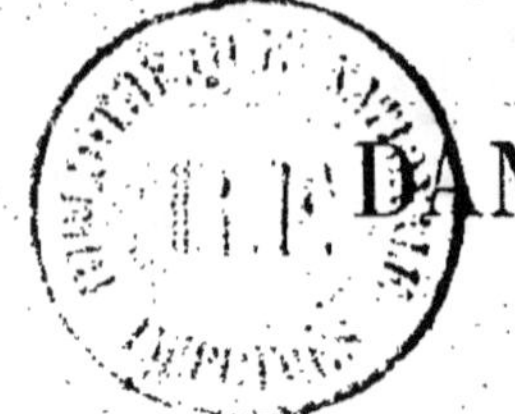

EX-CHIRURGIEN EN CHEF DE L'HOSPICE DE L'ANTIQUAILLE

PARIS

ASSELIN ET Cⁱᵉ, LIBRAIRES DE LA FACULTÉ DE MÉDECINE

PLACE DE L'ÉCOLE-DE-MÉDECINE

—

1881

PRÉFACE

« J'ai assisté, j'ai participé à pas mal d'épreuves
et de misères, me disait, sur la fin de sa carrière,
le doyen de nos spécialistes ; mais je n'en ai pas
vues qui approchent de celles d'un fiancé chez qui
le mal vénérien vient d'apparaître ! »

Et son désespoir n'est que trop justifié. Libre et
confiant la veille, n'imaginant dans ses nouveaux
devoirs qu'une source de bonheur, et du plus
enivrant, du bonheur partagé, tout a changé subitement. Tout en lui comme à ses côtés, dans le
présent et dans un avenir dont il n'entrevoit pas
le terme, reflète une perspective de souffrance et
de contrainte, d'angoisses et de remords. Comme
un fruit piqué du ver, ce jeune couple si gracieux
porte son germe de désagrégation. En vain leurs
voix se sont confondues à la mairie, leurs mains
à l'autel : c'en est fait de l'union des âmes. Ce

a

doux rêve des fiancés n'aura pas même eu sa nuit pour éclore. D'où naîtra l'intimité, vers quelle pente le moindre épanchement pourrait-il trouver son cours, lorsque, à chaque minute, le besoin de se sentir compris fait place à l'épouvante de se voir découvert !

Arrêter par prudence chez soi tout élan, le réprimer par calcul chez sa compagne ; voir, près de la couche nuptiale, poindre, grandir, éclater l'étonnement, le reproche, l'accusation ; se dérober non moins soigneusement à la bouche qui voudrait consoler qu'à la bouche dont on appréhende les trop justes plaintes ; fuir les explications, mais fuir avant tout les raccommodements auxquels manque forcément le seul sceau qui les rende valables ; à travers le cri passionné de la jeune épouse et le cri de délivrance de la jeune mère, à travers ces deux cris qui vous ont si délicieusement salué vainqueur et père, toujours entendre en soi la voix secrète qui murmure le nom d'*empoisonneur*... Voilà, pour le malheureux, victime d'un instant d'oubli, les prémices et le couronnement de la félicité conjugale !

Que je plaindrais sa détresse, hélas ! si je n'avais un meilleur emploi de la meilleure part de ma commisération. Quand un homme tombe à l'eau, vous savez ce que presque infailliblement il advient du *passant qui sait nager !* Tel est ordinairement le sort de ce sauveteur improvisé, tel celui du pauvre médecin auquel le vénérien en danger de submersion conjugale s'est cramponné avec l'inconsciente énergie du naufragé ; car s'il ne nous entraîne avec lui dans l'abîme, on peut du moins dire que, pour le commun des praticiens, il sera presque aussi difficile de répondre efficacement à son appel désespéré que d'y rester sourds. Quelles que soient, en effet, leur perspicacité et leur expérience, que pourront-elles contre les complications extra-médicales que crée pour le vénérien son entrée en ménage ; complications qui, du mal le plus connu, le mieux réglé dans son cours font en quelque sorte, pour nous, une maladie toute nouvelle à étudier et à combattre.

Ces changements, cette transformation que le sacrement imprime aux maladies vénériennes, j'en définirai la portée par une formule effrayante dans sa simplicité, en disant de ces maladies que, par le mariage, *leur traitement est entravé dans l'exacte proportion où leur gravité s'accroît.* Il suffit, malheureusement, d'un coup d'œil pour voir à quel point cette décourageante sentence est l'expression de la vérité.

Sous le régime du célibat, l'homme et la femme, malgré la contrainte qu'exercent certaines conventions sociales, restent libres cependant, celui-là de ne rien entreprendre, celle-ci de ne rien accorder. Mariés, et surtout jeunes mariés

— c'est presque toujours ainsi que la question se pose — cette liberté, de toutes la moins exigeante, la liberté de s'abstenir, n'est plus qu'un mot. *Il faut agir.* Le code a édicté la loi; l'épouse fait la jurisprudence; la belle-mère a rédigé le règlement administratif et, cumulant pour la circonstance, en surveille de près l'exécution.

Voilà donc, par le fait de ces rapports obligatoires, la maladie fatalement entretenue, aggravée chez l'époux, non moins fatalement transmise à l'épouse. Et, comme pour compléter la trilogie classique, voici, s'interposant à l'insu du mari, au-dessus de la mère, un pouvoir occulte, interprète, il le dit, de la parole divine, mais n'en appliquant à l'usage des époux que le *multiplicamini*; impératif sans appel qui, en bon français médical, ne peut ici se traduire que par un mot (titre du plus triste de nos chapitres) : infection des nourrissons et des nourrices.

En même temps qu'il la propage, le mariage aggrave la maladie. Je l'ai dit et je le prouve en deux lignes. D'une part, entretenue par l'*incontinence, obligatoire de par la loi*, la blennorrhagie aboutit presque forcément à la *goutte militaire*, aux rétrécissements, aux jetées et localisations vésicales, prostatiques, utéro-ovariennes, etc. De l'autre, par la naissance d'enfants contaminés, la syphilis acquise (celle qui ne fait guère que flétrir) engendre la syphilis congénitale (celle qui ravage et décime)— de telle sorte que, si la chaudepisse à perpétuité est, dans ce cas, l'apanage des ménages fidèles, on peut bien dire que la vérole mortelle est l'apanage des ménages féconds. Encore ne fais-je ici que mention des deux procès scandaleux incessamment suspendus sur la tête du mari, l'un *en séparation*, par sa conjointe lésée, l'autre *en dommages-intérêts*, par la nourrice infectée !

Voilà ce que le mariage ajoute à l'intensité du mal ; voyons ce qu'il enlève à l'efficacité du traitement.

Ces maladies-là ont été baptisées *maladies secrètes*. Expressive synonymie où se peint si bien le vœu qui, chaque jour, nous arrive de tous les degrés de l'échelle sociale... et grammaticale ! «Traitez-moi, je vous prie, le plus *sournoisement* possible ! » me disait, ces jours-ci, un paysan de Chaponost. Et le brave homme ne se trompait pas autant qu'on pourrait le croire. Car aller jusqu'à cette singulière hyperbole ne serait, pour le médecin, que satisfaire au désir que tout client de cette catégorie nourrit toujours sans toujours oser l'exprimer aussi crûment.

De tous nos clients spéciaux, le vénérien en ménage est assurément celui qui a le plus besoin de mystère, et précisément c'est celui qui a le plus de peine à l'obtenir. Aussi qu'arrive-t-il ? La présence du médecin, le nom, l'apparence, l'odeur, l'exécution des remèdes, les observances du régime, tout le trahissant aux yeux qui l'épient, il restreint forcément le chiffre des *visites*, le nombre et la dose des agents médicamenteux au-dessous du minimum strictement indispensable. — Et s'il se rationne ainsi, lui, jugez de la portion congrue à laquelle sa femme va être réduite! Aussi, lorsqu'elle guérit — et la plupart finissent par guérir — c'est bien à juste titre un cas de plus à porter au compte de ces cures spontanées où l'omission des spécifiques ne fait que mieux ressortir l'admirable pouvoir épurateur de la nature médicatrice.

Et pour répondre à ces multiples et pressantes exigences, sur qui compte-t-on?... sur le médecin. On y compte aveuglément, fanatiquement, exclusivement : on y compte de toutes parts ; et, qui pis est, on y compte des deux côtés. Observez-les en action, en péril, c'est merveille de voir les intérêts les plus opposés, les moins conciliables, aller — spectacle qui nous est donné chaque jour — demander secours à la même source, à la même science, bien souvent vers le même cabinet, au risque de se heurter dans la salle d'attente! A peine entré en convalescence, Léandre n'est point mûr pour la noce. L'ajournera-t-il, cependant, d'une semaine?... « Allons donc! se dit-il, le moment venu, j'irai consulter un *bon médecin!* » — « Mon Agnès a bien

subi un petit accroc, se dit la maman. Mais doit-
elle pour cela rester fille?... Quelque sotte! Le
docteur n'est-il pas là pour tout raccommoder! »
— « C'est vraiment un cas de conscience d'infecter
une pure et chaste jeune fille, murmure Eraste
faisant son examen de conscience : et, dans
l'état où me voilà, un honnête homme doit-il
songer au mariage?... Bah! pourquoi non? La
médecine a fait de tels progrès! » — Et le malheureux docteur, serviteur à tout faire, reste avec
son costume de Maître Jacques — qu'on me
laisse continuer ces figures — le seul qu'on nous
permette d'endosser ; si bien que parfois, je
l'ai vu, à l'instant même où Léandre nous sup-
plie de dissimuler son mal, de le dissimuler surtout à son Géronte de beau-père, Géronte passait son fin jabot, prenait sa canne à pomme d'or
pour venir, « au nom de tout ce qu'il y a de respectable et de sacré, nous adjurer de ne rien
lui celer des déportements passés de son coquin
de gendre! »

Or, dressons maintenant, pauvres confrères,
notre compte personnel. De cette mission, que
nous ne pouvons décliner, veut-on savoir les
charges, et savoir en même temps la rémunération?

Lorsque, dans les circonstances ordinaires de
la pratique, un malade réclame notre assistance,
nous courons sans hésiter, sans réfléchir ; le dou-

ble motif scientifique et *professionnel* qui nous pousse se renforçant du plus puissant des mobiles, le devoir moral.

Tout au contraire, dans les appels que nous adresse la *vénusalgie familiale*, ce sentiment du devoir, au lieu d'être un stimulant, nous avertit, sinon de refuser, du moins de ne jamais accepter qu'après mûre réflexion et sous expresses réserves. C'est donc pour nous un premier travail, un premier effort que de mettre notre conscience d'accord avec les instances de ce client-là, client qui demande toujours beaucoup. Mais, avouons-le, c'en est un autre, et non moins méritoire, de la mettre d'accord avec l'*instinct du praticien*, — ce sentiment aussi actif qu'indéfinissable, formé par parties égales de soif de service à rendre, de soif de difficulté à vaincre — qui, en ce cas, rebelle à la froide raison, nous pousse presque irrésistiblement à concéder tout ce que le client demande.

Mais cette question de scrupules réglée, et la mission, je suppose, acceptée, peut-on prévoir à quel point, à quelle limite l'accomplissement de cette mission va nous enserrer, peut nous entraîner? Définit-on, renferme-t-on dans un règlement ces tours d'adresse journaliers et ces coups de haute diplomatie, que le médecin doit improviser à chaque heure pour concilier la paix du ménage avec les exigences sanitaires soit de l'un, soit de l'autre conjoint? Situation vraiment aussi digne d'admiration que de pitié où, pendant de longs mois, pendant des années peut-être, il lui va falloir louvoyer entre des prétentions, des volontés, des préjugés absolument contraires ; — habile à se remémorer instantanément le genre de feinte qu'il a adoptée pour déjouer la curiosité de madame... et de ses ayants droit ; — conscient du désavantage de son rôle dans cette lutte qu'il a engagée par pur dévouement professionnel où il ne trouve que des espions au lieu d'auxiliaires, que des interrogations captieuses là où il devrait pouvoir compter au moins sur la complicité du silence ; — à la merci tantôt de la gaucherie d'un subalterne, tantôt des confessions qu'un transport amoureux ou un repentir intempestif arrachent à l'époux dont le docteur s'évertuait à cacher les torts ; — toujours tremblant qu'une lésion ostensible, qu'une ordonnance retrouvée viennent briser son plan de campagne et le livrer aux amères récriminations de l'autre conjoint qui n'admettra jamais qu'on ait voulu le tromper pour son bien !

Outre la responsabilité morale, d'ailleurs, le médecin porte ici sa lourde part de risques personnels effectifs. Madame étant devenue enceinte, peut-il, sans laisser soupçonner quelque chose, refuser de se charger de l'accouchement?... Non sans doute. Puis, l'enfant né, et la nourrice inquiète demandant au docteur de la rassurer, le docteur peut-il refuser sa garantie ?... Non encore, je le crains. Eh bien ! ce double *non* lui vaudra parfois, l'un la vérole, l'autre une condamnation en police correctionnelle.

Encore si, tout ayant marché à souhait, notre confrère pouvait faire fond sur quelque reconnaissance ! Hélas ! — ceci est trop dans la nature humaine pour ne pas entrer en ligne de compte dans notre budget prévisionnel — l'ami des mauvais jours, une fois l'orage passé, devient le confident incommode dont la présence rappelle la faute qu'on commençait à oublier, fait craindre une révélation qu'on veut à tout prix éviter. Et poliment, mais nettement éconduit, nouvelle victime de l'ingratitude légendaire des clients, il ne lui reste qu'à méditer cette exquise consolation offerte, en pareille mésaventure, par notre Dr B..., à un confrère qui lui contait ses doléances : « Dans ces cas-là, mon cher ami, il n'y a pour le médecin que deux choses à faire : se renfermer dans sa dignité... et toujours bien marquer les visites ! »

A l'aspect de ce labyrinthe, d'aucuns, frissonnant, balancent et font un pas en arrière. « Quand la vérole entre dans une maison, moi j'en sors ! » me disait un jour notre Amédée Bonnet, en me repassant un bon client de cette catégorie... Or, quel qu'il soit, un client trouve toujours preneur ; là n'est pas la difficulté. Mais à son tour

le preneur, ne découvrant dans ses auteurs classiques rien de nature à l'éclairer au milieu de
tant d'obscurités, à le mettre en garde contre
tant de périls, le preneur demande à grands cris
un guide.

Un guide!... Depuis la publication des premières études *ex professo* qui aient paru sur cette
question (1), trois auteurs, tout récemment, lui
ont payé leur tribut : Langlebert, d'abord, dans
l'excellent ouvrage qui a mérité de faire code...
mais code à commenter, certes ; — trois ans plus
tard, moi-même en quelques vives pages, ne vi-
sant que la pléiade d'auditeurs qui entendent à
demi-mot ; — enfin A. Fournier en écrivant la
plus attachante et la plus complète monographie
sur *l'une des trois* parties dont se compose cette
monographie.

Si je reprends aujourd'hui la plume, c'est évidemment parce que je crois pouvoir ajouter
quelque chose à l'œuvre de mes savants émules,
ainsi surtout qu'à mon œuvre primitive. Et d'a-
bord, à l'encontre de mes honorables collègues,
je veux traiter avec une égale attention, avec les
mêmes développements, en ce qu'elles ont de
relatif au mariage, les trois maladies vénériennes
(blennorrhagie, chancrelle, syphilis). —Puis je me
suis aussi proposé, je me suis constamment efforcé

(1) Voir mon *Traité de la syphilis des nouveau-nés*, pages 329
et suiv., 1854.

de ne laisser en dehors de mon étude aucune des parties du sujet ; de distinguer, scruter, mettre à jour tous les cas particuliers et formuler pour chacun une solution positive, surtout une solution applicable. — Mais il y a plus, et, sans pour cela le moins du monde prétendre au titre de réformateur, c'est cependant d'une modeste mais réelle réforme qu'il me reste à parler, réforme dont le but inspiré, justifié et soutenu par la clinique, est de rendre moins rigoureuses, sans les rendre moins sûres, les conditions auxquelles les vénériens sont admis au mariage. Deux exemples à ce propos :

Le premier des éminents *syphiligamographes* que je viens de nommer, cet auteur accepté et digne de l'être pour un classique, ajourne à *six mois* le mariage de tout individu « venant d'avoir un ulcère primitif qu'on suppose être une chancrelle ! »

Le second, le plus récent, jouissant de la même autorité gagnée non moins légitimement, le second, pour peu qu'un individu ait été touché par la syphilis, lui interdit de se marier avant qu'il n'ait suivi pendant *quatre ans* un traitement mercuriel !

Certes, quand il théorise en toute liberté, les pieds sur les chenets, il paraît juste à celui qui tient la plume didactique — et un certain public le trouve fort louable — de tout subordonner ainsi à la sauvegarde absolue des intérêts sanitaires desquels il a assumé charge. Aux yeux des moralistes comme aux yeux des hygiénistes, on se donne le beau rôle en ne tolérant, pour ainsi dire, en fait de mariage, que ce que l'on ne peut pas empêcher. Tant qu'il ne s'agit que de légiférer, rien ne gêne. Allez de l'avant, mes bons amis ; quand on prend du mercure, c'est comme quand on prend du galon ! En fait d'adhérents, oh ! vous pouvez tabler sur tous les pères de famille. Mais, pour les malades, comptez ce qu'il vous en restera de fidèles, de fidèles jusqu'au bout. Et, croyez-moi, veillez bien aux issues : le moindre praticien, le premier médicastre de planton à votre porte, va se faire, avec vos transfuges, une honnête clientèle !

Le progrès a marché cependant. En analysant, en médecin, le processus de ces maladies cycliques que si longtemps on se contenta de traiter en empirique, on a déterminé les lois de leur évolution. On sait combien, sous ses déviations apparentes, cette évolution, au fond, affecte de régularité ; on sait à quel faible degré certains agents thérapeutiques, jadis réputés souverains, l'influencent en réalité ; et l'on est enfin sur la voie — conquête qui résume toutes les autres — de pouvoir, aux premières atteintes de ce mal, reconnaître, par conséquent mesurer et prévoir la force ainsi que la durée de ses coups ultérieurs.

Rompre avec les méticuleux errements des vieilles doctrines; avec cette extrême prudence qui n'est que le masque d'une extrême impuissance; avec une incertitude d'autant plus nuisible que, volontaire et systématique, elle se donne comme le dernier mot de la science, comme l'unique garantie des intérêts de la famille ; — traduire en conseils clairs et précis les acquisitions d'une science nouvelle qui a osé porter la main sur le Protée vérole, sur le fétiche mercure ; — au nom des solides distinctions qu'elle a fondées, pouvoir dire aux vénériens : tel péril vous menace à telle date; mais cette date passée sans encombre, vous en voilà délivrés pour toujours ; — tel accident est contagieux, contagieux quelque remède qu'on y applique ; — tel autre peut, sous ce rapport, être rendu momentanément inoffensif ; — celui-ci est dangereux par contact, celui-là ne l'est que par génération ; — ce médicament guérira chaque récidive du mal ; oui, mais n'y comptez pas pour en prévenir le retour ; — brûlez cette lésion, sans prodiguer contre elle une médication interne, garantie aussi illusoire pour l'avenir que remède impuissant pour le présent ; — dans telle situation, vous pouvez impunément être époux, mais pour devenir père sans danger, sans remords, il vous faut tel supplément de temps d'observation, d'épreuves physiques, morales, climatériques, météorologiques ; — il vous faut ce

temps-là, et il ne vous en faut pas davantage....
Voilà, autant que j'en puis faire juger par quelques spécimens, voilà ce dont les réformes doctrinales, que je ne suis désormais plus seul à propager, me permettent de faire bénéficier mes lecteurs.

Qu'ils l'utilisent en toute sécurité, comme je le leur livre en toute conscience.

LE
PÉRIL VÉNÉRIEN

DANS LES FAMILLES

Le péril vénérien qui menace ou éclate à propos de mariage diffère suivant que l'individu qui court ou fait courir ce péril est seulement *futur*, est déjà *fiancé* ou enfin est *époux*.

Ce sont là, en effet, trois situations distinctes à apprécier et à régler. Il importe donc d'examiner successivement ce qui, dans chacune des trois maladies vénériennes (*blennorrhagie, chancrelle, syphilis*), touche aux intérêts sanitaires et sociaux des malades qui se trouvent dans l'une ou l'autre de ces trois phases de la carrière conjugale.

Un dernier chapitre sera consacré à l'étude des risques qui menacent l'enfant dans sa famille, et surtout de ceux dont, étant infecté, il devient cause autour de lui.

CHAPITRE PREMIER

§ I. — **Les futurs.**

J'appelle ainsi celui ou celle qui a en perspective un projet d'union, sans être lié par aucun engagement, assujetti à aucune date. Et voici immédiatement un exemple de la manière dont les choses se passent entre le médecin et les gens de cette catégorie :

Homme. — A la fin de sa consultation un client, négligemment, du ton le plus détaché : « Docteur ! vous dit-il, je n'ai rien, absolument rien en vue. Mais enfin ma famille me tourmente. Si je trouvais à me marier... dites-moi dans combien de temps serai-je guéri de ma chaudepisse ? »

Méfiez-vous ! ou du moins n'acceptez les prémisses de cette déclaration que sous bénéfice d'inventaire. Et surtout pesez bien votre réponse, car souvent, en se disant si dégagé, le client ne fait qu'user d'un artifice fort légitime d'ailleurs. En vous mettant ainsi à l'aise, il espère avoir votre opinion plus franche et plus sincère.

Donc soupçonnez toujours, chez celui qui vous interroge ainsi, une réticence, une arrière-pensée. Plus il vous laisse, en ce moment, de liberté pour fixer le terme de sa guérison, plus dans la suite il vous accusera, il sera autorisé à vous accuser de l'avoir trompé, si ce terme est dépassé.

Mais, dans ce pronostic à porter, il y a une autre considération dont il faut tenir grand compte. La blennorrhagie uréthrale, chez un homme jeune, sain, docile, ayant pouvoir et volonté de se soigner, à qui surtout, avant de contracter celle-ci, il ne restait nul suintement ; cette blennorrhagie-là dure en général de huit à neuf ou dix semaines. Vous ajoutez un temps égal pour les complications possibles (cystite, épididymites), et, après avoir demandé *quatre mois*, vous pensez avoir fait largement les choses, et vous vous croyez en règle !

Eh bien ! Je vous en avertis, je vous en prie, chers confrères, regardez-y à deux fois avant de vous lier par une telle promesse. Ou, si vous la croyez possible, ne la faites qu'accompagnée de restrictions explicites. Il est — apprenez-le ou repensez-y — il est une série, peu nombreuse mais point du tout exceptionnelle, de cas — *blennorrhagies à jetées métastatiques* — où les complications vers les bourses, la vessie, l'œil, les articulations se succèdent, se remplacent avec une

ténacité invincible. Chez les malheureux ainsi atteints, la durée de la maladie est toujours prolongée, très considérablement prolongée; soit parce
que l'état aigu (lequel est rebelle aux antiblennorrhagiques) dure cinq, six mois, quelquefois
davantage ; soit parce que, au moment où l'acuité
a cessé, il arrive qu'on ne peut réprimer par la
thérapeutique l'une des complications sans faire
surgir une autre complication ou sans faire reparaître l'écoulement : ce qui accroît pour ainsi
dire indéfiniment la durée du mal et par conséquent de l'inaptitude au mariage.

Or, ce qui à ce dernier point de vue intéresse
le médecin et devra toujours rendre son premier
pronostic très réservé, c'est que l'art ne possède
aucun moyen de discerner si l'uréthrite qu'un
client vient nous montrer sera une blennorrhagie
simple ou une de ces *blennorrhagies à métastases*. Toutes deux se présentent, se comportent de
même en commençant, et ce n'est que par la
suite qu'apparaît la différence; c'est à l'usage seul
qu'on apprend à les connaître.

Une seule circonstance vous permettrait de
prévoir *la blennorrhagie à métastases :* ce serait si
le malade, questionné dans ce sens, vous répon-
dait qu'il a déjà été affecté d'une blennorrhagie
et qu'elle a offert ces caractères-là, cette fâcheuse
extensivité, ces jetées multiples et interminables
sur le système fibro-séreux.

Mais, à part ce cas, la chose, sans que rien vous autorise à la présumer, étant toujours possible, et, d'ailleurs, ce malade, ainsi que nous le savons, ne vous demandant point pour le moment de le guérir vite, mais simplement de lui dire quand il sera guéri, n'hésitez pas à user de la latitude qu'il vous donne, et fixez, *en vue de complications toujours possibles, un maximum de six mois.*

Ne lui laissez pas ignorer non plus qu'un homme n'est pas mariable dès le lendemain du jour où il a cessé de *couler...*, mais nous reviendrons sur ce point.

Dans ce qui précède il n'est question que d'une blennorrhagie récente. S'il s'agissait de l'état chronique, d'une blennorrhée, surtout datant de plus d'un an, ne vous engagez en rien, à aucun terme, le client vous offrît-il six ou huit mois de docilité et de résignation. Ne le découragez pas néanmoins par un refus. Dites-lui, ce qui est la vérité, que dans de pareilles conjonctures la guérison est la règle ; mais que, bien que peu probables, les difficultés et les mécomptes sont quelquefois tels que vous ne pouvez répondre que d'une chose, mettre au service de cette cure tout votre zèle, toute votre persévérance sur laquelle il fera sagement de modeler la sienne.

Femme. — Quand une adolescente a passé nubile, lorsqu'elle est *en âge de s'établir*, souvent sa mère, s'inquiétant alors de sa santé spéciale, découvre des pertes blanches, et la conduit chez le médecin.

Je ne mentionne ici ce cas que pour prémunir mes confrères contre l'erreur qu'ils pourraient commettre à l'aspect d'un écoulement abondant, même puriforme, odorant, s'accompagnant de rougeur et de gonflement de la vulve.

Tout en écoutant la maman si, par hasard, elle avait quelque confidence à vous faire sur des tendances précoces, ou même sur un antécédent accidentel suspect, préoccupez-vous surtout des influences constitutionnelles qui ont pu donner naissance à cet état morbide et qui l'entretiennent. L'herpétisme, le lymphatisme, la chloro-anémie si commune à cet âge, la gastralgie qui est souvent le résultat d'une demi-inanition chez les ouvrières soumises à l'insuffisant régime des ateliers : telles sont, dans les conditions sociales modernes, les principales origines de ces leucorrhées le plus souvent aussi difficiles à faire disparaître que leurs causes si multiples, si complexes et surtout si réfractaires aux moyens d'action dont la médecine dispose.

En prenant ces considérations pour base de vos prescriptions, prenez-les aussi pour base de vos explications et de votre pronostic. Rassurez complètement la mère sous le rapport d'une contagion à craindre pour son futur gendre, contagion qui, dans ce cas, n'a jamais lieu. Mais n'omettez pas cependant de lui dire qu'une incommodité semblable, sans infecter le mari, peut souvent amener chez lui le dégoût, les reproches, la froideur, qui sait même?... quelque fâcheux soupçon !

Allez un peu plus loin, puisqu'on vous écoute. Comme j'en donne ici l'exemple, ne répondez pas seulement à ce qu'on vous demande : à côté du médecin, faites intervenir le père de famille. A moins qu'ils ne soient une manifestation directe de l'herpétisme, ces écoulements tenaces dénotent presque toujours une constitution affaiblie par quelque dyscrasie ou par un vice de nutrition. Faites comprendre que ce n'est rien de parer au plus pressé, que de réprimer la sécrétion apparente au moyen de bains sulfureux, d'injections astringentes ou caustiques. Si l'on ne remonte pas aux sources pour les tarir, si l'on néglige de s'attaquer aux influences constitutionnelles dont cette sécrétion n'est qu'un symptôme, rien n'est fait, rien ne sera durable : on pourra nettoyer le vagin, on n'aura pas assaini l'organisme.

Cet assainissement a, ici, une importance qu'il vous appartient de faire ressortir. Derrière la jeune fille leucorrhéique par débilitation organique, vous apercevez la jeune femme inapte aux premières et douces épreuves de la vie en commun ; l'épouse incapable de supporter les fatigues

du ménage ; la mère d'un produit malingre et
rachitique ; l'accouchée vouée aux complications
soit immédiates, soit lointaines et opiniâtres qui
vous promettent une cliente à perpétuité ; la nourrice qui ne pourra jamais que s'essayer au plus
doux des devoirs de la maternité et qui com-
promettrait deux existences en s'y essayant trop
obstinément. Dévoilez discrètement ce tableau
à la mère ; montrez-lui que si elle veut faire
de sa fille une femme saine et par conséquent
une heureuse épouse et une heureuse mère, ce
n'est pas trop que de changer dès à présent, parfois de réformer complètement toutes les conditions de son alimentation, de son hygiène, au besoin de son éducation professionnelle : et ce ne
sera pas seulement la malade, la mère, la famille
actuelle, la famille future, qui vous seront re-
connaissantes du service rendu, ce sera la société
tout entière.

§ II. — Les fiancés.

Homme. — Y a-t-il une façon plus expéditive
de traiter la blennorrhagie, existe-t-il des anti-
blennorrhagiques spéciaux à l'usage des gens
pressés de guérir?... On pourrait le supposer à
voir la multitude de clients qui, de bonne foi et
sans croire le moins du monde vous offenser :
Docteur, vous disent-ils, dépêchez-vous de me

guérir : je me marie dans six semaines, » absolument comme ils disent au tailleur, en lui commandant un paletot : « Il me le faut pour demain soir ; et sans faute... je pars après-demain. »

Qu'ils soient de faux (1) ou vrais fiancés, il n'y a qu'une réponse à leur faire : c'est que, pas plus en fait de copahu qu'en fait de dévouement, le médecin n'a deux poids et deux mesures ; mais qu'ils peuvent, eux, et très notablement, contribuer à avancer leur guérison, savoir :

a. En suivant exactement les ordonnances (médicaments et régime);

b. En revenant consulter régulièrement, aux époques fixées ;

c. En plaçant à chaque visite, sous les yeux du médecin, ses ordonnances précédentes, ordonnances dont l'examen est indispensable pour lui permettre de se rappeler le cours de la maladie,

(1) Une famille, de mes intimes amis, comprenait, en deux branches, six charmantes jeunes personnes. De 1840 à 1855, sans s'en douter, ces pauvres filles ont fait à mes clients, comme on dit vulgairement, *un usage de pauvre !* On n'ignorait pas mon profond attachement à leurs parents, on savait l'intérêt presque paternel que je portais à ces chères enfants. Aussi que de fois, alors, ne me suis-je pas vu relancer par quelque blennorrhéen qui, pour se ménager un accueil favorable et un traitement exceptionnellement attentif : « Vous ne savez pas, docteur ? me disait-il dès l'entrée, je suis en pourparlers sérieux pour épouser une des demoiselles C... ! » — Je puis bien aujourd'hui le dire sans les blesser, et surtout sans leur donner de regrets, jamais elles ne sauront quelle quantité, hélas ! et quelle qualité de poursuivants les ont, vers ce temps-là, compromises de leur dommage aussi fictif qu'intéressé !

d'apprécier le degré d'accessibilité ou de résistance qu'elle a offert aux premiers remèdes, et par conséquent la nature et la dose de ceux qu'il convient maintenant de conseiller ;

d. En mettant le médecin à même de juger, *de visu*, de l'abondance et des caractères physiques de l'écoulement ; ce que le client obtient, soit en veillant à n'uriner que trois ou quatre heures (davantage, s'il se peut) avant la visite ; soit en apportant un linge sur lequel il ait recueilli la quantité d'écoulement obtenue, le matin, en pressant le canal après une nuit passée sans uriner.

D'après mes souvenirs, lorsqu'un fiancé nous consulte, c'est en général de deux à quatre mois avant le mariage : c'est donc ce laps de temps dont nous pouvons disposer pour le traiter.

Ces préliminaires techniques posés, entrons dans le vif du sujet.

Deux espèces, ou pour mieux dire deux périodes de blennorrhagie sollicitent l'attention du médecin à propos d'un mariage imminent. Tantôt c'est une inflammation aiguë ou subaiguë, tantôt un état chronique. Distinction importante, car ni le danger à craindre, ni les difficultés à résoudre, ni le langage à tenir ne sont les mêmes dans l'un et l'autre cas.

Premier cas. — Il est à peu près analogue à

celui du *futur*, exposé ci-dessus. Seulement, ici, le client exige de nous plus qu'un pronostic.

Après avoir demandé à son docteur : « Quand serai-je guéri ? » il ajoute expressément : « Guérissez-moi au plus tôt, » ce qui implique la question, pour nous capitale : « Pouvez-vous me répondre que je serai guéri à temps pour telle époque ? »

Là, en effet, se dresse devant le médecin une responsabilité des plus sérieuses. Mais avant de prendre un engagement, qu'il se fasse d'abord indiquer exactement la *véritable époque*. Ceci n'est point aussi simple qu'on le suppose.

Le client, en général, la connaît, lui, cette époque. Mais par un très faux calcul, croyant être d'autant mieux servi qu'il accordera moins de temps, il indique ordinairement au médecin une date antérieure d'au moins quelques semaines à la date réelle.

Or, qu'arrive-t-il ? Procédons par exemples et par chiffres. Voici, devant moi, je suppose, un jeune homme qui se marie, me dit-il, dans cinq semaines, — en réalité dans sept ou huit — et dont la blennorrhagie, assez aiguë, au moment de sa visite, ne date que de quinze jours. Pour qu'elle fût mûre, il faudrait encore quatre semaines, plus quinze jours pour *couper*, plus huit jours pour vérifier si la cure est solide. Total sept semaines, et je n'en ai que cinq à ma disposition !

Qu'en résulte-t-il ? naturellement que, pressé par le temps, j'abrège de dix ou douze jours la période d'expectation que j'avais jugé nécessaire de faire plus longue afin d'obtenir une maturation suffisante ; et naturellement, en conséquence, que la maturité étant incomplète, les spécifiques ou échouent, ou ne donnent qu'un résultat incomplet, occasionnant, au préjudice du pauvre client, la série de périls et de déboires dont je parlerai tout à l'heure ; tandis que s'il m'eût tout d'abord déclaré franchement la véritable époque fixée pour son mariage je l'eusse, de la manière la plus simple, guéri radicalement et définitivement.

Mais, notons-le, dans l'exemple qui précède, j'ai parlé au nom d'un confrère quelconque, et non au mien propre : car ce n'est pas ainsi, ce n'est pas d'après ces principes de condescendance que je procède et qu'il faut procéder.

Lorsque le terme du temps dont le client peut disposer me paraît inférieur à celui dont j'ai besoin pour le guérir, je lui demande d'abord s'il ne peut retarder le mariage ? Vu l'importance de la question, je le fais jaser ; je me familiarise avec lui. Je lui ouvre, à ce sujet, toutes les voies, toutes les issues dont la cervelle d'un vieux praticien a le plan. Puis je le fais revenir deux ou trois fois, à brefs intervalles, pour m'initier au cours de sa maladie, pour apprécier, d'après la manière dont, en un laps de temps donné, elle a cru, persisté ou décru, sa durée probable ainsi que le degré de résistance qu'elle annonce devoir offrir aux remèdes. Enfin, mon compte fait, si j'entrevois non pas seulement l'impossibilité, mais le peu de probabilité d'être *prêts à l'heure voulue,* je le dis dès lors, sans détour, carrément ; formulant mon arrêt, avec une expression sincère de compassion, mais sans y mettre d'accent qui fasse espérer que je pourrai transiger.

Que se passe-t-il alors ? De trois choses l'une :

Ou le client va dans un autre cabinet, parfois là où se vend l'*une* des vingt injections, *seules* infaillibles, qui guérissent en trois jours ! — Tant pis, alors, mais tant pis seulement pour lui !

Ou, dompté par votre refus, il concède ce que vos instances n'avaient pu obtenir, allègue les papiers de famille en retard ; se rappelle alors subitement un oncle rhumatisé, un collègue qui l'a supplié de le remplacer ; simule au besoin quelque honnête maladie personnelle, un panaris, une entorse, une névralgie, s'ingénie en un mot à créer le délai nécessaire. Dès lors, tout est sauvé, car, selon le proverbe italien, le train marchant à petite vitesse ne peut manquer d'arriver sûrement.

Ou, enfin, le malade étant impuissant à vaincre cet obstacle se voit réellement forcé d'aller de l'avant, de donner suite au mariage. Alors,

lui bien prévenu et ma responsabilité à moi pleinement sauve, je suis tout à lui de tout cœur ; je
deviens son confident, son auxiliaire, son complice même au besoin... mais voyons dans quels
termes.

Dans ces circonstances, le temps nous pressant,
n'ayant devant nous qu'un mois, par exemple,
parfois moins encore, pour traiter une blennorrhagie qui vient de paraître, voici comment je
formule :

Un bain tiède, d'une à deux heures, tous les
jours ou tous les deux jours ; un litre et demi ou
deux litres par jour de tisane délayante ; pas de
marches ni de voyages inutiles ; quelques doux
laxatifs ; fréquentes ablutions et irrigations froides ; linges mouillés d'eau froide en permanence
autour de la verge et des bourses ; camphre,
lupulin, bromures à profusion ; lavements émol-
lients ; alimentation plutôt végétale ; fréquenta-
tions de la fiancée plutôt platoniques.

Catégoriquement averti de n'essayer aucune
injection ni surtout aucune préparation de copahu, cubèbe, santal, — afin de réserver à son organisme *la virginité* de l'action de ces remèdes —
le fiancé est ainsi conduit jusqu'au *douzième jour*
avant le mariage à l'église (car pour le praticien
comme pour les *pratiquants*, celui-là seul compte).
A ce moment, brusque et complet changement
du système de traitement. J'ouvre le feu de toutes

mes pièces. Par tout orifice et sous toute forme, le pauvre diable ingère et injecte le double agent curatif, général et local....

Sans vouloir empiéter ici sur le domaine thérapeutique, je dois cependant indiquer nettement quand il faut suspendre cet effort médicateur et comment on peut le suspendre sans danger.

En principe, un fiancé aussi à plaindre que celui dont je viens de tracer la silhouette, un homme aussi exposé à devenir agent de contagion devrait être tenu sous l'influence des antiblennorrhagiques jusques et par delà le moment où il consommera le mariage. Mais allez donc lui parler de cubèbe, d'opiat, de chopart le jour où il va passer deux heures à l'église, quatre à table, et le reste. Il y a là évidemment une incompatibilité sociale autant que gastro-intestinale, contre laquelle vos exhortations ne sauraient prévaloir. D'ailleurs, ces remèdes, nous le savons, sont à ce moment administrés depuis un certain temps. Eh bien ! ou ils ont déjà réalisé la guérison, n'est-ce pas ? ou bien elle est inachevée ? Dans le premier cas, ils ne sont plus nécessaires. Dans le second, feront-ils, en vingt-quatre heures, ce qu'ils n'ont pu faire en douze jours ?

Précisons. La situation est celle-ci : Monsieur se marie mardi prochain.

Pressé par le temps, je l'ai dit, on a dû com-

mencer un peu trop tôt à lui administrer le copahu. Aussi, tant qu'il en prend, l'écoulement
est bien suspendu : mais ne reparaîtra-t-il pas dès
qu'on cessera le remède...? Voilà ce qu'on est fondé
à craindre. Et justement ce jour-là, ce mardi où
la guérison ne fût-elle que temporaire est absolument nécessaire, ce mardi, l'emploi du copahu
est, pour les motifs que j'ai dits, impraticable !

Pour continuer l'effet suspensif, le médecin
songe bien aux injections. Mais, comme il importe
aussi, et beaucoup, de ne rien faire qui, ce jour-
là, puisse enflammer l'urèthre, il s'en tient aux
injections astringentes. Or celles-ci, trop faibles,
manquent souvent le but médicateur désiré ; et
de plus, et quelles qu'elles soient, elles ont un inconvénient sérieux dans la circonstance. Pour
avoir de l'efficacité elles doivent être répétées fréquemment. Or, fréquemment répétées, elles exposent à la cystite, c'est-à-dire à des micturitions
incessantes ; grave empêchement à l'accomplissement des devoirs de toute nature qui remplissent et terminent cette journée.

Dans cet embarras, un moyen de salut nous
reste, un seul, mais souverain : l'injection au
nitrate d'argent.

Tout le monde connaît l'effet de cette injection.
Elle peut ne pas guérir ; mais toujours, mais à
coup sûr, quand l'écoulement est chronique ou
subaigu, elle le supprime pendant un certain

temps. Voici point par point ce qui se passe alors :

Supposons qu'on ait employé une solution à dose moyenne (5 centigrammes de nitrate d'argent pour 40 grammes d'eau). Une heure et demie ou deux heures après l'injection, il apparaît un écoulement, simple effet de traumatisme, accompagné d'un peu de cuisson en urinant. Cette légère inflammation dure cinq ou six heures. Puis alors, précieux résultat, le canal devient sec ; toute sécrétion morbide y est tarie, et cet état persiste de dix-huit à vingt-quatre heures ; temps bien suffisant, on le voit, pour que le nouveau marié aborde la couche nuptiale sinon guéri, du moins non contagieux. — En chiffres nets, si les époux doivent se retirer dans leur appartement le mercredi à une heure du matin, c'est le mardi vers neuf heures du matin que l'injection préservatrice aura dû être faite.

Davantage, — dirai-je avec nos vieux auteurs, — comme les effets d'un remède, quelque réguliers qu'ils soient, varient toujours selon les conditions individuelles ; comme il n'y a jamais le moindre inconvénient à faire une de ces injections durant le cours de quelque médication antiblennorrhagique que ce soit ; comme enfin il importe extrêmement d'être fixé d'avance sur le moment où commence et sur le temps que dure la *période de sécurité* réalisée par ce traitement *in extremis*, je conseille au fiancé de pratiquer, quelques jours avant le sacrement, une de ces injections à titre d'expérience instructive. Ayant vu se dérouler ses suites, il saura plus au juste à quelle heure précise il est le plus profitable de faire, au jour dit, celle qui doit momentanément lui conférer patente nette.

Encore un bon conseil : pour peu qu'il se défie de son habileté, qu'il fasse exécuter la dernière injection par un médecin.

Encore deux mots à l'oreille : *non ter in eâdem nocte.* — Puis et surtout, *non mingere ad parietes.* Pour assurer la sécurité de votre conjointe, but qui doit ici tout primer, vous avez un meilleur emploi du liquide détersif, que la nature, que les vins du dessert mettent si libéralement à votre disposition.

Mais chut ! laissons monsieur sur le seuil de l'alcôve. Hélas ! il ne me reverra que trop tôt ! (V. plus loin, p. 28.)

Deuxième cas. — Le suintement uréthral, chronique, établi de longue date, constitue une situation entièrement différente. Tout à l'heure, la blennorrhagie figurait comme un accident dans l'évolution des périodes antématrimoniales : ici c'est le mariage, pour ainsi dire, qui se présente comme un accident dans le cours de la blennorrhée. Aussi les dispositions de ce malade sontelles tout autres. Il nous apporte, celui-ci, une résignation absolue, une docilité parfaite. Car il connaît la gravité possible, la ténacité proverbiale de son mal. Et, loin de s'étonner, de se formaliser des délais qu'on lui impose, du *non possumus* qu'on lui laisse entrevoir, il n'en n'accuse ni les médecins, ni la médecine, mais lui seul et son inqualifiable incurie, confessée de bonne grâce, à se soigner lorsqu'il en était temps.

Avant de donner raison à son découragement, et avant de trahir le nôtre par un pronostic trop sombre, il faut discerner si le malade offre en réalité le genre de mal qu'il redoute. Le *suintement (goutte militaire)* est cet état où, sans inflammation bien sensible, il sort de l'urèthre, par la pression, une gouttelette dont la couleur, dont la densité, dont l'abondance, varient selon que le sujet, pendant les vingt-quatre heures qui précèdent, a eu une vie calme ou s'est échauffé. Le danger propre à cet état est que par son indolence, par l'absence de douleur, qui est son caractère habituel, il rassure les malades et leur donne lieu de penser qu'ils pourront agir en époux sans préjudice pour leur femme. Illusion grosse de fâcheuses conséquences : car, la sécrétion redevenant purulente par le fait même de l'orgasme vénérien et du fonctionnement génital, il arrive que la même goutte qui fut inoffensive dans le coït de la soirée, se trouve être offensive dans le coït du matin !

C'est donc une grave affaire de décider si la *goutte* sur laquelle on est prié de porter un jugement, restera innocente ou pourra devenir contagieuse : et ce n'est pas trop, dans cet épineux diagnostic, de consulter et les commémoratifs et les résultats de l'examen direct.

Plus d'un malade cherche à vous dicter votre jugement en disant : « J'ai eu une, j'ai eu deux, trois maîtresses. Étant dans l'état où je suis aujourd'hui, je les ai vues souvent, en m'échauffant beaucoup, sans prendre aucune précaution contre la contagion ; et jamais je ne leur ai rien donné. »

Ce témoignage a sa valeur ; mais notons qu'il est produit sans contrôle, sans débat contradictoire, uniquement par celle des deux parties qui croit avoir présentement intérêt à lui donner un sens affirmatif. Notons surtout que la question est de savoir non pas si le consultant *a été* jadis, mais bien s'il *est actuellement* en état de donner du mal.

L'examen direct peut donc seul lever les doutes : mais, pour qu'il n'en laisse point subsister, il y faut certaines conditions indispensables. Tel qu'il se présente dans votre cabinet, le client, neuf fois sur dix, ne vous montrera qu'une goutte insignifiante, un canal un peu humecté d'une humidité à peu près transparente. Mais demandez-lui si, à d'autres moments de la journée. il n'a pas un écoulement plus abondant ; et *neuf fois sur dix*, il répondra : « Oui, en effet, le matin en me levant. » C'est donc cette goutte matinale qui est seule décisive. Elle l'est au point que, si vous opinez sans l'avoir vue, vous êtes à peu près sûr et de vous tromper et d'être ainsi responsable des déceptions et des dommages, conséquences fatales de cette erreur. Ajournez donc votre sentence. N'ayez scrupule d'imposer quelque gêne au client pour qu'il revienne chez vous *un matin où, ne prenant, depuis cinq jours, ni copahu ni injections ; ayant bu, la veille, quelques verres de bière ou de vin blanc ; n'ayant, de toute la nuit, ni uriné, ni eu de perte de semence, ni, s'il se peut, d'érection prolongée, il n'aura, avant votre examen, ni pressé sur l'urèthre ni même écarté par curiosité les lèvres du méat.* Dans ces conditions seulement, je le répète, vous êtes apte à vous prononcer valablement. Dans ces conditions seulement si, en pressant sur le canal, vous n'amenez pas au méat de sécrétion ayant les attributs de la contagiosité, vous pourrez délivrer au fiancé l'autorisation de devenir époux.

Or, par quels caractères se révèle la contagiosité du liquide ? S'il est transparent ; si, pris entre deux doigts, il file quand on les écarte, et reste filant à cinq centimètres d'intervalle, il n'y a rien à craindre. Ne concluez pas encore, cependant. Quelque rassurant que vous paraisse

cet examen, ne vous prononcez pas sans avoir
demandé au malade si la goutte qu'il voit ordinairement lui-même est bien semblable à celle
que vous avez ramenée, si elle n'est pas quelquefois plus abondante, plus colorée, — L'écoulement se présente-t-il, au contraire, blanc comme
du lait, à plus forte raison jaune et ne filant pas
entre les doigts? Dans ce cas, il est contagieux.

Entre ces deux extrêmes, aisés à apprécier, naturellement il y a des nuances ; il y a des trans-
parences louches, des opalinités plus ou moins
foncées, des viscosités de trop court rayon. Ici
la parole et la plume doivent confesser leur insuffisance. Il y faut le coup d'œil d'un praticien
expérimenté ; mais ce doute même, on le comprend, mérite de peser dans la balance, d'y peser
dans le sens de l'ajournement du mariage et de
l'exécution obligatoire d'un traitement actif.

Ce traitement, quel est-il ? Je n'ai pas ici à le
décrire : mais je tiens à rappeler qu'il ne compte
pas de moyens capables de réussir toujours et à
coup sûr ; qu'il se compose, au contraire, en général d'une série de tentatives dont chacune par
son résultat positif ou négatif, partiel ou temporaire, éclaire le praticien sur le choix à faire ultérieurement entre les autres agents médicamenteux ; — que, par conséquent, avant d'ouvrir
cette lutte, il faut armer son client, s'armer soi-
même d'une patience, d'une persévérance à toute

épreuve ; — que le plus souvent, ce n'est pas tout d'un coup, mais peu à peu, en partant d'une amélioration acquise pour réaliser une amélioration plus notable, qu'on arrive à la guérison complète ; — enfin et surtout que cette guérison ne doit être réputée définitive et radicale qu'autant qu'elle a persisté pendant au moins quinze jours (comptés à partir de la cessation de tout traitement), et qu'elle s'est maintenue durant ce temps malgré quelques écarts de régime intentionnels et probatoires, excès méthodiquement gradués et, s'il se peut, dûment réglés par le médecin (trois bocks, coup sur coup ; un bain chaud ; une soirée en tête à tête avec sa fiancée ; une course activement poussée jusqu'à amener la transpiration ; une nuit de café, entre jeunes gens ; un repas où figurent quelques poudreuses épaves des côtes du Rhône ou des rives de l'Yonne).

Femme. — Il convient d'ouvrir ici un petit compte à la *fiancée*. J'ai vu quelques jeunes femmes, presque toutes se faisant passer pour veuves, venir me demander conseil, en vue d'un mariage projeté. Elles avaient depuis assez longtemps une *perte* et voulaient savoir si, dans cet état, elles ne pourraient pas infecter leur futur.

J'écris *infecter* sous leur dictée ; car ces malheureuses, incapables de faire ou d'admettre aucune distinction entre les différentes maladies vénériennes, sont souvent affolées de terreurs qui, pour n'être qu'imaginaires, n'en sont ni moins cruelles, ni plus faciles à dissiper.

Pour débrouiller ce cas, pour savoir si la *perte blanche* en question est une simple leucorrhée inoffensive, ou un reste de blennorrhagie, il faut, avant tout, poser à la cliente quelques questions catégoriques et insister jusqu'à ce qu'on ait obtenu des réponses nettes et précises : « Quand cette *perte* a-t-elle commencé?—S'est-elle établie d'emblée, en quelques jours, abondande et purulente? — S'est-elle, vers cette époque, c'est-à-dire à son début, accompagnée de douleurs durant le passage des urines ? — A-t-elle commencé trois ou quatre jours après un rapprochement suspect (dites par euphémisme : « après que votre mari était rentré de voyage ? ») — N'aviez-vous pas précédemment une perte habituelle (suite de couche ou d'origine anémique, gastralgique, catarrhale), capable d'être confondue avec celle-ci ? — Avez-vous remarqué, par exemple, que la perte ancienne fût glaireuse comme du blanc d'œuf, et que la nouvelle ressemblât à de la crème, à de l'humeur? »

Pardon pour ces expressions vulgaires, pardon pour ces détails qui sentent la médecine de bonne femme plus que le traité de pathologie ; mais il faut les connaître, il faut en user si nous voulons apprendre la vérité. En effet ce sont là les principaux, souvent les seuls éléments de diagnostic et de pronostic à la disposition du médecin. A moins qu'il ne se rencontre ce qui est tout à fait exceptionnel, avec une blennorrhagie vaginale et uréthrale récente où l'acuité des symptômes lui révèle l'origine vénérienne et la nature contagieuse du mal, l'exploration directe ne lui apporte que des renseignements absolument insuffisants. Sous ce rapport, le sexe est dans des conditions tout à fait... dirai-je défavorables ou favorables ?... Disons les deux ; car ces conditions sont en même temps *favorables* à celle qui veut cacher une ancienne faute, faire passer une réelle blennorrhagie sous le couvert décent de simples fleurs blanches — et *défavorables* à celle qui, sur le point de se marier, voudrait bien savoir et demande de bonne foi si la *perte blanche* presque indolente et à peine visible dont elle est affectée ne recèle pas encore le dangereux vestige d'une ancienne maladie contagieuse qu'elle a avouée ou que le médecin soupçonne.

En effet, si, faisant abstraction des commémoratifs, ou ne tient compte que de l'exploration au spéculum, que de l'examen de la sécrétion fournie par les surfaces malades, il peut y avoir des présomptions soit pour l'existence d'une vieille blennorrhagie, soit pour une irritation ou une hypercrinie simples ; mais on ne peut fonder sur ces seuls signes aucune certitude. Singulière différence :

lorsque, chez l'homme, il sort de l'urèthre une goutte de pus, cette goutte porte avec elle son étiquette indiscutable : *blennorrhagie !* Il en serait bien de même d'une goutte uréthrale chez la femme. Mais le plus souvent, avec le temps, l'uréthrite, si elle exista jadis, a passé ou ne donne plus lieu qu'à une sécrétion très difficilement perceptible. La sécrétion n'apparaît donc plus que dans le vagin. Et, soit qu'elle s'exhale à la surface même de ce conduit, fait plus rare qu'on ne le croit, soit qu'elle provienne de l'utérus, tant de causes non vénériennes peuvent donner lieu à une sécrétion semblable, qu'on reste forcément dans le doute sur son origine, partant sur sa nature, son innocuité ou sa nocuité au point de vue de la contagion. Si en pressant sur la glande de Bartholin, on voit sourdre à son orifice une goutte de pus, ceci fait bien soupçonner une ancienne blennorrhagie ; mais outre que le signe peut manquer, il n'est point pathognomonique.

A la question anxieuse que nous posent les clientes, nous sommes donc, en général, hors d'état de répondre. En pareil cas, par conséquent, l'élément d'un diagnostic précis faisant défaut, ne rougissons pas de nous décider d'après les probabilités, et surtout en vue des éventualités que la consultante appréhende. Essayons d'abord du copahu. Ce spécifique de l'uréthrite blennorrhagique peut quelquefois jouer ici le double rôle de remède et de moyen de diagnostic. Si, après en avoir pris trois ou quatre jours, la malade éprouve, accuse une amélioration réelle de son état, il y a lieu, surtout si l'on avait auparavant donné sans succès la térébenthine, il y a lieu de soupçonner *quelque chose de blennorrhagique* et d'agir médicalement ainsi que d'ajourner matrimonialement, en conséquence.

Un autre médicament rendra à peu près le même service, en ce qui concerne la sécrétion utéro-vaginale. Faites, à court intervalle, deux attouchements avec la pierre infernale, ou deux ou trois injections avec une solution assez concentrée (au dixième) de nitrate d'argent. S'il en résulte consécutivement une diminution notable de la sécrétion ; si seulement l'écoulement, par le fait de cette médication, a passé de l'état purulent ou muco-purulent à l'état glaireux, vous êtes à peu près fixé sur la part que l'élément blennorrhagique pouvait avoir eu dans son étiologie ; évidemment c'était une vieille blennorrhagie, ou, pour ne rien exagérer, il devait y avoir un peu de vieille blennorrhagie dans une leucorrhée qui a été aussi vite amendée par le spécifique des blennorrhagies. Vous voilà par conséquent éclairé et en mesure d'éclairer la *fiancée* sur son état, sur ses chances et sur le plan de conduite à adopter.

Et ce qu'il y a d'avantageux dans cette manière de procéder, c'est qu'elle vous fournit en même temps un indice et une indication. Tant pour le copahu que pour le nitrate d'argent, le remède qui grâce à son effet atténuateur vous a appris la nature probable du mal, peut, par une continuation méthodique et suffisamment prolongée de son emploi, vous mettre à même de le guérir.

§ III. — Les époux.

Homme. — L'occasion de donner ses conseils à un blennorrhagien en ménage se présente au médecin dans deux circonstances bien différentes. Tantôt c'est un jeune époux qui, la veille du mariage, était encore atteint de blennorrhagie. Tantôt, c'est en pleine vie conjugale que l'un des époux, le mari, a contracté une chaudepisse.

Premier cas. — Nous connaissons déjà le sujet de ce chapitre : c'est le jeune marié, de la page 18 ; celui-là même que j'ai laissé à l'entrée de l'alcôve nuptiale. Il n'en aurait pas franchi le seuil si la morale et l'hygiène présidaient seules à nos unions modernes. Au nom de l'honneur, au nom de son plus pressant intérêt, j'eusse été écouté de ce pauvre garçon en lui disant :

« Vous n'êtes pas guéri, ou vous l'êtes de si fraîche date que faire fonctionner l'organe à peine remis en état, c'est presque à coup sûr y ressusciter la phlegmasie mal éteinte.

« Ne me dites pas que vous saurez bien vous

arrêter, que vous ne voulez que faire acte de présence et de prise de possession ! Vain serment auquel vous ne croyez pas vous-même ! Et d'ailleurs, le voulussiez-vous sincèrement, vous laisserait-on libre de le tenir ? Non : vous l'enfreindrez certainement ; et très probablement vous ne serez pas seul ensuite à vous repentir de l'avoir enfreint. Revenez sur vos pas : suivez la seule voie sûre et droite. Sous un prétexte aussi aisé à faire accepter qu'à faire naître, obtenez de vous abstenir quinze ou vingt jours, le temps d'assurer votre guérison ; et vous reprendrez alors le plein exercice de vos droits conjugaux en toute sécurité d'esprit et de conscience. »

« Vous insistez et je le comprends, mon jeune ami, — vous alléguez l'ignorance absolue de votre femme et la possibilité par conséquent de la satisfaire au moyen d'un bon à-compte suivi d'atermoiements que vous saurez bien ensuite prolonger !... Faux calcul ! Instinctivement, toute créancière, en pareil cas, compte sur une série de paiements effectifs échelonnés à sa convenance. Quelqu'innocente, quelqu'inexpérimentée que soit votre jeune femme, en admettant, ce qui est souvent vrai, que les premières approches lui aient causé plus d'effroi que d'attrait, elle ne comprend qu'une chose ; c'est que, à ce moment-là, son mari lui avait paru plus enivré d'amour qu'elle ne l'avait vu jusque-là, qu'elle ne l'a revu depuis. Et si, les jours suivants, elle n'assiste plus à cette expansion suprême où la supériorité de la délicatesse féminine sait trouver un si doux charme, même en l'absence de toute participation sensuelle, qu'en conclura-t-elle ?... Elle se jugera moins aimée, et elle s'inquiétera. Puis, voyant continuer cette singulière grève et n'y pressentant pas de terme, elle s'informera, se plaindra à ses amies, à sa mère. Se trahissant, elle vous trahira ; et vous n'aurez à vous en prendre qu'à vous, mon cher, si la Phébé de vos jeunes amours voit son disque prématurément échancré par un phénomène en avance de deux quartiers sur les calculs astronomiques... je parle de l'immixtion orageuse de la belle-mère dans le département de l'intérieur. »

Le parti de l'abstention absolue se recommande encore par deux motifs. D'abord elle n'est nécessaire, partant exigée que pendant un temps relativement fort court, quelque long qu'il paraisse à de viriles impatiences. Puis, ce n'est pas ici comme dans la syphilis où l'on prescrit la continence bien plutôt pour éviter l'infection du conjoint sain que pour guérir le conjoint malade. Dans la blennorrhagie, tout au contraire, la continence est une condition essentielle du traitement du mari ; et s'il manque à cette condition, il en est immédiatement puni par un retour ou par un redoublement de l'inflammation. Et, de plus, il a par là retardé et irrémédiablement compromis sa guérison.

Eh bien ! tout ceci est fort retionnel, sans doute, très intelligible, indiscutable. Aussi nos clients ne le discutent-ils point. Ils ne le contestent pas plus qu'ils n'en tiennent compte. J'ai bien vu quelques stoïques suivre mon rigoureux conseil d'abstention ; quelques autres, après s'être mis en règle avec le devoir conjugal, s'y soustraire immédiatement pour rentrer sous les lois, sous les prohibitions de l'hygiène. Mais quelles rares exceptions ! Et, d'ailleurs, reste-t-on maître de se tenir à soi-même ses promesses ? La plupart du temps, en pareille matière, qui croit se libérer par une feinte ne fait que s'engager plus avant. Aussi la première quinzaine de ces unions compliquées de blennorrhagie est-elle ce que je connais de plus déplorable. Toujours feindre ; se cacher en tremblant ; imaginer, tous les soirs, un nouveau prétexte ; s'isoler à chaque instant pour prendre, à heures fixes, de nauséabondes et compromettantes drogues; répondre aux doux épanchements d'une tendresse virginale par une froideur de convention ; et mener cette existence soit au milieu et sous le coup de vingt regards où l'on voit percer le soupçon, soit, qui pis est, dans l'embarrassant tête-à-tête du voyage de noces… voilà certes, et sans que j'en achève les contours, un tableau à donner le frisson à quiconque s'expose à y remplir le principal personnage.

Mais je m'arrête. Connaissant la faiblesse humaine et désespérant d'y rien changer par ses prédications, un vieux praticien ne songe qu'à en atténuer dans la limite du possible les fâcheuses conséquences. C'est l'habitude des bons navigateurs de carguer les voiles devant la tempête. Telle doit être aussi la règle des bons thérapeutistes. Laissons passer l'orage des passions, laissons-le s'épuiser de lui-même, puis alors reprenons le gouvernail.

Mais que faire pendant, que faire après l'orage ?

Pendant ? Recommandez la modération, la régularité dans l'emploi des petites précautions propres à empêcher la contagion. Mais il y a surtout un précepte important à faire observer au malade relativement à l'usage des remèdes anti-blennorrhagiques.

En effet les seuls efficaces de ces remèdes sont les injections, d'une part, de l'autre, le copahu et ses succédanés.

Or ces deux classes de médicaments sont séparées par un trait différentiel important : l'action curative du copahu s'affaiblit, s'émousse par l'accoutumance. Et, tout au contraire, l'accoutumance n'a pas de prise sur l'effet des injections (1).

(1) Il faut distinguer entre l'accoutumance *aux injections en général* et l'accoutumance à *telle ou telle injection*. Évidemment une solution de sulfate de zinc au 100ᵉ, qui d'abord avait causé

Par conséquent, durant la période d'orage, lorsque l'indocilité du client nous condamne à ne pas espérer de nos efforts plus que la suspension de l'écoulement, bornons-nous à le traiter par les injections ; et ne compromettons pas en les employant, alors qu'elles demeureraient forcément inefficaces, la puissance de nos meilleures armes.

Après? ces armes, nous aurons à nous féliciter de les avoir gardées intactes, lorsque, au bout de quinze ou vingt jours, le client assouvi et repentant — *post hoc ergo propter hoc* — viendra se rendre à discrétion entre nos mains. Alors le copahu reprendra tous ses droits ; et son pouvoir ayant puisé une nouvelle énergie dans cette prudente interruption de son emploi, la blennorrhagie, bien que tourmentée dans son cours, ayant d'ailleurs en réalité eu tout le temps de mûrir, souvent, je le dis par expérience, le médecin aura lieu de s'applaudir du prompt et sûr effet que produisent alors les remèdes ; souvent il sera aussi surpris qu'heureux de pouvoir, profitant, par exemple, d'une opportune

un certain degré de cuisson et avait modifié avantageusement l'écoulement, perdra, si on n'y élève pas la dose du sel, tout effet sur la vitalité de la muqueuse. Mais évidemment aussi on lui conservera et son action physiologique et son action curative, si on la rend de plus en plus concentrée, ou si on la remplace, de temps en temps, par l'une des vingt autres excellentes préparations possédant une action analogue, qui remplissent nos formulaires.

indisposition de madame, dénouer en deux sep-
tenaires un drame de famille auquel tout semblait présager la classique durée de cinq longs
actes, sans compter l'épilogue !

Deuxième cas. — Deux époux vivaient en paix,
spécifiquement parlant : l'un d'eux contracte une
blennorrhagie.

Au moment d'aborder ce sujet où l'intervention
du médecin comme conseiller est à la fois si nécessaire et si délicate, une question de déontologie
m'arrête.

Il y a longtemps déjà qu'un écrivain médical
n'a plus, en exposant le traitement des maladies vénériennes, à se disculper du reproche d'immoralité. Mais, en le voyant, comme dans la circonstance présente, enseigner à l'époux malade les
moyens de détourner de lui les soupçons, et
comme conséquence de les faire parfois peser sur
son conjoint, on peut se demander jusqu'à quel
point un tel rôle est légitime. Sans être trop cha-
touilleux sur le point d'honneur, on peut bien se
demander si un avocat toujours prêt à prendre
parti pour le coupable contre l'innocent ne serait
pas, au palais, averti par le conseil pour la première fois, rayé du tableau à la seconde ?

Que ces louables susceptibilités s'apaisent : je
devais les éveiller ; mais je puis les rassurer. Notre
mission toute de conciliation ne s'exerce jamais,

en réalité, que dans l'intérêt de celle que nous paraissons desservir. C'est pour prévenir un malheur dont elle souffrirait cruellement, dont elle ne serait pas bien longtemps seule à souffrir, que nous travaillons à épaissir le bandeau sur ses yeux. En lui laissant seulement soupçonner le nom de la maladie qui, jour et nuit, parcourt, à son côté, ses périodes, ne tuerions-nous pas sans retour la foi conjugale, la mutuelle confiance, jusquelà intactes? Ne porterions-nous pas une atteinte irréparable à cette *paix du ménage*, sauvegarde sacrée du bonheur des époux, du repos des familles, de l'avenir des enfants?

Aider à tromper, prendre l'initiative d'aider à tromper est donc pour nous, en ce cas, dans la stricte acception du mot, un devoir. Et si nous le remplissons plus fréquemment en faveur de notre sexe, c'est pour deux motifs dont l'un seulement mérite d'être mis à sa charge. En effet, il est très vrai que le mari a plus souvent besoin que la femme de nos services en ce genre. Mais il est également vrai, quoique ceci ait l'air d'un paradoxe, que la découverte de l'infidélité du mari compromet aussi gravement la paix du ménage que la découverte de l'infidélité de la femme, lorsque cette découverte a lieu par la révélation d'une maladie vénérienne, surtout d'une blennorrhagie. Sans doute, en pareille occurrence, quand il sent la preuve cuisante que sa femme l'a trompé, Monsieur s'emportera tout d'abord. Il s'irritera au nom de son honneur qu'il croit engagé dans l'affaire : il menace au nom de la loi, qu'il a faite pour protéger ou venger ce singulier honneur. — Mais la femme !...

Sensible, elle souffrira beaucoup sans contredit ; mais fière, elle fera beaucoup souffrir. Puis l'ignorance — complication bizarre — son ignorance aussi profonde qu'on puisse se l'imaginer en physiologie comme en pathologie, vient encore, à ses yeux, aggraver et nos torts et sa peine. Jamais aucune femme n'admettra aucune distinction entre une accidentelle incartade, effet de l'organisation masculine autant que de nos mœurs sociales, et l'infidélité intentionnelle, véritable et seul manquement à l'amour dû, à la foi jurée. Jamais, aucune femme n'admettra non plus aucune distinction entre telle ou telle maladie vénérienne. N'essayez pas de lui expliquer que quelques-unes sont, que celle-là en particulier est essentiellement locale et temporaire. Toutes, à ses yeux, sont également odieuses, répugnantes, incurables ! Eût-elle absous le péché, il lui sera impossible d'oublier la conséquence.

Que de fois n'ai-je pas vu un mari jusque-là tendrement aimé, devenir pour sa femme, à partir de la plus simple uréthrite imprudemment avouée ou fatalement découverte, l'objet d'un insurmontable dégoût ! On n'y fait rien, on n'y peut rien à ce ressentiment instinctif ; le repentir l'avive, l'amour le réveille ; le prêtre y perd ses exhortations ; le docteur, ses raisonnements ! C'est là une loi de nature ; c'est l'organisation, c'est l'attribut originaire, la marque distinctive du sexe. Et faut-il nous plaindre, faut-il nous étonner surtout si cette exquise délicatesse qui presque toujours nous récompense au delà de nos mérites, nous punit quelquefois au delà de nos fautes ?

On doit comprendre maintenant comment, en cette matière, *péché avoué n'étant jamais péché pardonné*, l'intervention, l'initiative même de la diplomatie médicale se justifie et se commande. Entrons donc à présent dans les détails, et appelons le principal accusé.

Le principal !... On devine de qui je veux parler. Lorsque, à la première visite que me fait un homme atteint de blennorrhagie, je remarque dans ses allures une inquiétude plus qu'ordinaire :

— « Êtes-vous marié, monsieur, lui dis-je, presque sûr d'avoir touché juste. Tellement sûr que avant sa réponse affirmative, je continue : « Et... qu'avez-vous dit à madame ? »

— « Ah ! voilà justement, docteur, murmure-t-il, sur quoi je voulais avoir votre avis. »

Car il veut deux choses, ce client-là. Il veut — uniquement parce qu'il est marié — que je trouve un moyen de le guérir plus vite que les célibataires ! Et il veut aussi que, avant ce terme, sa femme

ne se soit aperçue ni de sa maladie, ni des remèdes qu'elle nécessite !

Sur le premier point, toujours et résolûment
refusons de lui donner la moindre satisfaction, le
moindre espoir. D'abord, il n'y a qu'un moyen
de vite guérir : c'est de suivre le régime délayant
assez longtemps pour que la blennorrhagie soit
parfaitement mûre quand on emploiera le copahu.
En agissant autrement, en voulant gagner du
temps, on en perd ; car le copahu, pris trop tôt,
échoue. Alors, après l'avoir continué inutilement
au moins huit ou dix jours, il faut le cesser, recommencer le traitement expectant afin d'amener
une maturité plus complète que la première fois ;
administrer de nouveau le copahu, *mais alors
avec beaucoup moins de chances de le voir réussir
que si on ne l'avait, du premier coup, donné qu'a-
près une suffisante temporisation...* Toutes vérités
banales, mais méconnues par l'impatience des
malades et qu'il ne faut cesser de répéter, de rabâ-
cher en réponse aux promesses de *guérisons en
trois jours*, dont fourmille, à 2 francs la ligne,
toute quatrième page de tout journal qui s'intitule défenseur des intérêts du peuple.

Or, à qui faut-il les répéter ces vérités, à qui
importe-t-il plus de les imposer comme règle
de conduite, qu'à cette classe de clients qui, à
peine guéris, vont être, le code en main, sollicités
de subir l'épreuve la plus propre à compromet-

tre le résultat du traitement. Garçon, on a des *occasions*, qu'on est libre de fuir; marié, il faut compter avec des *devoirs*, dont l'accomplissement est le charmant mais trop sûr écueil d'une convalescence récente. Conclusion: si le blennorrhagien est en puissance de femme, ne tentons que dans des circonstances exceptionnellement propices à leur réussite, les méthodes thérapeutiques expéditives. Obligeons-le à subir d'emblée un traitement méthodique aussi long qu'il le faudra pour que sa guérison, une fois obtenue, se maintienne à l'abri des causes de récidive.

Mais il nous demande autre chose: de l'aider à cacher son mal à sa femme; désir si naturel que, avant même qu'il ne fût formulé, nous nous en étions fait le promoteur. En effet, en légitimant, comme il a été dit ci-dessus, notre coopération à cette œuvre de mystère, je n'ai fait que répondre à un instinct inné au cœur de tout confrère. Que chacun de nous s'interroge et qu'il dise si, outre le devoir d'assurer la paix du ménage, il n'est pas poussé à conspirer ainsi avec son client par un autre sentiment, par le secret amour de la difficulté à vaincre?

A ce point de vue-là, ah! certes ses vœux vont être accomplis, car il n'est pas de diplomatie plus ardue que celle dont il prend charge. Encore si c'était la femme qui, en cette circonstance, nous échut pour alliée ! Mais dix-neuf fois sur vingt, c'est elle, au contraire, dont nous avons à détourner le regard, à tromper l'active défiance, à déjouer l'ingénieux et incessant espionnage ! Sans qu'il s'en doute, le pauvre mari se trahit, du soir au matin dans les mille incidents de la vie commune ; vie si douce, si facile jusque-là, et dont les moindres, les plus insignifiants détails vont lui devenir tantôt un supplice qu'il doit subir le front serein, tantôt une épreuve qu'il lui faut feindre de n'avoir pas même aperçue.

Sans doute, surtout au début, il s'exagère plusieurs de ces difficultés. Son régime alimentaire, d'abord, sauf la bière et le vin blanc, peut impunément être continué sans aucun changement ; et c'est même là une contre-ruse à opposer à l'inquisition de sa compagne qui n'a jamais insinué d'une voix plus caline : « Mais prends donc ton café, mon ami !... Veux-tu essayer cet excellent cognac de la tante Eudoxie ?... » — Avec ses 2 fr. 50, sans dépareiller la douzaine de mouchoirs, plus soigneusement que jamais comptée et recomptée, il se procurera, au premier magasin, le linge nécessaire pour protéger le devant de chemise accusateur... auquel il importe cependant de ne pas laisser l'excès de propreté qui serait non moins suspect à l'œil exercé de la ménagère. — Soit chez un ami, soit en emportant à son bureau les ingrédients nécessaires, soit chez le pharmacien qui ne refuse jamais son précieux concours, il exécutera son traitement dont nous nous appliquerons, d'ailleurs, à simplifier les agents. — A un moment donné, il portera ailleurs qu'à domicile l'excrétion urinaire dont l'odeur décelerait l'ingestion du copahu (1). — Il mettra en lieu sûr les ordonnances, témoin incorruptible et explicite. — Il évitera toute rencontre de Madame avec son médecin traitant ; ne refusera aucun des dîners, aucune des distractions, des parties de plaisir qu'elle propose alors avec une insistance peu ordinaire ; cultivera comme d'habitude ses relations sociales ; fera surtout et plus que jamais bon visage à la belle-mère que sa fille amène parfois comme escouade policière de renfort... Mais tout ceci ne constitue que les bagatelles de la porte. Et le client le sent, hélas ! mieux que personne, ainsi qu'en témoigne cette question revenant à chaque instant sur ses lèvres : « Bon ! mais *comment vais-je faire avec ma femme ?* »

Oui, justement, comment va-t-il faire, ou plutôt *ne pas faire* avec sa femme ?

Et notons, à ce propos, combien il y a de bons

(1) *J'ai souvenance que, en une maison de chanoines habitant,* vers 1842, maison où, seul profane, seul j'étais suspect et tenu en suspicion, je flairai, un jour, dans des *communs* communs, certaine odeur accusatrice. Si j'avais voulu !... si je voulais encore aujourd'hui !... Mais déjà alors j'étais médecin et pratiquais cette *tolérance* qu'eussent bien pu, dans la circonstance, m'envier les voies digestives de mes pieux voisins de chambre !

ménages ! Il y en a réellement plus qu'on ne le croirait, plus même parfois qu'on ne le dit. Écoutez plutôt ce mari entrant dans mon cabinet : « Docteur, ne m'accusez pas ; vous voyez un malheureux qui n'est réellement pas coupable. Si j'ai péché, c'est contraint et forcé. On est homme, que diable ! et depuis des années, ma femme a une maladie qui m'interdit toute approche. » — Le pauvre homme !... vous dites-vous. Attention, toutefois, et écoutez encore le même, sa consultation reçue et lue : « Merci, docteur, vous lance-t-il pour adieu, merci bien ! Mais maintenant... *comment vais-je faire avec ma femme ?* »

Qu'il l'avoue ou non, tout mari sent donc avec le poids de ce devoir, la beaucoup plus lourde nécessité d'avoir à en omettre l'accomplissement pendant sept à huit semaines.

Or, quel prétexte acceptable donner à cette continence insolite ?

Pour formuler à ce sujet, un avis utile, ce ne serait pas trop de connaître à fond, d'une part, le tempérament, le caractère, le degré d'expérience de la conjointe en cause, les habitudes *spéciales* du ménage, d'autre part, l'habileté du mari à feindre et surtout à persister dans sa feinte. Aussi ces données indispensables lui manquant, le médecin devra-t-il éviter de tracer un plan arrêté, tout fait. Qu'il se borne à tracer les grandes lignes, à mettre sous les yeux de Monsieur les expédients ordinairement employés, en le laissant choisir entr'eux, selon les circonstances particulières qu'il sait, lui époux, et peut mieux que personne, apprécier. — Voici, cependant quelques-unes des plus accrédités :

— « L'échauffement du voyage, les nuits passées, la nourriture d'hôtel, m'ont causé une *ardeur d'urine*, pour laquelle on m'a recommandé le régime et ! *la sagesse !* »

— « Bon ! n'ai-je pas pris une attaque de gravelle. — Et quelle douleur dans certains mouvements ! — Aie ! Aie ! — Je le voudrais vraiment, ma pauvre amie, je voudrais... tu sais ! que je ne saurais comment m'y prendre.... »

— « Mes hémorrhoïdes sont revenues ! Allons ! me voilà — nous voilà tous les deux — au régime pour plus d'un mois !

— « Je ne sais ce qui me prend. Depuis quelque temps, je me sens énervé à un point !... Serait-ce le printemps ? Dès que la *nature parle* rien qu'en t'approchant, bichette, j'ai là, au cœur, une palpitation !... Le médecin m'a bien dit de ne pas négliger cet avertissement. Mais il n'en sera que ce que tu voudras, pourtant... »

— « Oh ! mon ami, avant tout soigne-toi, » répond invariablement la tendre abusée ; et le congé en bonne forme est signé.

Quelques-uns se tiennent satisfaits, sont sûrs de leur affaire s'ils ont obtenu du médecin une déclaration écrite attestant qu'ils n'ont *qu'un simple échauffement.*

Plus hardis ou poussés dans leurs derniers retranchements, d'autres prennent le taureau par les cornes : « Regarde, donc, bonne amie, ce qui vient de m'arriver. Ah bien ! s'il y a quelqu'un de surpris ! » — Périlleuse partie à jouer que celle-là ! car, non seulement il faut que *bonne amie* soit d'une innocence légendaire, mais il faut s'assurer qu'elle n'a, qu'elle n'aura jamais, par la suite, de confidente plus expérimentée.

Mais, en matière d'effronterie masculine, voici le comble. Quelques femmes, — c'est rare, mais ce n'est point exceptionnel, — donnent la chaude-pisse à leur mari. Inspiré par cette notion, j'ai vu plus d'un dresser ses batteries en conséquence. Au lieu de se laisser mettre sur la sellette, c'est lui qui se dresse en accusateur. Rentrant brusquement à la maison, il va jouer l'étonnement, la douleur, l'indignation, au besoin : « C'est toi, malheureuse, qui m'as infecté ! Mon Dieu ! je ne te fais pas de reproches ; mais enfin, comme le médecin me l'a dit, quand on a des fleurs blanches, si l'on ne se soigne pas, au moins devrait-on se tenir propre ! — Tu dis?... Voyons ! après tout, si tu ne me crois pas, vas te renseigner auprès du docteur ! »

Et, comme dans nos villes, sur dix femmes, il y en a bien sept affectées de leucorrhée, ce serait jouer de malheur si l'on ne parvenait pas, au besoin, à persuader aux trois saines qu'elles en ont à certains moments, *lorsqu'elles s'échauffent!*

Mais on ne s'avise jamais de tout, et, par une juste punition de ces audaces qui frisent l'immoralité, j'ai vu proprement remis à sa place un mûr céladon qui, au second septénaire d'une chaudepisse d'importation étrangère, avait cru pouvoir s'innocenter en intentant une action reconventionnelle de ce genre : « Et pourquoi donc Monsieur fait-il depuis huit jours des remèdes en cachette? » cria, devant moi, son Argus de compagne à l'apprenti diplomate qui, en cachant son jeu, avait omis de cacher sa seringue !

Mais si, de la part d'une femme on doit prévoir toutes les ruses et contre-ruses, il faut aussi s'attendre à tous les sacrifices. N'oublions pas la noble et digne épouse qui, en pareil cas, sait fermer les yeux, feindre d'ignorer, sait même consoler et panser. A celle-là avec mon plus sincère hommage, ma poignée de main confraternelle. Oui, et doublement confraternelle, car en levant les obstacles que la nécessité de garder le secret apportait à l'exécution des remèdes, sa coopération simplifie le traitement et abrège le cours de la maladie. Mais elle fait plus, et il faudrait que la semence tombât sur un sol bien ingrat pour que cette généreuse et muette indulgence ne devînt pas, en même temps que le meilleur remède pour la contagion actuelle, le plus sûr prophylactique de toute contagion ultérieure !

N'exagérons rien toutefois. Et vous, maris, modérez l'entraînement où cet exemple pourrait vous induire : il n'obtiendrait pas toujours pareil accueil, pareille récompense. *L'épouse du blennorrhagien* n'est qu'un chapitre du grand livre de *la femme*. Et qui de nous osera se flatter d'en avoir déchiffré le texte entier ? Seule elle peut nous dire, elle, — le pourrait-elle toujours? — la raison des variantes dont fourmille ce gracieux volume. Magnanime aujourd'hui, demain à peine équitable, son indulgence est comme ses faveurs. Ce n'est rien de les mériter ; il faut surtout que celle de qui la chose dépend trouve son compte à dire *oui*. Et peut-être, dans l'exemple de tout à l'heure, n'a-t-elle pardonné que parce qu'elle avait pu prendre l'initiative du pardon ! — En principe donc, je vous le répète avec toutes les autorités médicales, approuvées par tous les moralistes, repentez-vous, maris : il le faut, c'est votre devoir et votre salut. Actes de pénitence, de contrition, de ferme propos surtout, faites-en tant que vous voudrez. Mais faites-les intérieurement. Pas de confessions que, tôt ou tard, dans l'alcôve, en plein salon, qui sait? peut-être au Palais, on retournerait contre vous. Sachez refouler ces épanchements, ces aveux qui, à cer-

tains moments, sont le besoin d'une âme délicate. En somme, par tout moyen, en dépit de
toute tentation contraire, cachez-vous du mieux
qu'il vous sera possible et ne demandez grâce
que si, par malheur, on a constaté le flagrant
délit !

Encore, dans ce cas désespéré, une porte vous
reste-t-elle ouverte. Alléguez bravement que
votre mal n'est rien, rien en vérité, et que si vous
avez voulu le cacher, c'était afin de ne pas alar-
mer inutilement Madame. — Faible argument,
néanmoins, je vous en avertis, et qui, pour valoir
quelque chose, demande un solide avocat!

Mais le point de vue du médecin, dans le cas
qui nous occupe, n'est pas, ne saurait être le
point de vue du mari. Celui-ci veut, avant tout,
cacher sa maladie à Madame, dût-il, pour mieux
la lui cacher, s'exposer à la lui donner. En croit-
il son médecin, au contraire? Il devra, avant tout,
éviter de la lui donner, dût-il, pour cela, la lui
laisser découvrir.

Heureusement, tout, en général, peut se concilier. C'est même la justification, la seule peut-
être, des supercheries maritales décrites ci-dessus,
que la sécurité qu'elles assurent à l'épouse. Plus
un homme met de soin à dissimuler son écoulement, moins il y a de chances pour que la sécrétion contagieuse touche accidentellement sa

femme, soit directement, soit par l'intermédiaire des doigts, du linge, des objets de toilette.

A ce propos, en passant, une jolie réponse à moi d'un mari campagnard : D. « Couchez-vous avec votre femme? » — R. « Non, je couche avec un caleçon. »

Quant aux chances de contagion par le coït, la question qu'elles nous posent est tellement vaste, importante, ardue, inextricable même, serais-je tenté de dire, moi qui me donne mission de la débrouiller, qu'il faut lui consacrer un chapitre à part. Ce chapitre qui n'a sa place qu'ici, c'est-à-dire entre la blennorrhagie de l'époux et celle de l'épouse, je l'intitule :

Des blennorrhagies inter-conjugales.

Elle devrait être aussi brève qu'elle va être longue, cette étude consacrée aux transmissions de la blennorrhagie de l'un des conjoints à l'autre, puis réciproquement. Comment en effet, le premier et principal agent de ces transmissions, comment l'homme n'a-t-il pas assez de raison pour, se sachant malade, différer l'acte dans lequel, à l'inverse du héros de La Fontaine

> Le galant doit bien voir un double mal à faire :
> Son mal premièrement, et puis le mal d'autrui?

Mais tous ne l'entendent pas ainsi, et divers mobiles portent le mari à enfreindre cette loi pourtant si naturelle ; mobiles diversement puissants, inégalement actifs, suivant le tempérament, la moralité, l'éducation, les habitudes de l'individu, suivant aussi l'acuité de sa blennorrhagie.

Premier et curieux spécimen. Appelé à donner mes soins, pour maladie utérine, dans le ménage, qui me parut tendrement uni, d'un capitaine en retraite, je lui recommandais, en sortant, de ménager sa femme. — « *Et ma jouissance, donc !!* » se récria littéralement ce mari jusqu'au bout des ongles. — La race de tels cyniques n'est pas absolument rare. Peu avouent aussi carrément leurs principes, mais plus d'un, croyez-le, les met en pratique sans les professer.

Mais ce qui porte le plus de maris à ces imprudences coupables, c'est moins l'aiguillon de la chair que celui de la peur. C'est encore, c'est toujours le même motif : « *On se doutera de quelque chose*, se dit-il, si je ne me conduis pas comme j'en ai pris, comme j'en ai donné l'habitude ! » Aussi n'y vont-ils point à l'étourdie. Retenus par notre interdiction en même temps qu'ils sont poussés par l'exigence conjugale, beaucoup de malades, sans nous en parler, se font un plan de conduite qui, selon eux, doit tout concilier. Ils espacent à plus long intervalle les coïts réglementaires, mais ils les continuent. Les raisons — les mauvaises — ne manquent pas pour justifier cette pratique que quelques auteurs médicaux, d'ailleurs, n'ont pas craint de sanctionner. A la période aiguë de la blennorrhagie, disent-ils, l'émission spermatique tempère la congestion inflammatoire. D'autre part — *e sempre bene* — à la période chronique, cette même émission ne peut plus irriter les organes. Enfin, ajoute-t-on, exécutée méthodiquement, elle le sera de sang-froid, et par conséquent entourée de toutes les précautions nécessaires pour éviter la contagion...

Un auteur qui veut être complet peut bien mentionner de tels considérants ; il le doit peut-être. Mais il ne fera ici ni à la physiologie, ni à la morale, l'injure de les admettre à discussion.

Toutefois, il faut le reconnaître, ces imprudences voulues, et par conséquent surveillées, exposent moins à la contagion que celles dont je vais maintenant parler. Soupçonné, épié, traqué, à bout de stratagèmes, forcé dans ses dernières défenses par une insistance supérieure, souvent un mari a recours à l'argument sans réplique : pour prouver qu'il est libre de ses actions, il agit ; ne rougissant pas, après coup, de se dire par forme de justification : « S'il lui arrive malheur, tant pis ! c'est bien elle qui l'a voulu ! »

D'où que vienne, en ce cas, le péril, c'est au médecin d'y pourvoir, je veux dire de le prévenir. Qu'il parle donc à temps, et net et clair; mais surtout qu'il n'excepte personne de ses avertissements explicites. « Nul n'est censé ignorer la loi », dit-on en France. Je préfère, moi, pour la circonstance, cet adage favori des vieux magistrats : « Il faut toujours supposer le mal ! » En recevant, dans votre cabinet, un homme sensé, intelligent, d'éducation libérale, de moralité en rapport avec son éducation, une sorte de pudeur, peut-être la crainte d'être traité à l'égal du sieur de la Palisse, vous retiennent de lui décocher le petit trait final : « Monsieur, puisque vous avez la chaudepisse, il faut vous abstenir de rapports avec Madame. » N'y manquez pas néanmoins, et plutôt deux fois qu'une, et par chaque visite.

Procédez avec décence et courtoisie, mais sans obscurité. Admettez, devant lui, excusez pour ce qui concerne le passé, les *faiblesses de la chair.* Mais insistez bien sur la facilité avec laquelle la contagion se produit ; expliquez que, malgré toutes les précautions, voire avec une ou deux *précautions* superposées, ce péril, si on le fait naître, n'est jamais sûrement conjuré ; rappelez qu'il existe à toutes les périodes de la maladie ; que lors même que celle-ci paraît presque éteinte et par conséquent inoffensive, elle peut, du soir au matin, se réveiller menaçante. Mais avant tout, effrayez-le — car grattez l'époux et vous retrouverez toujours l'homme — effrayez-le par les dangers auxquels il s'exposerait lui-même. — Je dis *dangers*, car il en est deux : l'un présent.

certain , l'autre éventuel mais 'plus sérieux.

Le premier est l'exacerbation chez le mari de sa phlegmasie uréthrale, exacerbation qui, plus ou moins forte, résulte infailliblement du coït même le plus modéré. Il retarde assurément ainsi sa guérison au minimum de dix ou douze jours. Et si, au moment où l'écart a été commis, il était en traitement *pour couper*, s'il prenait du copahu, oh ! alors *c'est tout à recommencer*, et à recommencer, faisons-le lui bien sentir, avec beaucoup moins de chances de succès, parfois même, je puis le dire, avec la presque certitude de l'insuccès.

Quant au deuxième danger, j'entends par là — ce point est souvent le seul qui touche notre homme — j'entends, dis-je, celui qui résulte de la future blennorrhagie, que Monsieur, en la communiquant aujourd'hui à Madame, se prépare en quelque sorte, à lui-même, pour demain. Mais, pour bien comprendre cette considération, pour en apprécier toute la portée comminatoire, pour savoir comment et dans quels cas cette part des acquets de l'épouse peut, aux termes du Code médical, faire retour à l'époux, il faut regarder le tableau sous une forme différente. Il faut voir comment la blennorrhagie naît, prospère, s'acclimate sur le sol féminin, comment surtout elle y devient productive.

Une femme mariée qui est atteinte de blen-

norrhagie la tient, huit fois sur dix, de son mari :
et sur ces huit fois, voici sept fois comment les
choses se passent :

Monsieur est marié, mais il *voyage*. Or, que
faire en voyage ?... Il a pris une chaudepisse.

Mais l'heure du retour a sonné. Sur le point de
rentrer au domicile conjugal, sachant quelle
épreuve l'y attend et quelle preuve il aura à fournir, il va trouver un pharmacien *renommé pour
expédier ces sortes d'affaires, tandis que, avec
toute leur science, ces farceurs de médecins
semblent se faire un jeu de vous traîner en longueur!*

Guéri en huit jours et guéri radicalement — on
le lui a *garanti* — il part, continuant le traitement par prudence, arrive... et opère sa rentrée,
avec les précautions d'usage.

Tout allant bien, il continue les rapports ; peu
à peu omet les précautions ; puis, un jour, de
guerre lasse, le jugeant désormais superflu il cesse
aussi le traitement.

Il le cesse. L'écoulement reparaît alors, mais
tellement faible, tellement *rien du tout*, pour employer l'expression consacrée, que vraiment ce
n'est pas la peine d'en parler, ni d'opérer dans la
vie de ménage des retranchements qui éveille-
raient le soupçon... L'écoulement néanmoins
augmente graduellement, si bien que, tôt ou tard,
il faut cesser les rapports et recommencer le traitement.

Oui, mais ç'a été plus souvent tard que tôt. Aussi, fréquemment, dans un de ces rapprochements que l'époux, les jugeant inoffensifs, répétait sans précautions ni mesure, a-t-il transmis à sa femme la blennorrhagie.

Or, qu'arrive-t-il alors?

Si les rôles, je veux dire les sexes étaient ici intervertis, Monsieur mènerait beau bruit, je vous jure. Cris et récriminations, Madame traînée immédiatement chez le médecin; constatation sur elle du mal ; pour finir, traitement obligatoire, complet de l'un et de l'autre conjoint, voilà ce qui s'ensuivrait.

Oui, mais le mari, coupable, craint de se trahir en s'informant de ce qui a pu survenir chez sa femme. De son côté, Madame qui en général souffre fort peu, à peine, surtout si la blennorrhagie n'est que vaginale, Madame attribue volontiers à l'excitation causée par la reprise des habitudes conjugales, les cuissons et l'écoulement modérés dont elle s'aperçoit. — Est-elle moins insouciante, cependant? Formule-t-elle quelques soupçons ?... Monsieur est là pour les étouffer.

C'est incroyable comme, en si grave et si tangible matière, on se persuade aisément, on se paie de mots : « C'est un retour de tes *pertes blanches*, lui dit son mari. Et puis.... tu sais.... nous nous étions *un peu échauffés !* » — « C'est ma foi, vrai : c'est parce que *nous nous sommes échauffés !* » répète-t-elle, souffrant en silence et laissant son mal s'aggraver.

Tous les maris cependant n'ont pas, en face de ce danger, une attitude aussi insouciante. Pour beaucoup, au contraire, c'est une préoccupation incessante, obsédante que de savoir si leur femme a *pris du mal.* Ils la suivent d'un œil inquiet, l'observent, l'épient dans ses fonctions intimes, prêtent l'oreille aux moindres plaintes qu'elle fait entendre, provoquent ses explications. Et parfois, supposant ce qu'ils n'ont pu ainsi constater, ils la conduisent chez le médecin pour en avoir le cœur net.

Or, dans ce cas — plus favorable, je l'accorde, que le précédent à l'honneur de l'époux et à la santé de l'épouse, — dans ce cas-là même, que se passe-t-il ? Que peut-on espérer ?.. Bien peu de chose. Nous examinons, nous reconnaissons les lésions, nous ordonnons les remèdes appropriés à la période de la maladie. Mais après ?

A moins que le mari n'impose par des ordres formels, par une surveillance quotidienne l'exécution des remèdes prescrits, le traitement est négligé. On prend bien à peu près bien les tisanes, les bains ; mais on omet, ou l'on ne pratique qu'à bâtons rompus la partie désagréable de l'ordonnance, injections, badigeonnages, attouchements, cataplasmes ; et surtout l'on s'en tient généralement à la première visite.

C'est encore bien pis lorsque, cas le plus commun, au lieu de provoquer un examen en règle, le mari, à la fin de la consultation que vous lui donnez pour sa blennorrhagie, se borne à vous dire : « Docteur je crains bien d'avoir donné quelque chose à ma femme. Mais. elle ne veut pas se laisser visiter. Elle assure qu'elle n'a rien. Dites-moi donc, je vous prie, ce qu'il faut lui faire ? »

N'accueillez jamais que sous toutes et expresses réserves une demande ainsi formulée. Guérir de sa blennorrhagie une femme dont vous avez pu *de visu* apprécier l'état est déjà besogne fort ardue. Et l'on veut que, ignorant si, dans quelle région et à quel degré elle est malade, vous instituiez la médication ! On compte qu'elle saura l'exécuter sans vos conseils ! On se figure que, jugeant (elles en sont toutes là) l'ordonnance inutile, elle va se prêter, tout le temps voulu, à ses multiples et assujétissantes exigences !... Croyez-moi : afin de rester poli, ne refusez pas, formulez quelques bains de son, des injections d'eau végéto-minérale, un régime doux... et passez à un autre client.

Mais je reprends mon récit interrompu, et je le reprends en posant cet axiôme : *soit qu'elle ait méconnu son mal, soit qu'elle l'ait traité... comme elle le traite, la femme, une fois blennor-rhagifiée, demeure fort longtemps, pour quelques unes je dirais* à perpétuité, *une source de sécré-*

tion contagieuse; source d'autant plus féconde que c'est une source profonde, cachée, et surtout une source intermittente !

Donc, pendant que Monsieur, qui souffre, qui connaît le nom de sa maladie, qui la sait contagieuse, fait son traitement en conscience, Madame, à qui, dès qu'elle ne souffre plus, on ne persuadera jamais qu'elle *a du mal*, laisse aller les choses, et de très bonne foi se croit saine, incapable de nuire. Et le croyant ainsi pourquoi ne le dirait-elle pas de même à son mari, s'il le demande? surtout s'il le demande d'un certain ton, à un certain moment ?...

Les voilà donc, au bout d'un mois, lui se voyant guéri, elle ne s'étant pas sue ou ne se jugeant plus malade ; lui que trente jours de continence poussent à exprimer un vœu, elle qui n'a nul motif pour ne point l'exaucer !...

Entre parties si bien disposées, l'accord est facile. Consenti, il se fait ; fait, il se signe. Il se signe ! Et après ?

Monsieur, à peine guéri, était éminemment recontagionnable. Madame était encore contagionnante. De là, réapparition chez le mari de l'écoulement et de la douleur. — Nouvelle et plus vive émotion dans le ménage. *Il* s'emporte de plus belle ; *elle* n'y comprend toujours rien. Scènes, menaces, pleurs, dégoût mutuel, soupçons réciproques ; chez l'époux, froideur passagère d'abord suivie d'une indifférence d'autant plus persistante qu'il la croit et peut la dire justifiée par le soin de sa santé... Et ceci jusqu'à ce qu'un médecin expérimenté, pouvant prendre l'un et l'autre à part, parvienne à faire comprendre :

Au mari :

Qu'il a été la cause première de tout ce qui est arrivé ; sérieux motif pour le rendre plus indulgent relativement aux conséquences qui s'ensuivent ;

Que, pour sa part, il n'a qu'à se traiter de façon à obtenir la cure complète ;

Mais qu'on n'est, en ce cas, réellement guéri que lorsque on a passé douze ou quinze jours, — comptés à partir de la cessation de tout remède — sans voir reparaître l'écoulement ;

Enfin qu'une condition de rigueur pour le succès du traitement est l'abstention absolue, durant son cours, non seulement de tout rapprochement intra ou extra conjugal, mais de toute excitation érotique volontairement prolongée.

A la femme : Qu'elle peut très bien *avoir du mal*, et un mal contagieux, sans en être avertie par aucune douleur ;

Que ce fait s'explique par la différence chez l'homme et chez la femme des organes qui sont atteints dans ce cas ; l'homme ayant toujours la maladie dans un canal où le passage de l'urine produit et avive la souffrance, la femme l'ayant

ans un canal qui sert à tout autre usage qu'à
ux qui éveillent cette sorte de douleur ;

Que, si elle veut redevenir épouse sans danger
our son mari, elle doit suivre exactement un
aitement méthodique, en le prolongeant, sinon
le manière à tarir tout flux vaginal, ce qui est
ouvent impraticable, du moins jusqu'à ce que
'écoulement ait perdu le caractère purulent ; un
écoulement qu'on garde comme simple perte
blanche pouvant, tant qu'il conserve ce carac-
ère purulent, cacher un reste de l'ancienne ma-
adie contagieuse et par conséquent reproduire
ette maladie chez le conjoint ;

Enfin, que son mari est loin de l'accuser, qu'il
st, au contraire, le premier à reconnaître ses
rts ; mais que, de son côté, elle fera bien de lui
argner des reproches inutiles ; que c'est, à la
'rité, un sacrifice qu'on lui demande, mais
'elle en sera bien payée par le sincère retour,
vive quoique tacite reconnaissance de celui
e l'indifférence, l'aigreur de sa compagne ris-
eraient, au contraire, d'éloigner plus complè-
ment encore et peut-être à jamais de son
énage.

En prenant ainsi les deux époux par de *bonnes
aroles*, comme disaient nos vieux auteurs, on les
mène à une juste entente de la situation ; et
hacun d'eux, éclairé désormais sur ses devoirs
nvers son conjoint, envers sa famille, envers

lui-même, va travailler fructueusement à opére
une guérison qui, pour être durable, a aussi abs
lument besoin d'être simultanée que d'être com
plète.

Parmi les causes de la défiance réciproque qu
suscitent ces transmissions morbides d'époux
époux, il en est une, assez intéressante d'ailleurs
sous le rapport pathologique, et que pour ce
motif, je tiens particulièrement à signaler. C'est
ce que j'ai appelé la *refocillation de la blennorrhagie par l'homme*. Ce nom explique suffisamment, ce me semble, ma pensée. Il signifie que,
lorsqu'elle passe de l'homme à la femme, la blennorrhagie s'adoucit, s'atténue, en fait devient
moins aiguë, moins sécrétante, moins doulou
reuse ; que, lorsque, au contraire, elle passe de
la femme à l'homme, elle acquiert ou elle reprend, selon le cas, ses caractères inflammatoires.
Réduit à ces termes le fait ne vaudrait guèr
la peine d'être énoncé ; car ce n'est ni une nou-
veauté, ni un mystère que cette différence *quan-
titative* imprimée au processus phlegmasique pa
la différence des systèmes organiques où il ac-
complit son cours ; et j'ai moi-même, tout à
l'heure, rappelé à quel point la structure, et
surtout les fonctions propres à l'organe blennor-
rhagifié dans l'un et l'autre sexe, exercent d'influence sur le degré d'acuité de la maladie, tou-

ours si douloureuse chez l'homme, parfois telle-
ent indolente chez la femme qu'elle peut passer
naperçue de la malade, de son mari et même du
édecin.

Mais ma remarque aura plus d'importance,
en pathologie comme en pratique, si je prouve
qu'une blennorrhagie étant donnée, — *donnée* est
bien ici le mot propre — *cette blennorrhagie, en
repassant de l'homme qui l'a reçue à la femme qui
primitivement la lui avait communiquée, redevient alors, chez cette femme, plus inflammatoire
qu'elle n'était la première fois, et, ce qui surtout
nous intéresse, plus contagieuse* (1). Or, c'est ce
que j'ai maintes fois observé, ce que je veux
maintenant établir par deux observations em-
pruntées, dans le nombre, à mes anciennes notes.

Observation I. — Madame, lorette classée —
je ne dis pas inscrite — dans le tiers de monde
lyonnais, m'avait plusieurs fois consulté pour
des pertes blanches, indolentes quoique abondantes, mais qui pour elle avaient le grand inconvénient d'avoir produit une blennorrhagie
chez quelques-uns de ses amants. — Le 28 no-

(1) Je veux rendre ma pensée plus intelligible, en disant :
La blennorrhagie que Joséphine avait, au moment de son coït
avec Arthur, était forte comme 1.
La blennorrhagie contractée par Arthur dans ce coït est forte
comme 3.
La blennorrhagie que Joséphine reprendra en coïtant avec Arthur ainsi contaminé, sera forte comme 2.

vembre 1848, elle vient de nouveau me consulter, mais cette fois pour une vraie chaudepisse, (miction douloureuse, écoulement purulent, tuméfaction des lèvres). Que s'était-il passé? Voici ce qu'elle me raconta :

Elle avait pour *locataire principal* un M. P., âgé de 47 ans (lui aussi devenu à cette occasion mon client), homme méticuleux et réservé. Il était l'amant de cette femme depuis deux mois. Dès le quinzième jour, il avait pris d'elle une blennorrhagie, qu'il avait laissé couler, et s'était séparé de sa maîtresse. Mais enfin, cédant à ses instances, à ses protestations, et convaincu que ce qu'il avait eu, que ce qui lui restait *n'était qu'un échauffement*, il s'était réconcilié avec elle. Le raccommodement avait eu lieu le 20 novembre, et, huit jours après, elle venait me montrer la chaudepisse que j'ai décrite ci-dessus.

Avait-elle vu, elle, en temps utile, un autre homme? Avait-il vu, lui, en temps utile, une autre femme?... D'après son caractère sérieux, posé, loyal, je jure pour lui que non ; et j'en jurerais aussi pour elle d'après son caractère absolument opposé; car à moi qui la connaissais bien, m'avouer, sur le nombre, une amourette, une passade de plus, n'eût certes pas été pour faire rougir sa pudeur ! Loin de réclamer de moi, un certificat de santé, ainsi que tant de ses pareilles, elle venait au contraire, comme piquée au jeu par la singularité de la chose, me demander presque en riant : « Mais comment donc a-t-il pu me rendre plus que je ne lui avais donné? »

Observation II. — Presque vers la même époque, un pharmacien de petite ville avait des rapports avec une femme mariée. Il contracta d'elle une blennorrhagie, se plaignit à elle, obtint de l'examiner, constata qu'elle n'avait que de légères pertes blanches sans inflammation, se soigna, lui, selon ses connaissances pharmaceutiques, et, pressé sans doute de recommencer, se déclara un peu tôt guéri. — Il revit donc sa maîtresse. Mais à la suite de ce coït, elle, qui n'avait eu jusquelà, je l'ai dit, que des pertes blanches peu abondantes et sans douleur, vit commencer une vulvo-uréthrite douloureuse... dont le pharmacien la traita.

Ce n'est pas tout. A l'origine de cette vulvo-uréthrite, jugeant que son mari (avec qui elle avait eu des rapports jusque-là toujours inoffensifs) avait conçu quelques doutes, Madame eut l'imprudence de se rapprocher de lui afin de dissiper ses soupçons, et lui donna une chaudepisse.., dont le pharmacien le traita à son tour. — J'ai, depuis lors, perdu de vue ce triple ménage si bien uni, si bien soigné !

Cette notion — qui, pour moi, on le voit, date de loin — méritait d'être vulgarisée. Précieuse pour l'intelligence des transmissions morbides, elle est surtout importante sous le rapport médico-social ; car elle préviendra bien des contestations en permettant de rapporter à l'origine la plus légitime certaines maladies que l'étrangeté de leur évolution aurait pu faire regarder comme résultant d'une faute. Le mari, désormais, dans ce cas, aura d'autant moins de peine à pardonner qu'il sera bien forcé de s'avouer seul coupable.

La blennorrhagie qu'une femme a reçue de son mari est notablement influencée dans son cours selon le compte que tient de cette maladie, selon le cas qu'en fait celui qui en est l'auteur. J'ai, sous ce rapport, divisé tout à l'heure les maris en deux classes : ceux qui, systématiquement ne s'inquiètent, ni ne s'informent, se sachant eux malades, de ce qui a pu advenir à Madame ; et ceux qui, tout au contraire, s'en préoccupent outre mesure.

Mais il y a place pour une troisième catégorie non moins intéressante à notre point de vue spécial. C'est le mari qui, sachant que sa femme a, de son fait à lui, contracté une blennorrhagie, s'applique à ce qu'elle ne s'en apercoive pas, je veux dire à ce qu'elle ignore la nature et le nom de son mal.

C'est là, chez l'époux, une tendance fort commune. Ajoutons qu'elle contribue singulièrement à faciliter la guérison de l'épouse. Car, pour peu qu'il ait de conscience, le mari qui entreprend ainsi de dérober à Madame cette cruelle découverte, doit sentir qu'il assume par là une de ces responsabilités qu'un galant homme n'élude pas. Si elle avait connu sa maladie, elle s'en serait fait traiter; n'est-ce pas? cela est positif. Donc, en la mettant avec intention, hors d'état de soupçonner le péril et par conséquent d'y pourvoir, il lui doit moralement d'intervenir en son lieu et place, de se substituer à elle pour agir au mieux de ses intérêts.

La tâche, du reste, s'offre à lui facile autant qu'elle est obligatoire. A moins que l'épouse ne soit déjà aigrie par des discordes d'intérieur ou circonvenue par une mère expérimentée et rancuneuse, elle semble vraiment aller au-devant de l'illusion qu'on a besoin de créer dans son esprit. C'est merveille de voir comme une femme accepte le nom duquel il plaît à son mari et au médecin de baptiser l'état dont elle souffre. Est-ce vertu d'abnégation? Est-ce pure ignorance?... Autant nous l'avions vue, tout à l'heure, habile à éventer les mines et contre-mines de son mari malade, autant elle prête le flanc aux stratagèmes du même genre quand c'est contre elle qu'on les dirige; si bien que l'on peut dire en toute vérité, l'expérience justifiant ce paradoxe; *de deux blennorrhagies existant simultanément dans son ménage, l'une chez son mari, l'autre chez elle, celle qu'il est le plus aisé de cacher à une femme, c'est la sienne !*

Sans avoir à préciser ici les règles et la durée du traitement, je veux seulement insister sur la nécessité d'y comprendre l'interdiction absolue et prolongée des rapports conjugaux. L'un des époux ne pouvant guérir radicalement tant que l'autre reste le moins du monde malade, c'est un précieux avantage pour le médecin d'avoir, pour remplir cette indication, l'appui de l'épouse. A peine rétabli, le mari échaudé, revenu au giron, prétend jouir de ses droits ; et nos prohibitions les plus impératives risquent fort d'être transgressées. Le docteur est si loin et l'occasion si proche !... Eh bien ! dans cette lutte entre la passion et la raison, dans cette partie chaudement disputée qui se joue tous les soirs, *les dames valent des atouts.* Mettons Madame dans notre jeu. Sa maladie nous donne prise sur elle. Car — c'est encore là un exemple de la supériorité des délicatesses féminines — si elle ne devait que souffrir elle-même par le fait du coït, on obtiendrait difficilement qu'elle résistât aux avances de son époux ! Mais faites-lui peur pour *autrui.* Dites-lui, par exemple, que « abondante comme elle est devenue en ce moment, sa perte blanche pourrait bien donner un *échauffement* à son mari » et soyez sûr qu'elle saura repousser victorieusement toutes les instances que, dans l'aveugle ardeur d'un appétit surexcité par le jeûne, notre client aurait l'imprudence de renouveler auprès d'elle. — Les tenant ainsi l'un et l'autre chacun par les deux mobiles appropriés à leur nature, elle par la crainte de donner du mal, lui par les refus qu'il rencontre, vous assurez le maintien de la continence, condition obligatoire de succès pour le traitement de ces blennorrhagies géminées ; et vous terminez ainsi, à l'avantage de tous, ce long et scabreux chapitre de la *blennorrhagie inter-conjugale*, qu'un vieux praticien peut bien ébaucher, où un romancier trouverait sans peine le sujet d'une piquante peinture de mœurs, mais auquel seule peut-être une *femme médecin* saura, dans l'avenir, mettre la dernière main.

Femme. — J'ai déjà incidemment feuilleté son dossier si emmêlé avec celui du mari qu'il était impossible de les séparer. Aussi ne me reste-t-il maintenant qu'à examiner un ordre absolument distinct de faits, celui que je comprendrais volontiers sous le titre de *blennorrhagies illégitimes*. C'est le cas, est-il besoin de l'expliquer? où la maladie a été contractée par une femme hors de son ménage.

Or l'intervention du médecin, en cette circonstance, peut être sollicitée, par l'une ou l'autre des deux malades, et pour quatre motifs différents :

Soit par l'amant, parce qu'il sait que sa maîtresse (femme mariée) vient d'être exposée à contracter une blennorrhagie;

Soit par le même parce qu'il craint qu'elle ait déjà la blennorrhagie;

Soit par le mari qui soupçonne qu'elle l'a contractée;

Soit enfin par la femme parce qu'elle sait fort bien, elle, qu'elle l'a contractée.

Ceci paraît subtil à force de vouloir être complet. Et cependant on va voir que chacun de ces énoncés répond à un ordre de faits qui nous sont souvent présentés, à une indication par conséquent, que nous devons être en mesure de satisfaire.

Premier cas. — « Docteur, je suis depuis deux mois votre traitement pour une blennorrhagie, et vous m'avez bien recommandé d'être sage. Mais, ma foi ! j'ai perdu patience, et vous me voyez dans des transes mortelles. Hier, je me suis oublié avec ma maîtresse ; et ce qu'il y a de terrible, c'est que c'est une femme mariée. Pendant qu'il en est encore temps, dites-moi donc à quoi je reconnaîtrai si elle devient malade ; et, puisque nous pourrons attaquer le mal à sa naissance, dites-moi comment il faudra faire pour la guérir sans retard. »

Ce petit discours, que vous entendrez assez sou-

vent, est gros de perplexités pour le jeune médecin. Ce qu'on lui demande est si peu de chose !...
Et d'ailleurs, puisqu'on s'y prend à temps !...

N'engagez pas, cependant, votre responsabilité
dans cette *si simple entreprise.* Vous pouvez, en
effet, donner un bon conseil à ce client, mais un
conseil plutôt qu'un remède.

Avant tout, dans son intérêt, qu'il résiste à la
tentation si naturelle d'éclaircir ses doutes en
demandant à sa maîtresse si elle *ne se sent pas
quelque chose.* Par là, d'abord, il se dénonce,
lui, comme coupable et comme malade et, devient, je l'ai dit, un objet de dégoût et de haine ;
— ce qui, d'ailleurs, est assez indifférent à la médecine et plus qu'indifférent à la morale. Mais
surtout il jette dans l'esprit de la malheureuse un
germe d'inquiétudes qui, doublées par les remords et les craintes incessantes pour la santé de
son mari, vont empoisonner son existence.

Touché par cette triste perspective, et plein
d'une commisération professionnelle pour les re-
pentirs même les moins méritoires, je ne crois
déroger à aucune loi du code de l'honneur en
enseignant à qui en saura profiter un moyen de
savoir sur ce point la vérité sans rien compromettre.

L'incubation de la blennorrhagie est de trois
ou quatre jours, n'est-ce pas? Eh bien ! attendez,
l'arme au pied, jusque-là. Arrivé à ce terme

ménagez-vous une occasion de tenter — je ne dis que *tenter* — chez Madame, quelques privautés sur la région suspecte ; région où, si la contagion a agi, un certain degré d'inflammation doit déjà, à ce moment, exister. — Or, éveillez-vous ainsi quelque malaise ? Est-ce à un *loco dolenti* que vous vous trouvez avoir affaire alors que vous vous adressiez au *vasi debito* ? Quelques discrètes qu'elles fussent, vos invites amènent-elles un refus inusité ?... Oh! alors, il y a grande probabilité que la contagion s'est réalisée ; et vous pouvez, vous devez poser des questions plus directes pour donner à la victime l'avertissement qui la mettra à même de se soigner et surtout d'éviter la diffusion du mal dans son ménage.

Grâce à ce procédé, votre client n'a fait à sa femme le pénible aveu que lorsqu'il lui a été démontré que cet aveu était nécessaire.

Mais le client vous a demandé davantage. Vous prévenant à temps du danger, il compte sur votre savoir pour l'étouffer à l'heure et sur le lieu de sa naissance.

Ici, j'ai le regret, mais j'ai le devoir de l'avouer, sa confiance dépasse les bornes de notre pouvoir. Dans des cas tout à fait exceptionnels, si la femme se prête pendant trois ou quatre jours consécutifs à une exploration quotidienne, il est possible qu'on saisisse, chez elle, le mal à l'état naissant,

qu'on voie apparaître, avec la première miction
un peu douloureuse, la première goutte opaline
sortant de l'urèthre ; et il est permis, dans ces
conditions de choix, d'espérer que, en cautérisant
immédiatement la partie antérieure de l'urèthre
avec le crayon de nitrate d'argent, on réalisera
l'effet abortif. Mais hors de là !... Si, comme c'est
le plus commun, la blennorrhagie n'attaque
que la vulve et le vagin ; si elle s'y développe sans
douleur bien perceptible ; si des pertes blanches
habituelles plus ou moins abondantes masquent
la faible sécrétion spécifique initiale, alors que
faire, que tenter avec quelques chances de succès ? D'après quels indices discerner le point de
la surface vulvaire et vaginale par lequel la blennorrhagie commence et qu'il faut modifier par le
caustique ? Et, dans le doute, de quel droit se décider à cautériser toute cette surface ?... Autant
de questions qui m'ont laissé jusqu'à présent
dans l'incertitude, partant dans l'inaction.

Le langage du médecin ne peut que s'inspirer
de ces trop justes réserves. Quelles que soient les
instances du client, ne lui promettons donc rien :
disons-lui seulement en termes généraux que, une
fois la maladie constatée, plutôt nous serons mis
à même de traiter la malade et plutôt elle aura
chance d'être guérie. En l'état actuel de la
science, et pour dégager notre responsabilité vis-
à-vis d'un impatient qui n'a que le tort de trop

compter sur nous, on peut bien lui conseiller de placer et de laisser deux minutes, au point de la région vulvo-vaginale où Madame sentirait quelque douleur — et dès qu'elle l'y sentirait — une petite boulette de charpie imbibée de solution de nitrate d'argent au quinzième. Mais c'est tout ce que, rationnellement, je me permettrais de faire.

Deuxième cas. — Ce cas est le complément du précédent. Après les quelques jours où il ne faisait que craindre d'avoir donné du mal à sa maîtresse, votre client a constaté chez elle certains malaises qui redoublent ses inquiétudes, et il vous l'envoie ou vous l'amène afin que vous vérifiiez le fait.

Vérifiez-le; mais cette fois, procédez en toute liberté. Ainsi que la situation, vos devoirs ont changé du tout au tout. Vous n'avez plus sous les yeux ce couple légal, dont il faut à tout prix maintenir l'union. Sans vous départir des ménagements que dicte la courtoisie, sans refuser absolument et toujours la connivence usuelle et licite en cette occurrence de médecin à client, s'il arrive que l'un des contendants en appelle à votre entière franchise, éclairez-le sans scrupules. Éclairez-le surtout, si la révélation du nom, ainsi que de l'origine réelle de la pénitence qu'il subit doit l'amener à mieux *détester son péché;* si, en portant la sape dans les frêles assises du faux ménage, vous entrevoyez quelque chance de reconstituer sur des bases solides celui aux dépens duquel il s'était édifié.

Ce conseil mérite d'autant plus qu'on le pèse qu'il y a, pour notre cliente, un intérêt supérieur en jeu, celui de son mari. Voyez la scène et surtout écoutez les personnages. La femme vous est envoyée par l'amant, lequel n'a d'autre but que de savoir *si elle est malade.* S'agit-il d'un couple réuni par les simples lois de l'attraction passionnelle ? Votre parti est bientôt pris. Sans rechercher si M. Alphonse est l'auteur réel du méfait qu'il se reproche ; si, en fait de remords, il n'a point, comme Panurge, l'étourderie de *se gratter où ça ne lui démangeait pas...* vous examinez Madame ; laquelle, selon l'usage, quoique venue, soi-disant, pour vous mettre à même de constater si elle a un écoulement, ne s'est présentée dans votre cabinet que sous linge bien propre, soigneusement lavée et injectée. Puis, selon l'usage aussi, vous lui délivrez un certificat de santé ; vous réservant bien, au client qui viendra vous dire : « Mais pourtant, docteur, elle m'a donné du mal ! » de répondre : « Cher monsieur, faites que l'exploration ait lieu avant les ablutions qui la rendent illusoire, et alors seulement, mon certificat sera valable ! »

Mais parfois cette femme, tout en voulant donner à *l'autre* la satisfaction qu'il désire, est conduite chez vous par un motif plus sérieux. Elle est mariée, ai-je dit, et en vous l'apprenant, elle vous demande de lui dire si elle peut faire courir quelque danger à son mari....

Devant une question ainsi posée, votre devoir et votre langage doivent changer. Ce n'est plus avec son amant qu'il y a lieu, s'il vous y force, de vous expliquer sur la valeur des certificats de santé spéciale : c'est avec elle, sur l'heure, de la façon la plus positive, et en faisant suivre votre explication du conseil le plus pressant. Insistez sur la nécessité de pouvoir l'examiner *dans l'état où elle s'éveille, avant qu'elle ait satisfait au moindre besoin de la nature, ainsi qu'aux plus simples exigences de la toilette* (1). A ce prix seulement, vous êtes en mesure de savoir la vérité, qu'elle a pour le moins autant d'intérêt à connaître que vous avez l'obligation de la dire. — En attendant le résultat de ce nouvel examen, qu'elle s'abstienne... et qu'elle fasse s'abstenir !

      Troisième cas. — Changement à vue ! Deux

(1) Il y a longtemps que la blennorrhagie serait descendue au rang des curiosités pathologiques si, par la plus facile à prendre des mesures de surveillance, on réalisait ces conditions chez les *filles* qui vont *passer la visite*. Depuis 1858, je le répète bien à tout le moins une fois l'an, dans mes communications académiques ou dans mes publications. Mais personne n'entend de cette oreille. — « Et s'il me plaît, à moi, de prendre la chaudepisse ! » semble vraiment dire, avec madame Sganarelle, la société moderne !

personnes entrent chez vous ensemble, mari et femme. Faites appel à toute votre perspicacité ; c'est peut-être le premier acte d'un procès, mais toujours une scène de haute comédie qui va se dérouler devant vous. Car il y a là toujours un trompeur — au moins un ! — et le plus souvent un trompé ; celui-là traditionnellement pressé de savoir son sort et vous pressant de le lui faire connaître !

Étant, un jour, allé visiter mon ami si regretté A. de Latour, dans son cabinet de juge d'instruction, et causant avec lui de la difficulté de ses austères fonctions : « Vois-tu cette chaise ? me dit-il désignant un siège en bois, placé à quatre pas de son bureau. Eh bien ! rien qu'à la manière dont s'y assied le prévenu qu'on m'amène, je devine s'il est innocent ou coupable ! »

De même, un coup d'œil a suffi au vieux praticien pour discerner lequel des deux conjoints qui ont franchi sa porte veut savoir la vérité, lequel a intérêt à ce qu'elle reste cachée.

Mais c'est pour les jeunes que j'écris : et il m'est doux de pouvoir, dans cette recherche qui n'est ardue qu'en apparence, former leur expérience d'un seul mot, mot toujours et partout le même : *Regardez la femme !* — Examinez-la donc une fois d'abord, en face, puis une fois à la dérobée. Selon qu'elle vous apparaît hautaine ou intimidée, selon qu'elle discute ou laisse la parole au chef de la communauté, selon que son regard adouci cherche le vôtre ou dédaigneux semble braver le *qu'en dira-t-on*..... votre opinion doit être faite. Si elle ne l'est, s'il vous faut trois ou quatre cents grossissements pour porter ce diagnostic-là, renoncez à pratiquer la médecine des ménages.

En pareil cas, c'est toujours le mari qui expose l'affaire. Laissez-le user de son droit : la clarté de l'instruction n'y perdra rien.

De son récit, en somme, il se dégage ceci :

D'abord qu'il est malade, qu'il a une blennorrhagie ; parfois que, à peine en est-il guéri, dès qu'il vient à reprendre ses habitudes conjugales, ce n'est pas seulement ses habitudes qu'il reprend !...

Puis, quant à l'origine de ce mal, le médecin démêle sans peine que Monsieur :

Tantôt *craint* que sa femme n'ait « des pertes blanches anciennes capables de lui donner cet échauffement si ennuyeux ! »

Tantôt, au contraire, *soupçonne* que sa femme « a bien pu prendre ailleurs cet affreux mal dont elle l'a empoisonné ! »

D'autre part, il faut voir — il n'est pas moins curieux de voir — comment la femme se pose en face de ces plaintes ou en face de cette accusation.

Son langage, son *système* est invariable. Vous le retrouverez dans toutes les bouches, à tous les degrés de l'échelle sociale.

Aux doléances, elle répond : « Je ne sais ce que Monsieur veut dire ; je ne me sens, moi, aucun mal ! »

A l'incrimination, un seul mot : « Qu'on m'examine ! »

Et bien rarement l'interrogation finit sans que, sous une forme ou sous une autre, au nom du présent ou du passé, elle ait introduit quelqu'*action reconventionnelle* contre celui qui l'accuse.

Observez, dans ce débat instructif, la contenance des deux parties. Voyez qui porte les coups, qui se défend mollement ; lequel insiste sur les vrais griefs, lequel élude, ou pencherait plutôt à laisser tomber la conversation.

Quant à vous, cependant, avez-vous reconnu que le mari n'est inquiet que sur sa santé : « Monsieur, lui direz-vous, il ne s'agit bien certainement, chez Madame, que de pertes blanches tenant à un mauvais état de santé, et capables, quand on s'est échauffé, de communiquer.... quoi ?.. Eh ! mon Dieu, un simple échauffement. Et, par le fait, vous voyez bien qu'il ne vous est rien arrivé, et je vous garantis qu'il ne vous arrivera rien de pire. »

(A ce discours Madame se déride.) — « Mais que Madame m'écoute à son tour, continué-je. Il faut qu'elle prenne sa part de ce que je viens de dire ; qu'elle comprenne bien que, quoique absolument indolentes la plupart du temps, ses pertes peuvent, dans certains moments, s'irriter et devenir pour vous la cause de ces incommodités si désagréables. Sentant maintenant l'importance de s'en débarrasser, qu'elle s'adresse donc à son médecin et surtout qu'elle suive avec persévérance le traitement un peu ennuyeux et toujours assez long qui lui sera ordonné. »

Quand j'ai ainsi tout expliqué *pour le mieux*, quand, après avoir exploré les organes de Madame si cela m'est demandé, j'ai bien spécifié qu'elle n'a que des pertes blanches, effet d'un état constitutionnel, et non maladie vénérienne, je renvoie mes clients satisfaits. — Mais une surprise de temps en temps m'est réservée. Et savez-vous quel est parfois le plus heureux des deux ?... Le mari, qui, en portant la guerre sur le terrain d'autrui, a ainsi pour son compte esquivé l'examen, et que du coin de l'œil, je vois se frotter les mains, ravi d'en être quitte à si bon marché !

Mais souvent il s'agit de toute autre chose. A l'attitude irritée ou froidement contenue de Monsieur, vous avez deviné un jaloux, et à l'attitude de Madame un jaloux qui pourrait bien ne l'être pas sans motifs. Il ne se paiera pas de cauteleuses défaites, de vaines explications, celui-ci ! Il veut la vérité ; et comme, devant vous, il met sa femme au pied du mur, elle ne peut se refuser à un examen complet ; parfois même elle est contrainte à demander elle-même — mais de quel ton, hélas ! — que vous vous prononciez sans réticences sur son état !

Eh bien ! je plains sincèrement le pauvre diable. — Faut-il vraiment l'en plaindre ? — Mais même dans ces conditions en apparence si favorables pour la manifestation de la vérité, il risque fort de l'ignorer. La scène tournait au drame tout à l'heure ?... c'est la plume de La Fontaine qu'il faudrait maintenant pour en tracer le dénouement. Un mari soupçonnant la chose, exhibant sinon le flagrant délit, du moins ses traces flagrantes, payant afin de savoir *où il en est*, et ne pouvant le savoir pour son argent, tandis que tant d'officieux sont prêts à le lui dire pour rien !... Tel est pourtant le sort qui l'attend dans notre cabinet. Il n'est que deux personnes au monde à qui, d'instinct et par principe, le médecin, quand il la sait, refuse de dire la vérité : un moribond et un c... ! Mais il la refuse obstinément. En vain notre homme changera-t-il de docteur ; en vain assemblera-t-il une consultation. Partout il se heurtera à la ligue formée contre son imprudente curiosité, en faveur de ses vrais intérêts. A moins d'user à son tour de ruses, de dérober par exemple, à Madame, puis d'aller produire quelque ordonnance compromettante ; à moins de prendre, au lieu du rôle de celui qui veut savoir, le rôle de celui qui veut dissimuler, et, une fois

Madame examinée, resté seul avec le médecin, de lui arracher l'aveu en alléguant qu'il s'agit d'éluder les soupçons d'un mari, il est destiné à nous rappeler, avec une toute petite variante, le titre du chef-d'œuvre de Sedaine, type encore plus commun en ménage qu'à la scène :

Le *Philosophe* sans le savoir.

Pour terminer et, d'accord sur ce point avec les mœurs sociales et les obligations professionnelles les plus accréditées, je conclus : Devant la justice et muni du libre consentement des deux parties, le médecin doit déclarer la vérité. Partout ailleurs, à quelque titre qu'on l'appelle, au milieu du conflit des passions humaines, qu'il ait toujours en vue, à travers leurs orages présents, leurs funestes et durables conséquences dans l'avenir ; et absous comme guidé par ce pur mobile, qu'il agisse autant que possible en homme de tact : il aura par surcroît agi en homme de cœur.

Quatrième cas. — Nous ne voyons pas dans nos cabinets la moitié, tant s'en faut, des femmes qui ont contracté la blennorrhagie hors de leur ménage. Défalquez celles qui méconnaissent l'accident vu sa bénignité ou parce que, en raison de certaines conditions présumées chez leur amant, elles ne se figurent point *avoir pu* prendre du mal. Éliminez celles qui, par pudeur, n'osent pas nous faire une visite qu'elles savent devoir se terminer par *une visite !* Élaguez encore celles qui se contentent des conseils d'une amie, d'une accoucheuse, d'un herboriste, d'un pharmacien... et faites le compte.

Encore si elles se présentaient dès le début, nous faisant la confidence complète de ce qui s'est passé !

Encore si elles se présentaient avant d'avoir contagionné leur mari !

Je le dis d'après mon expérience : une femme qui vient dans de telles conditions nous soumettre le cas, en nous demandant ce qu'elle a à craindre et ce qu'elle a à faire pour éluder le péril est une exception rare.

Mais, je me plais aussi à le reconnaître, si elles ne nous demandent pas conseil, c'est que, pour la plupart, ce conseil leur serait superflu. Prenez la plus neuve doublée de la plus niaise, et — pourvu que le danger dont elle peut être cause lui soit révélé — fiez-vous à l'astuce innée chez Agnès comme chez Rosine. Fiez-vous surtout à la profonde connaissance que chacune a du cœur humain... de son mari, et laissez faire : tout ira bien sans que nous nous en mêlions, vous ou moi. Dieu me garde de prétendre ici instruire celles qui pourraient si bien professer !

Quelques-unes, toutefois, de temps en temps vous appelleront à l'aide : car, pour quelques-unes le fardeau dépasse leurs forces. Mais prenez-y garde : en pareil cas, ce qu'une femme attend, espère du médecin, c'est plutôt son concours personnel que son avis scientifique. Ce qu'elles voient en vous et veulent de vous, c'est bien plus un allié qu'un guide.

Il en était ainsi, par exemple, chez une *honneste dame*, cliente du docteur C..., lequel se plaisait, il y a trente ans, toutes les fois qu'il se sentait entre auditeurs discrets, à raconter l'histoire que je vais répéter, ses héros ne pouvant plus aujourd'hui être compromis par la publicité que je lui donne.

Une dame de trente-cinq ans, depuis longtemps mariée, et fort bien mariée quant à la fortune, ne trouvait pas qu'elle l'eût été aussi avantageusement sous d'autres rapports. Ces *rapports* en effet, très courtois assurément, demeuraient presque invariablement empreints de cette courtoisie dont on ne se départait guère que, à tout le plus, une fois l'an.

Elle s'en plaignit longtemps ; puis un beau jour, elle finit par ne plus se plaindre !

Or, soixante-douze heures environ après ce jour-là, Madame reconnaît avec effroi qu'elle a un autre sujet, encore plus douloureux, de plainte contre un tiers. Elle va, en conséquence, trouver son docteur et ami, notre cher C..., lui confie tout, ne lui cache rien, absolument rien et, toutes pièces communiquées, attend son arrêt. —

Il s'agissait d'une blennorrhagie aiguë, récente, transmissible au premier chef.

Or, la situation était celle-ci : le mari use rarement de ses droits ; mais enfin il n'a pas renoncé juridiquement à les exercer. Et si, par hasard, l'idée lui vient, justement ce soir, de s'arranger de façon à ne pas leur laisser opposer la prescription annale, il va, dans trois jours, avoir la cuisante preuve qu'il n'est pas de propriété plus exposée aux dévastations du braconnage que celle dont on a abandonné la garde au fermier, sur sa bonne foi.

Sans être urgent — mon Dieu ! s'il l'était, il ne se présenterait point ! — sans être précisément urgent, le cas pouvait se poser d'un jour... ou d'une nuit à l'autre ! — On cherche, on délibère, docteur et cliente chacun y met du sien, le plan est arrêté et voici comment il s'exécute :

Madame feint un voyage de vingt-quatre heures, qu'elle a bien soin d'annoncer deux jours d'avance. Un *ami de la maison* va trouver le mari, lui joue de son mieux le deuxième acte de *Faust*, le tente et le décide à profiter de l'occasion qui lui laisse jusqu'au lendemain toute sa liberté. Bref, le soir même du départ de Madame, Monsieur figurait à un dîner de quatre couverts, dont le docteur me contait si bien le menu choisi et les scabreux détails que je le soupçonnerais de n'avoir pas été seulement témoin auriculaire ! Sa présence d'ailleurs n'était-elle pas indiquée pour marquer le point exact où devait s'arrêter l'intimité entre les convives : pour, libre échangiste éclectique, tour à tour invoquer puis subitement abroger l'accommodante loi du *laissez faire, laissez passer !*... car, c'était là le point important : à chaque assaut du mari vers sa nouvelle conquête, il fallait, après un simulacre de prise de possession, lui faire entendre le vieux refrain de la vieille *salle de garde :*

« **Mes chers amis, respectons la décence!** »

Dénouement : De retour chez lui, aussi peu rafraîchi, hélas ! que bien arrosé, le mari trouve sa femme rentrée à l'improviste. Il ne la querelle point sur ce retour prématuré. Oh! non, l'histoire ne dit point qu'il l'ait querellée... tout au contraire. Mais, huit jours après, souffrant d'une uréthrite aiguë, il apprenait, tout confus, du docteur mandé en hâte, qu'il avait infecté sa pauvre femme ; chose, d'ailleurs, on ne peut plus facile à comprendre et qu'il comprit à demi mot, d'après les explications techniques du docteur sur le mécanisme de la *contagion médiate digitale !*...

« Et je n'ai jamais vu, concluait le docteur C..., je n'ai jamais vu de ménage exemplaire comme celui de ces deux époux, tous deux repentants, et repentants sans confession (car j'avais dit à Monsieur : « Ne vous inquiétez de rien : je me charge de *détourner les soupçons* de Madame »); se soignant à qui mieux mieux ; se renseignant par les plus habiles subterfuges et avec le plus tendre intérêt sur le progrès de leur guérison respective ; et tous deux, depuis lors, restés plus unis qu'auparavant par le lien le mieux fait pour enserrer deux âmes délicates, le remords d'une faute qu'on se reproche d'autant plus qu'elle ne vous est jamais reprochée ! »

J'ai détaillé cette gauloiserie afin de montrer, — par un exemple où, selon moi, elles furent dépassées — les limites dans lesquelles l'intervention du médecin doit s'exercer : allié, confident, conseiller de sa cliente, qu'il n'en devienne point le complice. Tout le monde n'a pas la sûreté de tact qui vous apprend jusqu'où vous pouvez impunément glisser le doigt entre l'arbre et l'écorce ; et si le succès vous absout, il ne saurait vous tranquilliser complètement dans une intrigue où, à chaque instant, tôt ou tard, on peut craindre d'être, soit démasqué par celui qu'on a aidé à tromper, soit involontairement ou non trahi par celle qu'on a voulu servir.

La question de prophylaxie impose un langage plus net. Ici le médecin doit parler exclusivement en médecin. Comme l'homme, la femme sait bien que le meilleur moyen de dissimuler son mal est d'agir comme si elle n'en avait point. Mais, quoiqu'elle en ait d'autres, elle n'a pas pour cela les mêmes facilités que nous. A l'aide d'une injection, puis d'une miction préalables, le mari a neutralisé toute chance de contagion. — « Ça ne sert que pour une fois! » allez-vous m'objecter. — D'accord, mais ne lui est-il donc pas loisible de s'en tenir à une fois?

Chez une femme rien de pareil, et il importe qu'elle le sache. La *détersion* des surfaces contagionnantes, quelque soin qu'on y apporte, ne sera jamais que problématique. Puis, même en la supposant réalisée à l'heure la plus probable du principal danger, la nuit peut à chaque instant ramener l'occasion d'un danger plus grand, les surfaces qui ont été excitées sécrétant un liquide plus contagieux; et d'un danger que la prévenue ne peut éviter. Car le mari, quand c'est lui qui est soupçonné, dissipe d'un seul coup tout soupçon; tandis que, pour la femme soupçonnée, elle peut, selon le tempérament et l'humeur du juge d'instruction qui l'interroge à sa manière, être mise à chaque minute et itérativement en demeure d'établir son innocence en acceptant des propositions qu'elle voudrait bien décliner.

On sait pendant quels longs mois la contagiosité peut se prolonger chez la femme malade sous le couvert d'un état de santé en apparence complet : et l'on sait aussi combien il est difficile d'apprécier le moment où ce danger a cessé d'exister. Je ne répéterai pas ce que j'ai dit ailleurs sur ces questions qui ressortent avant tout de la thérapeutique ; mais il importe d'éclairer la consultante à cet égard, de lui dire la vérité sans ménagements ni périphrases, finalement de ne lui délivrer *patente nette*, qu'après constatations directes et réitérées de sa guérison.

Mais pour qu'elle persiste, cette guérison, il est une autre condition nécessaire : c'est, comme on dit en mathématiques, de supprimer le *troisième facteur*. Or, vous ne le connaissez pas celui-là ; vous ignorez s'il s'est soigné ; s'il n'est pas encore malade. Et s'il l'est ? Et si, au moment où Madame étant bien guérie, étant prête à remplir sans danger ses devoirs conjugaux, s'il intervient à nouveau, lui — (souvent, par un raffinement d'égoïsme masculin il l'exige justement, à ce moment-là, et jamais il n'éprouve un refus) — s'il intervient, il y a alors chance de contagion pour le mari, même sa femme restant saine.

Ces exemples de contagion médiate ne sont que trop réels dans les ménages. J'ai vu une blennorrhagie conjonctivale produite de cette manière. Un de mes clients affecté de blennorrhagie uréthrale aiguë se baignait, et il se rappela plus tard qu'il voyait un flocon de pus flotter à la surface de l'eau. Tout à coup, en se levant pour tourner un robinet, le pied lui glisse.

et sa tête plonge un instant, la face la première. Quarante-huit heures après, l'œil était pris, et je réponds qu'il le fut de caractéristique et rude façon.

Eh bien ! pourquoi une semblable goutte déposée à la surface du vagin ne s'introduirait-elle pas dans un urèthre dont l'orifice va heurter en tout sens contre elle pendant plusieurs minutes? Avertissez donc aussi votre cliente de ce danger-là. Le fait, expérimentalement, est possible : donnez-le lui pour très probable. Jamais la science ne se plaint qu'on force un peu sa voix, lorsqu'on la fait, comme ici, parler à la fois au nom de la morale et dans l'intérêt de la sécurité sociale.

Je reviens de nouveau et j'insiste, à la fin de ce chapitre, sur la nécessité de donner, en pareil cas, à notre cliente un bon avertissement moral en même temps que de bons conseils médicaux. Vous la tenez sous votre main, désolée, désillusionnée, terrifiée, repentante : il n'en faut pas tant pour faire naître la contrition ; et il ne dépend que d'un mot de vous que ce sentiment prenne les caractères de la contrition *parfaite*.

CHAPITRE II

CHANCRELLE.

Circonscrites à l'étude des maladies transmissibles, la médecine et notamment la prophylaxie familiales exigent avant tout des indications séméiotiques et chronologiques précises. Vous alarmerez en pure perte votre client, si tout en lui disant : « tel danger vous menace », vous ne pouvez ajouter : « il vous menace sous telle forme ; il vous menace à partir de telle époque ; il vous menace pendant tant de temps. »

Or cette notion précieuse, nulle part le médecin n'est à même de la fournir avec autant de certitude que dans la maladie qui va nous occuper. Pour la blennorrhagie, surtout pour la syphilis, rien malheureusement n'est plus juste que le vieux dicton « on sait bien quand elles commencent ; on ne sait pas quand elles finiront. »

Tout au contraire la *chancrelle* (1) a sa marche

(1) J'ai créé et je maintiens ce mot : 1° parce qu'il exprime bien qu'il y a entre le *chancre infectant syphilitique* et le *chancre simple, mou, non infectant,* une différence aussi profonde qu'entre la variole et la varicocelle (maladie qui n'a aucun rapport avec la variole et ne garantit pas ultérieurement de ses at-

réglée, ses périodes fixes. Ses complications elles-mêmes — excepté le phagédénisme, fait rare et qui le devient, ce me semble, de plus en plus — peuvent en général être prévues : on sait quand elles éclatent, ce qui les engendre, et quels changements elles apportent à l'évolution normale du mal.

C'est ainsi qu'on peut fixer :

A trois ou quatre jours l'incubation de l'ulcère chancrelleux ;

A quatre ou cinq semaines la période pendant laquelle il fournit une sécrétion inoculable, où par conséquent il est contagieux ;

A deux ou trois mois, la durée maximum de ces ulcères dans les cas où leur siège particulier les rend : soit exposés à des causes incessantes de tiraillements ; soit moins aisément accessibles aux agents de la médication locale ;

A un supplément de deux mois environ pour le cours total de la maladie, lorsqu'elle se complique de bubon chancrelleux — ces deux mois étant comptés à partir du commencement du bubon (traité selon le procédé classique — incision suivie d'injections avec une solution de ni-

teintes) ; 2° parce qu'il laisse au mot *chancroïde* sa seule acception admissible, celle qui, comme pour la varioloïde, désigne la lésion née de l'insertion du virus syphilitique sur un sujet déjà atteint de syphilis ; 3° parce qu'il sert à la formation de certains mots (bubon chancrelleux, plaie chancrellifiée), mots dont le sens, pour être rendu autrement, demanderait toute une phrase.

trate d'argent — qui, en raison de la négligence des malades à consulter de bonne heure, est, dans la plupart des cas, le seul applicable).

Et ce qu'il y a de remarquable à ce point de vue, c'est que la thérapeutique n'influence pas très sensiblement l'évolution naturelle de cette lésion vénérienne. Sans doute, en se traitant, on calme les douleurs ; on rend l'existence du mal compatible avec l'accomplissement des devoirs sociaux ; ou en prévient, chez le sujet, l'extension soit de proche en proche, soit d'une région à une autre ; on empêche qu'il ne le transmette à autrui. Mais, quant à ce qui est de la chancrelle non compliquée, à laquelle on n'a pas appliqué la méthode abortive, je maintiens que l'art ne peut guère en diminuer la durée. Et le pût-il même — ajouterai-je au nom de ma vieille expérience — je doute fort qu'il rendît réellement service au malade, en l'essayant.

A quoi bon, par exemple, tenter d'abréger de quinze ou vingt jours l'évolution d'un ulcère qui en aurait duré trente ou quarante pour infliger ultérieurement au malade une série de petites récidives qui ne durent que cinq ou six jours, il est vrai, mais qui se reproduisent tous les deux ou trois mois, et peuvent reparaître toute la vie (herpès récidivant des parties génitales) ?

Vu la brièveté relative du cours de la chancrelle, il n'y a pas lieu de maintenir la division précédente en *futurs*, *fiancés* et *époux*. Un individu affecté de ce petit accident n'a point à en tenir compte dans les arrangements ou projets qu'il fait en prévision d'un mariage éloigné. Il se guérit d'abord, puis songe à se marier; étant bien certain que ni la prolongation, si exceptionnelle qu'elle puisse être, de l'ulcère contagieux, ni aucune de ses suites, ne l'empêcheront d'être, en toute sécurité, le moment venu, époux et père.

Je raye, en conséquence, de mon plan la première classe, celle des *futurs*, en ne conservant, et encore pour simple motif d'ordre, que les deux dernières.

§ I. — **Les fiancés.**

Homme. — Raisonnablement — j'aimerais à pouvoir dire moralement — le dernier coït qu'un fiancé se permette remonte bien à plus de trois jours avant la date fixée pour la célébration. Il n'y a donc pas lieu de s'occuper des ulcères qui — comme nous le verrons plus loin pour ceux d'une autre espèce — incubent durant la cérémonie pour éclore le lendemain ou le surlendemain.

Il ne peut non plus être qu'exceptionnellement question d'une chancrelle contractée *in extremis*, mettons douze ou quinze jours avant la

noce. Si le cas se présentait, et s'il m'était soumis
à temps, je cautériserais vigoureusement la chancrelle naissante, non pas avec le crayon de nitrate d'argent, ni même avec l'acide nitrique mo-
nohydraté, mais par mon procédé (1), avec la pâte
de canquoin. Manié comme on sait le faire à l'École
lyonnaise, ce caustique convertit, sur l'heure, la
plaie contagieuse en une escarrhe d'abord, puis
en une plaie simple. Cette plaie, ainsi que l'a démontré notre A. Bonnet, tend à la cicatrisation
avec une rapidité remarquable ; propriété précieuse mais qui le cède néanmoins à cette autre
conséquence encore mieux accueillie du fiancé :
c'est que, deux heures après le canquoin appliqué,
toute source de contagion est tarie. Par conséquent, que son ulcère soit alors à l'état d'escarrhe
ou à l'état de plaie simple, le fiancé devenu époux
peut dès lors remplir sans crainte ses nouveaux
devoirs. Il souffrira un peu, lui, plus ou moins,
suivant la phase où la cicatrisation en sera à ce
moment. Mais les rapports seront immédiatement
possibles, et ce qui importe, sans danger pour la
conjointe.

Mais je suppose, — je dois tout supposer, car
j'ai vu tout arriver, — je suppose une situation
que l'insouciance des clients rend assez fréquente.
Un fiancé a vu sa chancrelle paraître un mois

(1) J'en ai décrit minutieusement le mécanisme dans mon
Traité de thérapeutique des maladies vénériennes, p. 160.

environ avant le mariage. Sur l'assurance réité-
rée de son pharmacien, — qui nonobstant le
gorge de salsepareille, — il s'est persuadé que *ce
n'était rien!* Il a ainsi laissé aller les choses et
vient vous demander avis à une date trop rappro-
chée du jour du mariage pour qu'il puisse le
faire retarder.

L'ulcère est en pleine période d'inoculabilité.
Que faire?

Trois partis se présentent. Pour choisir entre
eux précisons encore davantage (ici, on peut cal-
culer en quelque sorte par heures et par millimètres) : Précisons et surtout distinguons.

Voici trois jeunes gens, Charles, Joseph et Paul
dont le mariage est fixé au 1er mai.

1° M. Charles a, depuis le 2 avril, deux chancrelles, situées, l'une à la rainure près du filet,
l'autre sur le limbe, de huit millimètres de diamètre. Depuis le coït contagionnant, il n'a pas
vu d'autre femme. Il vient me consulter le
14 avril.

Deux circonstances décident ici du parti à
prendre : le siège et les dates. C'est au limbe, c'est
au filet surtout que, en raison des tiraillements
et des frottements incessants causés par la marche, l'érection, les soins de propreté, la chancrelle a le plus de chances de durer outre mesure. D'autre part, ce sont encore ces régions-là
qui *fatiguent* le plus dans le coït; car elles con-

courent à cet acte non seulement en subissant le frottement de génitoire contre génitoire, mais en exécutant des mouvements alternatifs bien connus de déplissement et de replissement.

De ces deux considérations, la première m'avertit de la possibilité, de la presque certitude de voir le mal, si je le traite par de simples pansements astringents ou cathérétiques, se prolonger au delà du très court délai qui m'est accordé : la seconde me rappelle la nécessité d'avoir, en vue du prochain fonctionnement de l'organe, une bonne et solide cicatrice. Or, je sais que l'emploi de la pâte de canquoin me promet ce double avantage. D'autre part, les seize jours qui nous restent me donnent bien le temps d'obtenir la cicatrisation de la plaie de cautérisation. Enfin, vu l'absence de tout coït récent, je suis rassuré sur les éventualités d'une réinoculation de seconde main qui viendrait tout gâter. — Ces diverses considérations pesées, c'est, malgré le début déjà ancien de l'ulcère, pour la méthode abortive que je me décide et je la mets immédiatement à exécution.

2° M. Joseph a, depuis le 24 mars, six chancrelles sur la rainure et sur le gland, de cinq à six millimètres et assez rapprochées les unes des aures. Il vient me consulter le 7 avril.

Ici les conditions sont toutes différentes. Si j'applique la cautérisation abortive, j'ai à appréhender deux conséquences également fâcheuses et également probables. D'abord, vu le peu d'intervalle qui existe entre ces ulcères, la cautérisation, qui momentanément leur donne plus de largeur, va les convertir en une plaie unique, en une vaste perte de substance toujours plus lente à cicatriser que plusieurs petites plaies isolées. Et si j'évite cet inconvénient, malgré tout le soin que j'y mettrai, puis-je être bien sûr que de mes six abortions aucune n'échouera ? et que ayant échoué, c'est--à-dire laissant, à l'insu du malade, une source de réinoculation ouverte, mon opération n'aura pas ainsi prolongé la durée de la sécrétion contagieuse qu'elle se proposait de tarir ?

D'ailleurs, pourquoi courir ces risques, quand rien n'en fait une nécessité ; lorsque, avec les trois semaines qui me restent, ajoutées aux deux semaines écoulées depuis le début du mal, j'ai le laps de temps ordinairement suffisant, surtout dans cette région, pour obtenir par des pansements simples, la guérison complète à l'époque voulue, au 1er mai. — Tout ceci débattu, je prescris le pansement classique, bi-quotidien, avec la solution de nitrate d'argent. Je le fais exécuter une première fois devant moi pour être sûr qu'il y sera procédé exactement. Je surveille, de cinq jours en cinq jours, la dose du caustique afin qu'il *morde* toujours sans jamais produire un degré

inutile d'irritation. Je me réserve surtout de décider *de visu* quand il faudra le cesser. Mais je
tiens surtout et essentiellement à revoir le malade
trois ou quatre jours après lui avoir donné ce
dernier conseil, afin de savoir si le pansement
caustique n'a pas été cessé trop tôt, si la plaie
ne se *rechancrellise* pas dans quelques-uns de ses
points. — Ces diverses précautions prises, Monsieur peut impunément subir les épreuves du
plus beau jour de la vie (le *jour* bien entendu,
comptant pour vingt-quatre heures).

3° M. Paul nous offre un cas à la fois plus simple et plus urgent. Il avait sur le gland une chancrelle apparue au milieu de mars. On lui avait
promis qu'il serait guéri à temps pour se marier.
Et soit par son incurie, soit par un faux calcul du
médecin, soit à cause d'un peu de phagédénisme
qui est venu se jeter au travers, le voici arrivé à
la veille même de la date fatale, du 1ᵉʳ mai, et son
ulcère, quoique en très grande partie *réparé*, réduit à de petites dimensions, indolent, ne demandant plus pour être complétement guéri que trois
ou quatre jours, n'en laisse pas moins quelques
craintes, pour l'épreuve de demain, relativement
à l'aisance du fonctionnement et sur tout relativement à la transmission du mal.

En cette occurrence, si le mariage, ainsi que
nous l'avons supposé au commencement de cette
étude, ne peut absolument pas être retardé, au

moins est-il toujours loisible à un homme, avec un peu d'empire sur soi-même, d'en différer de quelques jours la *consommation* réelle.

Oui, mais encore est-il toujours prudent de compter avec l'entraînement de l'amour, surchauffé par les conseils et les suggestions non moins puissantes d'un aveugle optimisme que la passion, à ces heures-là, trouve immanquablement à son service !

Aussi, prends-je toujours mes précautions en conséquence. En principe, j'interdis formellement le coït jusqu'à cicatrisation complète, constatée médicalement, en faisant ressortir les graves conséquences qu'une infraction pourrait engendrer. Mais ce devoir accompli, rigoureusement, itérativement accompli, je pourvois à la réalité des choses. Et sans admettre que M. Paul puisse se permettre de contrevenir à mes ordres, je lui indique — afin, dis-je, d'écarter tout danger pouvant résulter d'un contact accidentel, — je lui indique le procédé suivant :

Deux ou trois heures avant de se mettre au lit, qu'il absterge complètement la surface encore malade ; puis, qu'il y laisse tomber deux ou trois gouttes de bon collodion riciné. — Au bout de 6 à 8 minutes, cette première couche s'étant désséchée, qu'il en dépose de la même manière une seconde... Le voilà muni d'un opercule adhérent qui l'assure, et ne l'assure pas seul, contre les hasards et les heurts de cette nuit d'aventures.

J'ai détaillé ces exemples pour montrer au médecin ce qu'il peut, dans tel ou tel cas, promettre, et comment il doit faire pour tenir sa promesse. Mais toute médaille a son revers. A côté de ces cas simples, à diagnostic aisé, — et ce sont bien les plus fréquents, — il faut maintenant examiner ceux qui sont grevés de complications diverses; et il faut aussi tenir compte des causes éventuelles d'aggravation, qui pèsent toujours sur le pronostic.

A. *Complications*. — Toute chancrelle qui avoisine le filet peut s'étendre au filet ; et toute chancrelle qui attaque le filet a le fâcheux privilège de ne cesser qu'après avoir d'abord détruit ce repli, puis creusé dans le gland un sillon ulcéreux de 8 à 15 millimètres de longueur, de 2 à 3 de profondeur. Si cela ne se réalise pas toujours ainsi, voilà du moins ce qu'il faut toujours, prévoir.

Or la destruction du filet, si on la laisse effectuer par le travail érosif chancrelleux, exige bien six semaines au minimum. Le creusement du sillon balanique — qui ne commence que après l'érosion du filet — demande un mois de plus. Enfin la cicatrisation complète, solide, de toutes ces surfaces ulcérées n'a lieu qu'au bout de six semaines, et plus. Faites le total ; calculez largement, afin d'éviter un mécompte qui à bon droit vous serait durement reproché, et ne vous engagez pas à livrer guéri *avant quatre mois* le malade chez lequel vous avez vu ou seulement prévu une telle complication. — J'ai, à la vérité, indiqué un moyen opératoire pour abréger cette longue durée (section du filet ulcéré). Employez-le, soit ; mais n'y comptez pas pour réduire de plus de trois ou quatre semaines, le cours du traitement.

La chancrelle de la marge de l'anus, celle des bords du limbe préputial, motivent un pronostic non moins réservé. Pansements malaisés et par conséquent imparfaits ; causes incessantes de distension, de déchirures inévitablement suivies d'inoculation de la surface déchirée (causes d'autant plus difficiles à éviter pour l'anus, qu'elles tiennent au mécanisme même d'une fonction essentielle) ; extension de l'ulcère de l'une des faces d'un pli à l'autre face ; exposition des ulcères à l'air et partant propension continuelle à la formation de croûtes, à l'abri desquelles le processus chancrelleux fait son chemin..., voilà pourquoi la chancrelle de ces régions est lente dans son évolution, se prolonge et renaît d'une façon désespérante, impose par conséquent un pronostic non seulement à longue échéance (trois mois environ), mais même sous toutes réserves.

Il en est de même, à plus forte raison, de la chancrelle à siège non perceptible à la vue, de celle qui suit ses phases sous un prépuce qui, originairement ou par l'effet du mal actuel, reste en état de phimosis. Ici vous n'avez que des présomptions sur le nombre, l'étendue, la nature des ulcères. Heureusement les injections de solution de nitrate d'argent, méthodiquement exécutées et suffisamment continuées, telles que j'en ai réglementé le maniement et le dosage, donnent le moyen de guérir dans un délai relativement court. — Quelques auteurs s'imaginant aller plus vite, vont tout droit. Ils fendent le prépuce pour voir ce qu'il y a dessous, et pour faire des pansements directs. Si ce procédé vaut celui que je préfère — ce que je nie très catégoriquement d'après ma longue expérience et des succès qui ne se sont jamais démentis — ce n'est pas à la veille du jour où un *état présentable* de l'organe est de rigueur que j'admettrais une opération dont le résultat certain est de lui donner l'aspect vulgairement connu sous le nom de *collerette à oreilles de chien !*

Enfin si vous avez constaté, si vous voyez seulement poindre le phagédénisme, demandez un délai indéterminé, tout en expliquant au malade que vous espérez bien ne pas abuser d'une aussi large permission, et surtout qu'il ne s'agit nullement, ainsi que ces décourageantes paroles pourraient le lui faire craindre, qu'il ne s'agit nullement là d'une maladie vénérienne constitutionnelle, de la syphilis.

B. *Éventualités possibles.* — Je les range sous trois chefs : diagnostic incertain de l'ulcère ; imminence du chancre mixte ; imminence du bubon chancrelleux.

1° Le fiancé vous présente un ulcère pénien datant de huit ou dix jours, et vous demande et a besoin de savoir si cet ulcère est un mal local d'un mois de durée, ou s'il n'est pas, au contraire, le commencement de la vérole. A ce moment, excepté l'engorgement ganglionnaire, qui peut n'apparaître que plus tard, il a tous les caractères objectifs (1) sur lesquels vous pouvez compter pour reconnaître s'il est chancre ou chancrelle. Et cependant parfois vous doutez !

Je vous le dis en vérité, chers confrères : si vous doutez, c'est que vous vous plaisez à douter ! c'est que, en face de l'abominable coup qui frapperait en pleine poitrine ce pauvre garçon la veille de son mariage, non seulement vous hésitez à lui porter ce coup, mais encore vous faites en vous-même une large part aux circonstances qui plaident contre le chancre, pour la chancrelle.

Eh bien ! il faut le dire, et il faut se l'avouer,

____

(1) Eux seuls peuvent trancher la question. En général, on le sait, la chancrelle a eu une courte incubation ; elle est douloureuse au contact, à la distension ; elle est le plus souvent multiple ; elle seule est *réinoculable*. Mais qui ne voit combien ces indices sont vagues, confus, discutables, difficiles à recueillir ? Même précis et convergeant tous dans le même sens, ils ne fonderaient qu'une présomption, et c'est d'une certitude que vous avez besoin, et sur l'heure.

cette part large, presque toujours, instinctivement, le médecin la fait excessive. Aussi ne balancé-je pas — moi qui ai passé par là, moi qui, quoique averti et *avertissant*, vais peut-être me sentir, dans deux heures, entraîné à commettre encore la même faute — ne balancé-je pas à rappeler un fait et à en déduire une règle :

Le fait : *Toutes les fois qu'un médecin a trouvé dans l'examen d'un ulcère primitif des motifs de douter de sa nature, le cours ultérieur du mal, c'est-à-dire l'apparition de l'induration, puis de la pléiade ganglionnaire, enfin des accidents secondaires, ne tarde pas à lui prouver que c'était à un chancre, non à une chancrelle qu'il avait eu affaire.*

La règle : *Tout ulcère primitif qui laisse le médecin dans le doute sur sa nature, est un chancre !*

Observez, chers confrères, observez attentivement, observez-vous surtout vous-mêmes avec franchise et vous ne tarderez pas à donner raison à mon paradoxe. — Si je le sers ici dans toute sa crudité, c'est, vous le comprenez bien, pour un motif des plus louables ; c'est pour vous prémunir contre la propension si naturelle (1) qui

(1) Si quelques confrères nient l'humanitaire tendance que je leur prête ici, je puis les éclairer, et me donner raison en leur posant cette simple question : Leur est-il arrivé bien souvent, qu'ils le disent, de commettre l'erreur inverse, c'est-à-dire de voir devenir ultérieurement chancrelles, des ulcères qu'ils avaient tout d'abord diagnostiqués chancres syphilitiques ?

nous porte à laisser quelque espoir au client : excellente habitude dans la pratique ordinaire, mais grosse de désastreuses conséquences pour lui et pour vous, quand le client est un fiancé.

2° Mais à côté de cette question : « l'ulcère que j'ai là, sous les yeux, est-il chancre ou chancrelle ? » il s'en présente une autre plus difficile à élucider, impossible à trancher sur le moment. Cette question est la suivante :

« Cet ulcère qui offre l'aspect de la chancrelle, de la nature exclusivement chancrelleuse duquel je me suis assuré par tous les moyens possibles, même par le résultat positif de l'inoculation, cet ulcère qui actuellement n'est que chancrelle, n'est-il point destiné, — et sans que le malade se soit exposé de nouveau à rien contracter — n'est-il pas destiné à devenir un chancre infectant ? »

Cette question que Rollet nous a appris à poser, il ne nous a pas appris à la résoudre. Car le mécanisme du *chancre mixte* laisse au moins autant — et ce n'est pas peu dire — autant d'obscurités dans la pratique qu'il en a dissipées dans la doctrine. Voici, en effet, ce mécanisme :

La *chancrelle* incube trois jours ;

Le *chancre* incube de quinze à trente jours (1).

____

(1) On a cité des exemples très authentiques d'incubation de quarante, cinquante, soixante jours de durée. J'en ai, pour ma part, constaté un de cinquante-quatre jours, dans des circonstances qui ne pouvaient me laisser aucune espèce de doute.

Par conséquent si, dans les vingt-huit jours qui précèdent l'éclosion de sa chancrelle, le malade avait eu un autre coït, ou si la femme qui lui a donné sa chancrelle était en mesure de lui donner simultanément un chancre, voici ce qui peut se passer :

Le contagium de la chancrelle et celui du chancre, ayant touché, ayant l'un et l'autre pénétré le même point du tégument, le premier plus prompt dans son évolution, produit d'abord un ulcère chancrelleux. Puis le deuxième contagium, celui du chancre, qui a agi simultanément mais à qui il faut plus de temps pour réaliser son effet, finit par le réaliser et *chancrifie la chancrelle;* d'où le chancre mixte, tel que l'a découvert et décrit notre profondément ingénieux collègue.

De sorte que, au point de vue qui nous occupe, — et qui doit singulièrement préoccuper tout fiancé, — il y a une période parfois assez longue où, sous l'ulcère chancrelleux le mieux caractérisé et le plus rassurant par ses caractères objectifs, il germe peut-être un chancre; et qu'il est impossible au clinicien le plus attentif, le plus perspicace, de dire si cette transformation fatale, qui modifie du tout au tout le pronostic, ne va pas se faire !

Impossible, ai-je-dit !.. non cependant, à la rigueur. Si le malade n'avait pas eu de coït suspect, deux mois avant celui qui lui a valu sa chancrelle;

si, d'autre part, la femme à qui il doit sa chancrelle étant examinée à temps et à fond, a été trouvée exempte de syphilis, on pourrait écarter la triste prévision. Mais, de telles conditions sont-elles bien faciles à remplir ? Et même est-on jamais pleinement autorisé par le résultat le plus négatif de l'exploration la plus complète à affirmer qu'une femme trouvée saine aujourd'hui, l'était il y a deux mois ?

Conclusion : Il est prudent, quoiqu'il soit désolant, de ne jamais répondre absolument de l'innocuité d'une chancrelle, que lorsqu'il s'est écoulé trente ou quarante jours à partir de son début sans qu'aucun signe de chancrification se soit manifesté à sa surface ou dans les ganglions correspondants.

3° De même que la chancrelle est toujours *grosse* d'un chancre, — grossesse radicalement méconnaissable, nous venons de l'établir, — de même elle est toujours grosse d'un bubon. L'adénite à pus inoculable peut se déclarer à toute période de la chancrelle. Il est même prouvé qu'elle apparaît parfois lorsque, depuis quelque temps déjà, sa source était tarie, c'est-à-dire lorsque la chancrelle tégumentaire avait cessé d'exister. M. Horteloup a publié un cas où cet espace de temps a été de trois mois !

Bien que les exemples d'un pareil retard soient

très rares ; bien qu'on ne puisse ni en donner
l'explication , ni les reproduire expérimentalement à volonté, — comme on le fait si aisément
du chancre mixte, — la prévision de cette éventualité ne doit pas moins être prise en considération. Mais doit-elle figurer parmi les éventualités dont nous devons la confidence au malade ?
J'en doute : je ne ferais point, pour ma part, de
cette seule possibilité, une cause d'ajournement à
des projets sur le point de se réaliser. Je ne me
sentirais pas le courage de contrister un pauvre
jeune homme guéri, bien guéri de sa chancrelle,
en lui disant : « Attendez encore trois mois avant
de vous marier ; car d'ici là, il pourrait bien vous
venir un bubon ! » L'adénite chancrelleuse, après
tout, n'est qu'un accident local, à durée limitée ;
à traitement sûr, prompt et facile ; dont la contagion s'évite au prix des plus simples précautions ; dont on pourrait fort aisément, en pareil
cas, dissimuler le nom, l'origine et la nature.
Laissons donc le fiancé courir ces infiniment
petites chances sans lui parler autrement que
pour mémoire, que pour la totale décharge de
notre conscience, de l'éventualité sous tous les
rapports si minime à laquelle il demeure vir-
tuellement exposé.

Cet amoncellement de préceptes risquant de
jeter le trouble dans l'esprit du lecteur, je puis
par un exemple éclairer ce qu'ils ont d'obscur,

donner un corps à ce qu'ils ont d'abstrait. Exemple non seulement authentique, mais *historique*, pourrais-je dire, puisqu'il se rattache par plus qu'une coïncidence à l'avènement même du dogme dualiste.

En 1849, — trois ans avant Bassereau, six ans avant Clerc, — je traitais un malade qui, devant se marier dans deux mois, avait contracté une chancrelle. On croyait à cette époque, et je croyais avec tous mes contemporains, qu'un chancre simple *pouvait, un jour ou l'autre*, s'indurer et que, alors, il *était suivi de symptômes constitutionnels*. Mais on savait aussi, d'après Ricord, que cette fâcheuse terminaison ne se montrait que chez les malades ayant eu la pléïade ganglionnaire ; et l'on savait surtout, on professait que la vérole épargne ceux chez qui l'ulcère primitif a produit un bubon suppurant à pus inoculable.

Dans ces conditions, une adénite inguinale *aiguë* s'étant déclarée chez mon malade, un mois avant le jour du mariage, je pus donc, sinon le féliciter de la survenance de cet accident, du moins le consoler en lui affirmant qu'il était par là sûrement exempté de la vérole. Je pressai le traitement local aussi énergiquement que possible. Le bubon suppura, fut ouvert ; les bords de l'incision devinrent chancrelleux. Je multipliai les injections caustiques dans le foyer. Mais, malgré tous mes efforts, nous n'étions pas arrivés à fermer entièrement l'ulcère inguinal pour le jour de la noce.

Mon malade alla se marier à quelque distance de Lyon, et je l'avais perdu de vue, lorsque deux mois après, il m'adressa sa femme. Je l'avais connue, ainsi que sa famille, avant ce mariage ; et il ne pouvait entrer dans mon esprit le moindre doute sur sa moralité. Quel ne fut donc pas mon étonnement de la voir atteinte d'une syphilis récente, avec une double induration ganglionnaire inguinale attestant que le virus avait pénétré par les voies génitales !

Par suite de leur éloignement de Lyon, je ne revis ni cette femme ni son mari. Mais le fait m'avait vivement frappé, et lorsque, plus tard, Bassereau émit le dogme dualiste, je fis de ce souvenir une objection, selon moi péremptoire, à l'adoption de sa doctrine. — « Vous affirmez, lui dis-je, dans la *Gazette médicale de Paris*, vous affirmez qu'un homme ne peut contracter de chancre infectant que par des rapports avec un sujet ayant eu lui-même un chancre infectant !... Eh bien, voici mon malade qui n'a eu qu'un chancre simple, insistais-je, puis qu'il a été suivi de bubon à sécrétion inoculable. Et cependant il a donné à sa femme un chancre infectant et la vérole. Que répondez-vous à ce fait ? Et qu'y répond le dualisme ? »

Bassereau garda le silence. Mais huit ans après,

Rollet répondit pour lui par la découverte du chancre mixte, rationnelle explication de ces transmissions morbides en apparence contradictoires. En réalité, mon malade avait eu, sous mes yeux, un chancre mixte que j'avais méconnu, et il avait communiqué un chancre à sa femme.

Que cet exemple d'une erreur, suffisamment justifiée par l'époque où elle fut commise, soit toujours présent à l'esprit du médecin ; et qu'il en tire, au profit de ses clients, la seule conclusion qu'elle comporte, conclusion que je formule ainsi :

Ni l'aspect d'un ulcère primitif, ni son inoculabilité, ni son extension au prochain ganglion sous forme d'abcès à pus inoculable, n'autorisent à déclarer que cet ulcère n'est qu'une chancrelle ; que, une fois guéri, il n'aura aucunes suites constitutionnelles. Pour savoir si, outre l'élément chancrelleux, cet ulcère ne recèle point l'élément chancreux, non seulement il faut l'examiner de très près, mais encore il faut explorer les aines. Et si cet examen vous laisse quelque doute, appelez-en au grand maître, au temps ; attendez deux mois — comptés non pas à partir du début de l'ulcère, mais à partir de l'apparition de l'engorgement spécifique des ganglions qui sont en rapport topographique avec la région où cet ulcère siège (1). — Et surtout n'autorisez point

____

(1) Le chancre mixte commence le plus ordinairement par une

l'ex-chancrelleux à se marier avant que ce terme n'ait été franchi sans qu'il soit survenu des manifestations constitutionnelles.

Femme. — Je n'ouvre ce chapitre qu'afin d'expliquer pourquoi il va m'être impossible de le remplir. La chancrelle, en effet, fournit à peine de quoi l'ébaucher. Que, sur le point de convoler, une ex-cliente, se rappelant d'anciens malheurs, vienne nous demander si sa syphilis est bien guérie, si ses pertes blanches ne recèlent rien de contagieux, de blennorrhagique, c'est tout naturel et cela se présente assez souvent dans notre cabinet. Mais que six ou huit semaines avant la cérémonie, une jeune femme aille s'exposer à contracter une de ces maladies dont l'homme le

chancrelle, laquelle durant son cours subit l'adjonction de l'élément chancreux. Ce qui le prouve, — ce qu'on sait très bien depuis que j'ai signalé cette circonstance, — c'est que les symptômes secondaires apparaissent beaucoup plus tard après le début d'un chancre mixte que après le début d'un chancre : chose toute naturelle d'ailleurs, le chancre mixte n'étant qu'une chancrelle, *pendant sa première période, c'est-à-dire pendant au moins les quinze premiers jours.* En conséquence les six semaines réglementaires de l'incubation secondaire ne doivent être comptées qu'à partir du moment où la chancrelle *s'est chancrifiée.*

Mais, comme on ne peut savoir au juste quand cette transformation de l'ulcère commence, il est logique, faisant à la prudence la part aussi large que possible, de placer l'époque de ce début au moment où apparaît son premier signe pathognomonique, celui qui ne fait jamais défaut, l'induration des ganglions correspondants.

moins expert ne peut ignorer ni l'existence ni la transmissibilité... ceci, vraiment, ne tombe ni sous le sens ni sous l'observation.

Aucune impossibilité, cependant, n'empêchant d'admettre un pareil concours de circonstances, les développements dans lesquels je viens d'entrer sur la chancrelle de l'*homme*, suffiraient à prémunir la fiancée..... du roi de Garbe, qui se trouverait dans cette situation embarrassante. La femme peut toujours inventer un motif d'ajournement. Et ici elle le devrait absolument. Il faudrait, et de toute nécessité, qu'elle fût radicalement guérie avant de *fixer un jour*. Car l'homme, dont la fonction est d'attaquer, peut, à son gré, soit attaquer, soit temporiser. Attaque-t-il ? Il peut se ménager ; et s'il est malade, en se ménageant, ménager sa compagne. Il peut, enfin, user en cachette des agents protecteurs que tout le monde connaît. — La femme n'a aucune de ces ressources. La nature ne lui a donné qu'une défense, le droit de refuser. Mais du moment qu'elle y a renoncé, par le *oui* officiel, la première épreuve va, dès le soir même, lui apprendre avec quelle rigueur son mari sait interpréter le fameux art. 213. Qu'elle n'affronte donc le choc que sûre de le subir impunément, pour lui comme pour elle. L'art des coquettes résistances, des soumissions qu'un galant homme se pique d'obtenir mais dont il rougirait d'user, des ajournements où elle sait faire voir la meilleure preuve d'amour, cet art aura plus tard son emploi, ses triomphes. Mais ce n'est pas à cette heure, j'en avertis Madame, que Monsieur serait d'humeur à souffrir la moindre atteinte aux pouvoirs que le Code lui a conférés ce matin. Et le plus faible essai, la tentative la plus détournée pour se soustraire au moindre de ces droits éveillerait chez lui une défiance capable de peser désastreusement surtout l'avenir du ménage.

§ II. — Les époux.

Homme. — C'est dans cette catégorie de malades que la méthode abortive trouve ses cas d'application les plus nombreux et les plus appréciés. — « Pourvu que ma femme n'en sache rien ! » — « Et ma femme qui revient dans quinze jours ! » — Ces exclamations qui forment le fond de sa conversation avec nous disent assez avec quelle anxieuse sollicitude l'époux chancrelleux épie, découvre les premiers signes du mal et accourt sans retard nous conjurer d'en arrêter le progrès !

Or ce moyen, durant le premier septénaire, est pleinement entre nos mains. Brûlez donc hardiment, et non moins hardiment promettez le succès. Avec un peu d'habitude vous pouvez prédire à deux ou trois jours près, l'époque où l'organe sera redevenu disponible. La méthode abortive a sans doute ses contre-indications ; mais ici elles s'effacent devant l'urgence du péril. Qu'importe au mari, par exemple, que lui importe à cette heure du moins, d'être plus tard tourmenté par l'herpès récidivant, si, grâce au canquoin, il a pu par sa bonne tenue au congrès qui se prépare, dissiper les soupçons que trop souvent une femme rapporte toujours dans sa valise de voyage?

Ne lui voilez pas les ombres du tableau toutefois. Avant de le cautériser, dites-lui bien que l'herpès le menace ; mettez sous ses yeux le complet tableau de cette légère mais si tenace incommodité. Il ne reculera pas : il ne peut pas reculer : mais votre responsabilité, quant aux suites, sera à couvert.

Si le moment d'appliquer l'abortion n'a pas été saisi, et si ni l'un ni l'autre des époux n'a à s'absenter, je plains vraiment le pauvre mari. Il faut, non pas un heureux hasard, mais une suite longue et non interrompue de hasards propices pour que son état morbide passe inaperçu. Cet ulcère n'a pas, il est vrai, la longue durée de la blennorrhagie, de la syphilis. Mais tant qu'il existe, il empêche absolument, tant il est douloureux, les rapports conjugaux ; et d'autre part, il exige des pansements répétés, minutieux, parfois très longs, exposant à de désagréables surprises celui qui les exécute et sujets à laisser sur le linge une trace ineffaçable.

En effet, contre une chancrelle à la période de sécrétion inoculable, on n'a rien trouvé, je ne connais, moi, rien de meilleur que les pansements avec une solution de nitrate d'argent. Mais ces pansements doivent être faits deux ou trois fois par jour. Puis la charpie qu'on applique humectée de la solution caustique adhère à l'ulcère ; et lorsque, au pansement suivant, on veut la changer, il faut au moins cinq minutes pour la détremper préalablement avec de l'eau, afin qu'on puisse la détacher sans provoquer les petites déchirures, immédiatement inoculées, de la surface chancrelleuse ; déchirures, d'où résulte inévitablement une augmentation de sa largeur et par suite de la durée du mal.

Et pourtant c'est incontestablement là le meilleur système de traitement local. Des cautérisations répétées, tous les deux jours par exemple, avec le crayon, sont moins assujettissantes, il est vrai : mais d'abord elles exposent davantage au bubon ; puis surtout elles n'entretiennent pas cette neutralisation continue de la sécrétion inoculable ; neutralisation qui, bien conduite, à l'aide d'un dosage de la solution, croissant ou décroissant selon les phases du mal, est un si parfait moyen d'en abréger le cours et d'en circonscrire l'extension.

Mais, hélas ! ce *manuel du parfait chancrelleux*

n'est pas à l'usage des maris, pauvres gens toujours épiés, toujours sur les épines. Voici donc le procédé que je leur conseille comme le plus expéditif contre la maladie, et le moins compromettant aux yeux de l'Argus qui *infestus usquè circuit !*

Une fois par jour, à l'heure la moins surveillée, touchez l'ulcère pendant douze ou quinze secondes avec un petit pinceau trempé dans une solution moyenne de nitrate d'argent, au vingtième par exemple. Puis au bout d'une demi-minute, destinée à laisser pénétrer et agir ce caustique, appliquez un gâteau de charpie enduit de cérat. (Le vin aromatique serait préférable ; mais il exige pour être décollé, lors du pansement ultérieur, une imbibition prolongée pour l'exécution de laquelle le mari n'a ordinairement rien moins que les facilités désirables.) — Au bout de douze ou quatorze heures, deuxième pansement ; mais celui-ci, très simplifié, ne consiste qu'à renouveler la charpie enduite de cérat ou, s'il se peut, mouillée de vin aromatique.

Réduite à ces deux pansements, réduits eux-mêmes à leur plus simple expression, la médication de la chancrelle peut aisément, s'il le faut, s'exécuter hors du domicile conjugal. Il en serait de même des injections caustiques que nécessitent les chancrelles sous-phimosis.

En serait-il de même de l'adénite chancrel-

leuse ?... J'en doute fort, en principe du moins :
car il est pourtant des exceptions ; et j'en ai vu de
curieuses. J'ai vu d'intrépides époux dissimuler
sous le nom d'une *sciatique* d'abord, plus tard
d'une *série de furoncles*, l'endolorissement inguinal, la compromettante claudication, l'intermi-
nable suppuration, les sinus renaissant qui constituent les phases si difficiles à traverser sans se
trahir, de cette complication heureusement devenue aujourd'hui de plus en plus rare. Mais. comme
il serait téméraire de compter sur de telles au-
baines il serait également inopportun de détailler ici les moyens d'en réaliser le bénéfice.
Je me borne, par conséquent, à insister sur ces
deux préceptes de la thérapeutique préventive et
abortive du bubon.

A. La seule précaution qui donne quelque
chance d'empêcher la chancrelle ganglionnaire,
est d'éviter tout ce qui (pansements, frottements,
nettoiements, palpations, décalottements) pût
faire saigner la chancrelle tégumentaire (1).

B. La meilleure manière d'abréger le cours de
la chancrelle ganglionnaire (bubon) est d'observer soigneusement le moment où il s'y est formé
un point fluctuant ; et d'appliquer aussi hâtive-
ment que possible le procédé de Broca ou celui

____

(1) S'il y a eu saignement accidentel, prévenez l'inoculation de
la surface saignante en y appliquant immédiatement une boulette de charpie imbibée de solution de perchlorure de fer.

de Mauriac, lesquels ont pour but l'évacuation hâtive du pus, suivie de la cautérisation du foyer où il commençait à se réunir (1).

Un danger, vers la fin du traitement, menace les deux époux. Pressé de prouver *ipso facto*, qu'il est guéri, le mari n'attend pas toujours, pour le prouver, de l'être en effet. Il se laisse volontiers, dans ce cas, abuser par un semblant de guérison, qui peut bien le tromper, puisque le médecin lui-même parfois s'y laisse prendre. Expliquons donc et les causes de cette erreur et le moyen de l'éviter.

Vers la fin du cours de la chancrelle, lorsque sa sécrétion n'est plus inoculable, cette sécrétion-là, agent et indice d'une guérison prochaine, se concrète en une lamelle adhérente aux bords et à la surface de la plaie, lamelle sous laquelle le travail de cicatrisation va se compléter. Par conséquent cette lamelle, cette *écaille*, à la période dont je parle, couvre une surface en-

______

(1) Quelque valeur que je leur reconnaisse, et en leur adjoignant même la manœuvre encore plus radicale conseillée par Debauge, ces procédés ne me paraissent pas représenter le dernier mot de la science. Si la chancrelle, redevenant plus commune, nous fournissait plus d'occasions de l'étudier et de la traiter, je ne doute pas que l'ingéniosité des chirurgiens en possession de la méthode des ponctions capillaires aspiratrices ne perfectionnât la cure du bubon chancrelleux à l'état naissant ; cure qui ne méritera le nom d'*abortive* qu'à la condition de détruire en une séance, la couche intérieure du foyer qui sécrète le pus inoculable.

core très faiblement sécrétante et dont le fluide n'est point contagieux.

Fort bien : mais de ce tableau rassurant, voici maintenant la contrefaçon périlleuse.

Supposons une chancrelle à l'état de sécrétion contagieuse. Lorsque son siège est à découvert, située à l'air extérieur, par exemple soit au fourreau ou sur le limbe du prépuce, la partie liquide du pus s'évapore et la partie solide se dépose à la surface de l'ulcère : d'où la formation d'une *croûte* qui recouvre l'ulcère.

Or cette *croûte* se compose de la dessiccation d'un pus contagieux qui continue à être sécrété sous elle ; tandis que l'*écaille* ci-dessus mentionnée résultait du dessèchement d'un liquide inoffensif.

Si le porteur de la *croûte* a des rapports avec sa femme, il peut la contaminer ; il la contaminera presqu'à coup sûr, les frottements du coït détachant la croûte, et démasquant le foyer de contagion que cette croûte recouvrait, maintenait pour ainsi dire en pleine activité contagieuse.

Or beaucoup de gens, et, surtout, j'ai dit pourquoi, beaucoup de maris pressés, prenant la *croûte* pour une *écaille*, deviennent ainsi des agents de contagion. Il importe donc de bien spécifier, il importerait de vulgariser les caractères qui différencient ces deux états d'apparence quelquefois semblable à faire qu'on s'y méprenne. Voici ces caractères :

La *croûte*, dangereuse, s'établit à toute période de la chancrelle. Elle est jaune, épaisse, un peu molle, ou du moins susceptible de se briser, de s'émietter. Elle n'est qu'incomplètement adhérente au fond de l'ulcère. En pressant sur elle, on cause de la douleur, et souvent on fait sortir de dessous un point de sa circonférence, une goutte de véritable pus.

L'*écaille*, inoffensive, n'apparaît que vers la période de cicatrisation. Elle est pâle, mince, sèche, partout et solidement adhérente. Si l'on essaie de la détacher, on n'y parvient pas ; et ces essais, si l'on y persiste, n'amènent qu'un peu de saignement. — Conclusion à l'usage et au profit des époux. Dans le premier cas, obligation d'attendre ; dans le deuxième, liberté d'agir ; dans le doute, conseil de s'abstenir.

Voici une autre source de danger :

Supposez, ce qui arrive, que, à la veille de se cicatriser, une chancrelle se soit réinoculée au voisinage. Le nouvel ulcère sera presqu'à coup sûr méconnu pendant les premiers jours de son existence, et par conséquent pourra durant ce temps transmettre la maladie.

J'ai tracé l'histoire de la chancrelle chez l'époux, en supposant qu'il l'a à temps reconnue pour ce qu'elle est, pour une maladie contagieuse ; et par le fait c'est bien là ce qui a lieu le plus souvent : non que notre client soit doué d'un talent de clinicien transcendant, mais en raison d'une cause extramédicale, en raison de la défiance que lui inspire le souvenir d'un coït suspect tout récent. Notre homme sait qu'il s'est exposé ; il sait que, à son tour, il pourrait exposer. Il s'observe donc, en général, fort attentivement. Et comme ce mal-là, quand il doit éclater, ne se fait d'ordinaire pas attendre plus de trois ou quatre jours, comme il ne se déclare que dans la sphère génitale, l'examen que fait le mari, étant limité à une courte période et à une seule région, aboutit le plus souvent à découvrir en temps utile l'ulcère contagieux ; à le découvrir, ou, ce qui suffit, à le soupçonner sous quelque forme qu'il se dissimule : petite gerçure, bouton pustuleux semblable à une acné, à un furoncle, à un abcès, simple croûte résultant du dessèchement du pus sous des poils collés et agglomérés...

J'ai dû énumérer ici les diverses apparences susceptibles de tromper, que l'ulcération chancrelleuse peut revêtir à son début. Mais, en fait, pour un mari, le *diagnostic nécessaire* se résume en ces deux mots : Défiez-vous, et défiez-vous jusqu'à l'abstention, de toute lésion douloureuse qui apparaît sur et autour des organes génitaux dans les cinq jours qui suivent certains coïts.... ceux dont on n'est pas certain ! »

Femme. — Je dois encore commencer ce chapitre par un semblant de paradoxe. « *Il y a*, ose-
rai-je dire, *moins de femmes que d'hommes qui
soient affectés de la chancrelle.*

« Mais alors, m'objectera-t-on, d'où vient
donc, ou plutôt *de qui* vient donc aux hommes
leur nombre supérieur de chancrelles ? »

Eh bien ! voilà justement l'explication du paradoxe. C'est que l'homme en communique rarement à la femme, mais qu'une seule femme en
communique à plusieurs hommes.

Et il y a pour cela deux motifs : l'un, *social* ;
l'autre, *anatomique.*

Quant au premier, on sait que la chancrelle
est une maladie de *bas étage*, de *gens de rien !*
que, par conséquent, son foyer, son principal
moyen de propagation est dans les maisons pu-
bliques, et surtout dans celles de dernière catégorie, où une seule femme contamine, et dans la
même séance, plusieurs chalands.

D'autre part, l'appareil génital masculin n'est
pas aussi bien disposé que le féminin pour pouvoir fonctionner étant atteint d'une maladie douloureuse. Le pénis, dans le coït, subit trois causes de douleur : la distension que l'érection produit ; les frottements intrinsèques, c'est-à-dire ceux
des diverses parties de l'organe les unes sur les autres ; enfin les mouvements *extrinsèques* consistant en frottements sur le vagin. — La vulve,

elle, n'a à subir qu'une seule de ces causes de douleur, la troisième.

En fait, l'homme qui a une chancrelle de la rainure balano-préputiale — et c'est là justement qu'elles sont, et de beaucoup, le plus fréquentes — est fortement retenu de se livrer au coït. La femme, au contraire, souffre à peine dans le coït, lorsque ses chancrelles sont situées à la vulve, au clitoris, au méat, en dehors ou même en dedans des grandes et petites lèvres. Celle de la fourchette, seule, si douloureuse dès qu'on écarte à un certain degré les bords de l'orifice, apporterait, par crainte de la souffrance, un obstacle aux rapprochements.

Ces notions n'ont pas un simple but de curiosité. D'abord elles expliquent, — et de la façon, selon moi, la seule rationnelle, — la diminution réelle, progressive, que nous constatons dans le nombre des cas de chancrelle, diminution *coïncidant avec la diminution non moins progressive du nombre des maisons de tolérance.* Puis elles nous fournissent, ainsi qu'on le verra tout à l'heure, de précieuses indications pour la prophylaxie interconjugale.

Le médecin est consulté, à propos de chancrelle *uxorale,* soit par une femme qui la tient de son mari, soit par une femme qui, l'ayant prise ailleurs, craint de la communiquer à son mari.

Premier cas. — Les choses se passent de la manière la plus simple; car ni l'époux ni l'épouse ne peuvent guère s'y tromper, ni vouloir ou espérer tromper. Soit qu'elle se présente seule chez nous, soit que son mari l'accompagne ou nous l'adresse, la femme, en général, si elle ne connaît pas le nom de son mal, sait du moins qu'elle *a du mal*, puisqu'elle en souffre, puisqu'elle l'a ordinairement constaté *de visu*; ajoutons puis qu'elle soupçonne presque toujours, d'où ce mal lui vient. Par conséquent, si le mari, auteur du méfait, vous prie, selon l'usage, de « vouloir bien arranger les choses de façon à ce qu'on ne se doute de rien », vous voilà fort empêché d'accéder à son désir. Vous ne pourriez, dans tous les cas, le remplir qu'à moitié; car ce n'est plus comme pour la blennorrhagie où les *flueurs blanches* cachent tout, couvrent tout. Il y a là une lésion matérielle, une réalité visible et palpable; et si vous vouliez trop dissimuler ce n'est pas seulement un autre confrère ultérieurement appelé à contrôler votre dire, c'est la malade elle-même qui, sur l'heure, vous infligerait un humiliant démenti. Sans compter que cette ruse maladroite condamnée à un échec certain, ne ferait que confirmer les soupçons déjà formés.

Donc, une fois l'exploration faite, la ou les chancrelles constatées, attendez ce que va dire votre cliente; n'ouvrez pas la conversation. Quelques-unes, dans ce cas — et je ne dirais point « on n'a jamais su pourquoi » la visite terminée, se bornent à empocher l'ordonnance, paient et sortent sans mot dire. — Ne les rappelons pas et accompagnons-les à peine. Mais si d'autres , et c'est le plus grand nombre, vous demandent une explication , souvenez-vous, avant tout, du dicton : *qui veut trop prouver ne prouve rien.* Dites donc d'abord que votre opinion n'est pas complètement faite ; que pour la former, il faudrait plus d'une visite, il faudrait avoir suivi la marche du mal, mais que, cependant, vous ne croyez pas vous engager trop en faisant espérer qu'il n'y a là absolument rien de grave. Évoquez comme explications toutes les influences vulgaires, courantes, admises dans le monde des malades. Parlez de *feux*, d'*échauffements*, d'*âcreté de sang!* Dites que cela est tellement peu de chose que ce sera guéri en trois ou quatre semaines ! Et guéri sans aucun dépuratif, rien qu'avec les pansements les plus simples. — A ce propos, je vous en avertis, si vous êtes obligé de remettre l'ordonnance à Madame — et, en somme, il vaut mieux agir ainsi pour éviter toute apparence de mystère, ou de connivence, — si vous remettez l'ordonnance à Madame, n'y écrivez pas le mot *nitrate d'argent*, car la première personne à qui elle montrerait son ordonnance ne manquerait pas de s'écrier : « Le nitrate d'argent !... mais c'est du mercure ! » Ceci est de l'invraisemblance au premier chef. Et pourtant rien n'est plus vrai, n'est-ce pas ? Voilà où nous en sommes à la fin du dix-neuvième siècle, avec les progrès de la science et la diffusion des lumières. — Prescrivez donc quelqu'autre cathérétique, ou formulez *sel lunaire* et tout ira pour le mieux.

On voudrait faire mieux : on voudrait étouffer sur place cet ulcère qui se présente au début et qui est par conséquent dans les meilleures conditions pour l'application de la méthode abortive ! Oui, mais une difficulté nous arrête. De quel droit, au nom de quelle logique proposer une cautérisation profonde contre une lésion qu'on vient de qualifier de simple bobo ?

Un ex-notaire me donna jadis pour ce cas embarrassant une recette que je n'ai pu oublier et que je ne saurais omettre. Accompagnant chez moi, — précaution que je recommande aux maris, — sa très jeune femme, il se présente dans la forme la plus courtoise, demandant mon avis et promettant avec une parfaite déférence de s'y soumettre. Mais, l'exploration terminée, à peine m'a-t-il entendu prononcer qu'il n'y a là qu'un tout *petit bouton*, sans conséquence :

— « Oh ! permettez, — reprend-il de son ton d'officier ministériel, lui qui savait ce dont il avait été coupable et capable, — permettez, docteur ! Ne traitons pas ainsi une affaire semblable.

Ce petit bouton-là ne pourrait-il pas dégénérer ? Allons, ma bonne amie, laisse faire Monsieur, qui va te cautériser. Il faut arrêter les choses à temps. Diable ! Je ne veux pas que *tu prennes une maladie de matrice.* »

A ce trait, je reconnus dans M. X..., sinon un maître, du moins un vrai confrère. Nous échangeâmes un regard, et je mis le canquoin.

C'est effectivement ce procédé qui fournit le meilleur moyen de réaliser toute sécurité sans éveiller de soupçon ; et cela en raison d'une propriété singulière mais incontestable de l'agent caustique dont nous parlons. *La pâte de chlorure de zinc appliquée aux chancrelles de la région génitale les détruit sans causer durant son application rien qui mérite le nom de douleur.* (L'auteur du procédé doit ici être cru sur parole ; car il ne s'est pas borné à l'inventer.)

Lorsque les conditions d'abortion sont propices, on place donc sur ou plutôt *dans* (1) chaque petit ulcère un disque de canquoin : on l'y fixe en y déposant deux gouttes de collodion. Au bout d'une heure et demie, on détache le tout au moyen d'une lotion d'éther sulfurique , et la préservation physique ainsi que morale est réalisée.

(1) Pour l'avoir eu mis *sur* et non *dans* une chancrelle d'inoculation expérimentale datant de trois jours, j'ai eu un ulcère phagédénique, plus un bubon chancrelleux : total quatre mois.

Deuxième cas. — La femme qui s'est exposée à prendre une chancrelle en dehors de son ménage, reconnaît en général l'ulcère dès son apparition ; et, en général aussi, elle vient consulter de bonne heure. Nous voyons donc son mal assez tôt pour le faire avorter, mais parfois aussi, notons-le, trop tôt pour le diagnostiquer.

En effet, à sa *toute première période*, l'ulcère qui semble avoir les caractères de chancrelle, peut être en réalité un chancre infectant : il peut surtout recéler l'élément chancreux qui, se développant ultérieurement, produira un chancre mixte. Soyons donc très réservé dans notre pronostic, dans nos promesses surtout. Et en cas de doute, ne cautérisons jamais sans avoir dit à la malade : « Si, comme je le crois bien, vous n'avez qu'une maladie locale, la cautérisation va vous en délivrer immédiatement. Si, par un malheur exceptionnel, il s'y joignait, ce que je ne puis à présent discerner, une affection constitutionnelle, la cautérisation ne vous ferait ni bien ni mal. »

Le bienfait de l'abortion est, d'ailleurs, immédiat. Dès que l'escharre est formée, c'est-à-dire au bout de deux heures, la femme peut affronter le rapprochement conjugal presque sans souffrir, et certainement sans le moindre danger pour son mari.

Mais les choses sont loin de se présenter toujours aussi favorablement. Trop souvent le début du mal a passé inaperçu ; souvent l'ulcère qu'on vient nous montrer ne laisse aucune obscurité dans le diagnostic.

En pareil cas, une femme nous demande avis tant sur le passé que pour l'avenir. D'abord a-t-elle pu, depuis qu'elle a ce mal, contagionner son mari ? Puis comment doit-elle s'y prendre pour ne pas le contagionner ? Deux questions auxquelles il est également difficile de lui donner une réponse satisfaisante.

Pour le passé, d'abord, quoique rien ne soit constant en fait de contagion, quoique par conséquent il puisse très bien se faire que le contact de la chancrelle de Madame n'ait rien transmis à Monsieur, il est positif que cette perspective relativement rassurante n'est cependant qu'une éventualité. La transmission est, au contraire, très possible ; elle est même probable lorsque la chancrelle siégeait à la fourchette ou en dedans des lèvres. — Ce cas vraiment semble défier toute la sagacité féminine et médicale. Il ne reste à l'épouse coupable et malade qu'un espoir et qu'une ressource :

L'*espoir* : que son mari ne pouvant croire à son double malheur mettra quelque temps à s'en convaincre (1) et quelque temps encore avant de consulter ; et par conséquent :

(1) Voici un curieux exemple — à moi raconté par l'auteur elle-même — de la diabolique ingéniosité féminine, en face de conditions où le plus habile de nos diplomates aurait assuré-

9

La *ressource :* qu'elle va employer elle, ce délai précieux, à se traiter aussi vite que possible, de façon à être guérie lorsqu'il lui faudra, pour dissiper les soupçons de son mari, se soumettre à l'examen du médecin. Encore ai-je omis de porter en ligne de compte tous les motifs, moraux et cataméniaux, que Madame ne manquera pas de mettre

ment échoué comme un novice. Une jeune femme contracte une chancrelle en dehors du lit conjugal. Alors que l'ulcère était encore au début, elle a des rapports avec son mari. Effrayée, un peu tard, elle va, dès le lendemain, consulter un médecin qui, examen fait, lui déclare qu'elle a bien pu communiquer quelque chose à son mari. Celui-ci par malheur était absolument fidèle à sa femme.

Qu'imagine Madame?...

Cachant sa curiosité, son angoisse sous un feint retour d'amour conjugal, elle opère, tous les matins, sur l'organe de son mari une série d'explorations, badines en apparence, fort complètes en réalité.

Or, un jour y découvrant un petit bouton... « Oh! oh! fit-elle, ne laissons dégrader rien de ce qui nous appartient! »

« —Mais, je t'assure, ma bonne, que ça n'en vaut pas la peine. Et puis, d'où voudrais-tu que ça me fût venu?

« — Du tout, du tout, mon chéri, j'ai toujours entendu dire qu'il faut s'y prendre à temps. Tiens, si tu veux, je vais le toucher, simplement le toucher avec ce crayon de nitrate d'argent, que j'avais acheté avant-hier pour me brûler une verrue et dont je ne me suis pas encore servi? »

Le mari hésite un peu, mais que voulez vous?... il se laisse *toucher.*

Comme on pouvait s'y attendre, comme Madame s'y était attendue, la chancrelle se développe et suit son cours sur le mari.

Et j'eus le plaisir de les entendre tous les deux maudire à qui mieux mieux *ce coquin* de pharmacien, — dont Madame n'a jamais pu se rappeler l'adresse — qui lui avait vendu un crayon dont il s'était sans doute servi auparavant lui-même pour toucher quelque chose de malpropre!

en avant pour ajourner cette épreuve, tout en affectant, bien entendu, de la réclamer elle-même ! Encore ai-je tu la démarche préalable qu'elle va faire auprès du médecin de Monsieur. — ce n'est qu'un jeu pour elle de découvrir le nom et l'adresse de ce confrère — afin de le disposer à déposer dans un sens plus conforme aux intérêts du ménage qu'aux droits de la stricte vérité !... Non, décidément, je m'abusais tout à l'heure quand je croyais que, même prise la main dans le sac, une femme peut être prise sans vert. Et combien n'en ai-je pas vues moi-même de ces suppliantes, pénitentes pleines de contrition, mais surtout avocates expertes dans l'art de plaider les circonstances atténuantes ! Combien n'ai-je pas reçu de confessions commençant invariablement par ces mots : « Monsieur, mon mari est un parfait honnête homme. Mais... mais il est un peu âgé ! »

Mais si Madame est tranquille sur le passé, elle ne l'est point au sujet de l'avenir. Les prétextes par lesquels elle élude le désir légitime de son mari n'ont qu'une valeur temporaire. Toute résistance s'use à la longue, et celle-ci d'ailleurs deviendrait suspecte en se prolongeant. Ce que Madame nous demande avec instance est donc avant tout de vite la guérir.

J'ai dit plus haut dans quelles conditions on peut, en pareil cas, même à une période assez avancée du mal, opérer la cautérisation destructive, méthode ici d'autant plus avantageuse qu'elle transforme, *hic et nunc*, l'ulcère contagieux en une simple brûlure à sécrétion inoffensive, et par conséquent rend possible, à la rigueur dès le soir même, le coït : le coït, cette formalité *qui tollit peccata... uxoris.*

Quand l'abortion n'est pas praticable, on peut compter sur les pansements avec un caustique plus dilué, avec la solution de nitrate d'argent ; si ce moyen est moins expéditif, il permet du moins, quand le médecin en surveille l'application, de prédire à quelques jours près quand le mal sera guéri, quand la malade libérée. Rien de mieux réglé en effet que l'évolution de la chancrelle sous l'influence de ces pansements, à en juger par cette véridique historiette, triste réminiscence d'un confrère, d'un collègue même que, depuis nombre d'années déjà, Lyon a vomi de son sein.

Appelé, pour quelques accidents de métrite subaiguë, auprès de la légère épouse d'un époux alourdi par l'âge :

« Docteur, me dit-elle au cours de la conversation, j'ai grande confiance en vous ; mais vous m'étonneriez bien si vous reproduisiez le miracle qu'opéra sur moi, il y a trois ans, votre confrère, le docteur D.

« — Vraiment, Madame ; je ne le tenais pas

précisément pour sorcier ! Et comment donc s'y prit-il ?.... Mais, d'abord, de quoi s'agissait-il ?

« — D'un simple bobo, il est vrai ; mais cependant qui, peu à peu, avait pris des proportions !... Comment donc appelait-il cela ? Un assez joli nom, ma foi, pour un assez vilain mal... Attendez... Une... *chancrelle*, je crois. Connaissez-vous cela, docteur ?

« — Oh ! oui, je le connais, Madame, assez intimement même. Eh bien ?...

« — Eh bien ! votre confrère le soignait avec une vigilance des plus louables ; il venait me voir tous les deux jours. Mais le temps passait, pressait. Mon mari était sur son retour et, pour rien au monde, je n'aurais voulu.... Bref, au bout d'un mois plus que révolu, la plaie ne paraissant pas diminuer, un jour, voyant mon impatience : « Voulez-vous, me dit-il, me permettre de vous parler franchement, Madame ? Je vous soigne aussi bien que je puis, et vous me payez exactement chaque visite. Mais si vous voulez que cela aille plus vite, il y a un moyen ; changeons de système. Donnez-moi une somme de cent francs et je m'engage à vous guérir en huit jours. » J'acceptai, bien entendu ; et, croyez-moi, ce ne fut pas un marché de dupe, car huit jours après, et sans qu'il m'ait fait autre chose qu'un pansement des plus bénins, la plaie était fermée ! »

Je réprimai ma tentation d'éclairer la pauvre femme. Aurait-elle ajouté foi à mon discours? Ne m'eût-elle pas plutôt cru envieux, bassement envieux, si je lui avais dit que tout le talent de mon thaumaturge de confrère consista à attendre que la *réparation* de l'ulcère fût assez avancée, pour mettre à prix d'or une guérison qui, à ce moment, ne demandait pour s'effectuer que l'expectation pure et simple?

APPENDICE

Herpès génital récidivant.

A la suite des accidents vénériens primitifs qui occupent les parties génitales, notamment à la suite de la chancrelle, il se déclare parfois, chez des sujets herpétiques ou rhumatisants, une série d'explosions de petites éruptions vésiculeuses, revenant à intervalles presque réguliers (deux mois); éruptions qui, ayant leur siège le plus fréquent et leur physionomie la mieux caractérisée sur le tégument de l'extrémité du pénis, ont été en conséquence étudiées et décrites par quelques auteurs sous le nom *d'herpès preputialis*. Mais comme elles apparaissent aussi sur le fourreau, comme elles n'épargnent pas non plus la vulve, le nom *d'herpès génital récidivant* leur convient, nosologiquement, beaucoup mieux.

Dressons le bilan de cette fluxion :

Elle est bénigne ; — sa sécrétion n'est pas contagieuse ; — elle guérit, chaque fois, spontanément, en sept ou huit jours ; — elle ne s'accompagne ni durant ni après son existence d'aucune autre lésion locale ou générale... Voilà ce qui est à son actif.

Mais voici maintenant son passif :

Cette éruption est assez douloureuse ; — elle siège aux organes génitaux ; — elle ne se produit qu'après des accidents vénériens ; — elle guérit vite, chaque fois, c'est vrai, mais elle reparaît avec une ténacité désespérante.

En faut-il davantage, — et raisonnerions-nous autrement, nous-mêmes, si nous n'étions pas médecins ? — en faut-il davantage pour que les gens du monde considèrent cette lésion comme une conséquence de leur maladie vénérienne passée, et pour qu'ils s'en préoccupent, pour qu'ils s'en affligent, comme ils le feraient de l'un des symptômes les plus incontestables, les plus désolants de la syphilis (1) ?

(1) Lorsque je parle des tortures morales dont l'herpès génital est la cause incessamment renaissante, lorsque j'insiste sur ce phénomène psycho-physiologique intéressant à tant de points de vue, plus d'un lecteur sans doute m'accuse tout bas de vouloir, en forçant les traits, ajouter au piquant d'un tableau au bas duquel j'aurais bien quelque droit à mettre ma signature.

Il n'en est rien : je n'ai, à ce point, ni les prétentions, ni les entraînements de la paternité. L'inquiétude maniaque des herpétiques génitaux, l'inconsciente persécution qu'ils exercent en-

Les plus raisonnables ne vont pas aussi loin dans leurs appréhensions. Quand ils ont vu cette minuscule éruption revenir deux fois, quatre fois,

vers leur médecin est malheureusement l'un des faits les plus authentiquement établis dans la chronique de nos cabinets de consultation. Il est, à Lyon même, un herpétopathe bien connu qui se chargerait à lui seul de m'exonérer du reproche d'exagération. Spirituel, oisif, fort bien élevé, possédant ses auteurs... médicaux surtout, il occupe littéralement, depuis vingt ans, tous les spécialistes d'une ville qui en compte tant et de tels. Sa soixantième attaque d'herpès le retrouve aussi émotionné, l'impressionne, le trouble, le bouleverse tout autant que la première. A chacune de ces reprises, il se précipite chez le médecin, allant de l'un à l'autre pour pouvoir opposer l'un à l'autre, partout payant bien, mais partout en prenant largement pour son argent; trop heureux quand il a pu, sur la figure d'un collègue lassé, surprendre l'expression d'un doute à l'égard de la nature de son accident présent et la permission de revenir le surlendemain pour lever ce doute par un nouvel examen. Car ce qu'il ambitionne, le malheureux, ce n'est point l'assurance qu'il n'a rien. Allons donc! Chaque *nouvel* accès d'herpès, à ses yeux, est un *chancre:* et il faut le voir à l'œuvre, ce rude joûteur! Si vous affirmez d'emblée qu'il se trompe, *vous vous êtes,* dit-il, *prononcé sans examen suffisant, d'après une idée préconçue?* — Demandez-vous, au contraire, le temps de réfléchir?... ah! c'est que, cette fois, il le voit bien, *vous n'êtes pas sûr de votre affaire!* — Éternel et singulier débat où la défaite assurément est au fond ce qu'il souhaite par dessus tout, mais défaite qu'il entend bien ne subir qu'après une discussion où il a maintenu son *droit à la vérole,* avec l'âpreté du lutteur qui combat pour sa propre existence.

L'herpétomanie, fait si affligeant pour le praticien, est d'ailleurs, on peut le dire, un fait prévu par le nosologiste. Cette forme d'herpès génital, on le sait (on le sait surtout depuis les beaux travaux de M. Mauriac), provient d'un trouble de l'innervation, d'un processus hypérémique des nerfs, des ganglions ou des centres nerveux; processus envahissant une étendue plus ou moins considérable du plexus sacré; processus essentiellement susceptible de se disséminer, de s'étendre, et dont on a pu, soit ils commencent à se rassurer parce qu'ils commencent à la connaître.

Mais ce n'est rien de la connaître ; il faut la anatomiquement, soit cliniquement, reconnaître l'existence dans les ganglions spinaux et jusque dans les cordons postérieurs de la moelle.

Quelle conséquence tirer de ceci? Une seule en découle et s'impose : c'est que, considéré au point de vue étiologique, l'herpès génital récidivant n'a pas moins de trois ordres de causes : 1° l'herpétisme ou l'arthritis, *qui y prédisposent;* 2° l'accident vénérien primitif, *qui le fait éclore;* 3° la susceptibilité nerveuse du sujet, *qui lui donne sa propriété d'irradiation névralgique et d'expansion névropathique.* On comprend ainsi, et l'on ne comprend qu'ainsi, et l'on comprend dès lors à merveille les excentricités, de prime abord si déconcertantes, de l'herpétique. Car les données de l'observation physiologique intervertissant l'explication que suggérait l'expérience clinique, il paraît rationnel de renverser l'enchaînement jusqu'à présent admis; de telle sorte que, au lieu de dire : « Si cet homme est devenu le maniaque spécial que nous savons, c'est parce qu'il a eu un herpès génital, » on peut dire : « Si cet homme a un tel herpès génital, c'est parce qu'il avait originellement le tempérament nerveux capable de faire de lui le maniaque spécial que nous savons. »

Sans doute il faut, dans cette analyse complexe, tenir grand compte de l'influence terrifiante que toute lésion génitale, surtout quand elle est vénérienne, ou présumée telle, exerce sur l'imagination; et nous n'ignorons ni ne voulons dissimuler que cette influence produit parfois ses effets psychiques dans des circonstances où il n'est question ni d'herpétisme, ni d'herpès. Mais rappelez-vous le quatrième malade de Mauriac, exempt jusque-là de toute manifestation diathésique, chez qui la *seule peur d'avoir pris du mal* dans un coït suspect fit pousser sur le fourreau l'éruption herpétique la mieux caractérisée. Inscrivez au même titre l'histoire d'un de mes clients, sujet depuis six ans à des retours périodiques d'herpès génital, retours dont nous connaissions bien, lui et moi, la durée ordinaire, et qui vient d'en voir un rétrocéder, s'évanouir pour ainsi dire au milieu de son cours, après la lecture à lui faite d'un certificat médical que j'avais pu me procurer, attestant que la fille avec laquelle il avait eu ses *reconnaître*, il faut pouvoir, dès son apparition, savoir ce qu'elle est et ce qu'elle n'est pas. Car outre la peur de la syphilis, — peur chimérique sur laquelle on est bientôt éclairé par l'événement, je veux dire par l'absence, au terme classique, de toute plaque muqueuse et de toute syphilide, — il y a un autre motif de crainte, et celui-ci portant sur un sujet réel.

En effet, rien ne ressemble plus à une chancrelle commençante qu'une vésicule d'herpès génital récidivant. Distinguer, par leurs seuls caractères objectifs, l'une de ces deux lésions d'avec l'autre, c'est l'œuvre d'un fin clinicien. Lisez plutôt la page entière que le plus magistral d'entre eux consacre dans son dernier livre aux utiles subtilités de ce diagnostic anatomique !

Or, supposez que celui chez qui l'éruption d'herpès apparaît soit un mari. Supposez que ce mari ait, cinq ou six jours auparavant... ! Quelle ne devra pas être son inquiétude de voir, deux ou trois jours après le coït illégal, au terme réglementaire de l'incubation chancrelleuse, apparaître sur l'organe qui s'est exposé

derniers rapports était parfaitement saine ! Pesez ces exemples, dis-je, et demandez-vous si leurs sujets étaient encéphaliquement constitués d'une façon normale ? s'ils n'avaient pas cette dose d'impressionnabilité qui crée les *nervoso* et prépare les maniaques ? celle-là même qui, dans une autre espèce où l'influence génito-vénérienne n'a rien à voir, dans l'herpès de la gorge, engendre, comme l'a écrit le professeur Lasègue « le trouble des idées, les conceptions maladives, un demi-délire. »

une lésion érosive douloureuse ? Et s'il a à remplir prochainement le devoir conjugal, quelles vont être ses perplexités ! Quelles sont surtout, et dès à présent, ses angoisses si, — comme souvent un mari le fait au lendemain d'une escapade pour dissiper les soupçons — s'il a rempli ce devoir la veille du matin où il découvre sur lui cette lésion !

Or, comme rien n'est plus capable d'occasionner une poussée d'herpès que *le coït avec une femme nouvelle*, et comme rien n'est mieux fait que le coït avec une femme nouvelle pour faire craindre qu'on ait pris un chancre, il est aisé d'imaginer avec quelle fréquence se pose, dans le monde des voyageurs mariés — ce qui signifie *in partibus infidelium* — cet anxieux problème, qu'un prompt et sûr diagnostic peut seul résoudre.

Dans l'ancienne école, on avait un moyen infaillible : « Inoculez au malade la sécrétion de cette lésion douteuse. La chancrelle étant inoculable et l'herpès ne l'étant pas (1), vous allez, disait-on, être éclairé par le résultat. »

(1) Je l'affirme malgré quelques expériences qui ont, disent leurs auteurs, donné un résultat positif. Je ne récuse point la loyauté de ces expérimentateurs, pas même leur compétence. Mais j'ai vieilli dans les hôpitaux au temps où fleurissait l'inoculation ; j'ai vu de par l'expérimentation proclamer la contagiosité du pus de phlegmon chaud, d'acnés simples, de pustules stibiées, etc. Je sais ce qu'engendre et inspire le zèle des jeunes novateurs. Aussi, à l'égard de leurs prétentions, ma réponse in-

Bon, mais vous ne le serez que dans quatre ou cinq jours ; et à ce compte, ne vaut-il pas mieux, n'est-il pas tout aussi expéditif d'attendre ?... Oui certes, car dans quatre ou cinq jours le cours naturel de la maladie aura révélé sa nature. S'il s'agit d'une chancrelle, l'ulcère aura progressé en largeur et en profondeur, présentera déjà son fond pultacé, ses bords taillés à pic. — N'était-ce, au contraire, qu'une vésicule d'herpès ? Quatre ou cinq jours lui suffisent, sinon pour guérir, du moins pour être déjà entrée en franche *réparation* — état offrant un caractère aussi tranché pour le diagnostic qu'il est rassurant pour le pronostic.

Fort de cette donnée, je formule donc pour les médecins comme pour les malades qui tiennent surtout au diagnostic, un excellent conseil, que les uns et les autres, je le sais, auront également peine à suivre : « Laissez marcher les choses. Résistez à la tentation de cautériser. Abstenez-vous même des topiques astringents. Pansez avec de la charpie sèche : et dans quelques jours (quatre au plus) vous saurez indubitablement à quoi vous aviez affaire. » Pour les connaisseurs, pour les

variablement est-elle, à une petite variante près, celle de l'ambulancier inspectant le champ de bataille d'Austerlitz : « Si on les écoutait, elles seraient toutes *inoculables !* » — Reconnaissons que la sécrétion de l'herpès peut, dans quelques cas rares, se réinoculer, mais à la manière des liquides irritants, c'est-à-dire que leur pouvoir reproductif s'épuise à la deuxième ou troisième génération, tandis que non pas quelquefois, mais toujours et partout, la chancrelle se reproduit indéfiniment.

dilettanti de l'herpétisme, il n'y faut point tant de finesses. L'instinct leur suffit pour faire d'emblée ce diagnostic. Il existe — et ils la connaissent par expérience — une sensation toute spéciale de picotement prurigineux, prélude constant de l'herpès et faisant défaut dans la chancrelle, dans la balanite simple. A ce compte, — mais seulement s'il ne perd pas la tête — l'herpétique, on peut le dire, est à lui-même, et sous tous les rapports, son meilleur médecin.

Mais parfois le client voudrait plus. Il voudrait à la fois le salut et la lumière, c'est-à-dire : faire avorter la chancrelle si c'en était une, mais en même temps savoir si c'en était bien une ?... Pour cela il n'y a qu'une chose à faire : pardon, il y en a deux. Recueillez un peu du liquide de la lésion, et inoculez-le. Puis cela fait, appliquez immédiatement sur la lésion de la pâte de canquoin.

Mais il est un autre diagnostic d'autant plus commode, quand il est possible, que ses éléments sont entièrement à la disposition du malade, surtout du malade dont nous nous occupons spécialement ici, du mari *qui s'est dérangé.* A moins d'ajouter à son péché la circonstance aggravante de l'habitude, le mari sait où et *quand* il a fauté. Si donc une érosion simulant la chancrelle apparaît sur son prépuce quinze, vingt jours au plus après qu'il a eu un coït suspect, il est par ce fait seul rassuré, car la période où une chancrelle issue de ce coït pouvait naître est largement dépassée. — J'insiste sur cette remarque que ce qui lui suffit à lui, ne nous suffit pas à nous médecins ; car combien de fois, malgré leurs protestations de sincérité, n'avons-nous pas pris en défaut le témoignage de nos clients. Mais s'ils ont leurs raisons — que j'avoue ne pas toutes connaître et ne pouvoir toutes comprendre — s'ils ont leurs raisons pour nous en imposer, par exemple sur le nombre et le quantième de leurs écarts, ils n'en ont point pour se mentir à eux-mêmes. Dévoilez donc à votre malade ce moyen infaillible d'arriver à la certitude. Précisez-lui la date à laquelle il doit remonter pour être autorisé à ne point s'effrayer de la lésion qui vient d'éclore. Puis suivez-le du coin de l'œil, pendant qu'il fait à part lui, son petit travail d'arithmétique. C'est plaisir de le voir, selon le résultat de l'addition, sortir de votre cabinet, radieux ou tête basse !

Pour compléter le diagnostic entre la chancrelle et l'herpès, ajoutons que celui-ci ne provoque que très rarement une adénite sympathique, jamais l'adénite suppurée. Rappelons aussi que le petit ulcère qui succède à ses vésicules se distingue en ce que sa circonférence est constituée non par un contour à courbe ininterrompue, mais par une succession de petits cercles.

Mais le rôle que l'herpès joue dans un ménage

nous offre d'autres sujets d'étude ; sujets non moins dignes d'intérêt car ce rôle est toujours, par la force des choses, essentiellement *moralisateur.* Je m'explique :

Un homme marié est sans doute retenu dans le droit chemin par la crainte qu'il a, s'il prend du mal, d'être exposé à le transmettre à sa femme dans le cas où il aurait des rapports avec elle. — C'est là le cas que je viens d'examiner.

Mais, marié ou non, nous connaîtrions bien mal notre semblable si nous ignorions qu'il est encore plus solidement retenu par la crainte qu'il a de prendre lui-même du mal. Or, à propos de l'herpès, c'est là ce qui l'attend, et presque à coup sûr, s'il déserte le lit conjugal. Et c'est à ce point de vue que l'herpès génital, cet insignifiant mais toujours redouté bobo, contribue à garantir l'union des ménages. Il est d'observation — j'en ai, le premier, fait la remarque — que le coït avec une *femme nouvelle* constitue la cause occasionnelle la plus active des récidives de l'herpès. Un homme prédisposé à ces récidives voit impunément sa femme. Se *dérange-t-il ?* aussitôt la punition lui tombe du ciel sous forme d'un de ces menaçants groupes de vésicules qui, une semaine durant, vont nuit et jour troubler son repos. Et la contre-épreuve n'est pas moins fréquente. J'avais l'habitude d'en donner, dans mes leçons, l'instructif exemple que je résume ici en quelques lignes :

Je possédais, vers 1847, le modèle des clients. C'était un riche négociant, célibataire. Riche, ai-je dit, par conséquent pouvant choisir et se flattant de savoir le faire. Il n'était pas, à Lyon, d'*occasion* tant soit peu sortable qu'il ne s'empressât de mettre à profit. Pas une Déjazet ou une Taglioni de passage sur notre scène, sur qui il ne prélevât son tribut amoureux. Mais invariablement, hélas ! chacune de ces bonnes fortunes avait son dénouement dans mon cabinet. Chaque fois, du deuxième au quatrième jour, je le voyais accourir plein d'effroi. Et chaque fois je diagnostiquais un simple herpès, que d'un commun accord lui et moi nous laissions s'éteindre spontanément ; ce qui n'exigeait pas plus d'un septénaire !

Sur ces entrefaites, la quarantaine sonnant, notre homme songea à *faire une fin !* Il la fit, et les herpès l'ont faite du même coup. C'est ce qu'il m'apprit en me rencontrant au bout de deux ans durant lesquels j'étais tout étonné d'avoir perdu de vue ce client-là, que j'avais baptisé : le client, à son docteur seul fidèle !

CHAPITRE III

SYPHILIS.

Nous sommes ici, — je tiens à commencer par cette déclaration, — en présence d'une maladie dont la tendance naturelle est de guérir ; qui, par le fait, guérit ordinairement ; mais qui, d'autre part, peut ne pas guérir, et des récidives de laquelle par conséquent nul indice, nulle épreuve, nul remède, en un mot, nulle garantie ne peut jamais donner d'une façon absolue la certitude qu'on soit définitivement à l'abri.

Ceci dit pour le repos de ma conscience ainsi que pour la complète édification du public médical, etautre, faisons non pas de la science *virtuelle*, adéquate à un summum d'exigences doctrinales, mais bien de la science *applicable*, c'est-à-dire telle que, d'une part, l'autorisent les données de l'expérience, telle que la commandent, de l'autre, les intérêts individuels et sociaux si fortement engagés dans cette étude de plus en plus mise à l'ordre du jour par l'extension de la syphilis et par l'égoïste incurie de ses victimes.

Mais, avant d'entrer en matière, il faut éclairer

le sujet en énonçant, en précisant — ce qui exige une discussion sommaire mais approfondie — de quels préjudices l'homme ou la femme deviennent l'auteur, s'ils se marient ayant la syphilis, ou si, étant mariés, ils la contractent (ce qui, sous le rapport de la nature et de la gravité des accidents à appréhender revient absolument au même). J'abrègerai autant que possible ce chapitre : j'aurais même voulu le supprimer, car il appartient en entier à la pathologie. Mais les ardentes dénégations qui subsistent encore et l'obligation toute naturelle de s'entendre préalablement sur ce dont on va parler, me font un devoir de donner à ces prolégomènes une place proportionnée à l'importance que de récents débats lui ont faite.

Spécifions donc ces dangers et ces inconvénients, successivement selon qu'ils proviennent de l'homme ou de la femme.

§ 1. — **Risques provenant de l'homme.**

La syphilis compromet un homme de deux manières : soit par l'état d'infériorité personnelle, soit par l'état d'agent propagateur de la maladie, dans lesquels elle le constitue.

A. *Infériorité personnelle.* — Ceci s'explique et se comprend en deux mots. Il va de soi qu'un mari syphilitique est un assez peu ragoûtant su-

jet. Dépilé, croûteux, tacheté de roséole et mou-
cheté de vigo, se décelant dans tout son habitus
et non moins compromis par ce qu'il en dissimule
que par ce qu'il n'en peut cacher, haleine infecte,
voix rauque, exhalant un parfum d'axonge ran-
cie, tel est le portrait du Clitandre visité par la
nymphe ennemie des ménages : portrait flatté
même, car je veux bien en élaguer les stigmates
indélébiles, les pertes irréparables ; je pousse la
générosité jusqu'à laisser au modèle son nez et ses
oreilles.

Faut-il maintenant montrer le personnage en
action ? Il n'y gagnera pas grand'chose ; ni lui ni
sa femme, hélas ! En effet, le plus éminent service qu'il puisse lui rendre étant de l'exempter
du danger de contagion, sa meilleure preuve
d'amour envers sa moitié est d'observer la continence : et, à ce compte, elle n'a que trop
d'occasions de voir à quel point elle est aimée !
— Si du moins, de copieux à-compte en petite
monnaie courante venaient pallier la parcimonie
que Monsieur met à dépenser le capital ! Mais
ici même, que d'incessantes déceptions, que de
coups d'épingle plus sensibles que des coups
de poignard. Les brusques variations de la maladie imposent au régime conjugal des alternances, des omissions justifiées par la prudence
sans doute, mais dont l'amour a plus de motifs de
s'offenser que de moyens de se rendre compte.

Lorsque, au lendemain d'une de ces intimes étreintes où deux âmes se confondent, elle se voit refusée, repoussée, embrassée seulement du bout des lèvres, que peut, que doit supposer l'innocente?... Que son mari l'aime moins que la veille? Ou que, depuis la veille, il s'est découvert une plaque muqueuse linguale?... Dans son ignorance, elle n'a pas le choix entre les deux hypothèses. Mais si la première l'accable, que ne doit pas souffrir celui qui ne saurait la détruire que grâce à une révélation pathologique qui détruira à jamais le bonheur du ménage.

Sur un autre terrain, l'époux syphilitique encourt des reproches non moins graves. D'abord il compromet, ou il s'expose, s'il est découvert, à compromettre tous ceux qui l'ont aidé à se marier, tous les intermédiaires, parents, amis communs, anciens camarades, abbés et notaires, qui ont plus ou moins répondu de lui : je ne parle du médecin que pour mémoire.

Mais qu'il se soit trahi ou non, qu'il souffre actuellement de son mal ou en soit momentanément exempt, on peut bien dire que ce mari-là n'est point celui sur lequel on avait compté pour devenir un lien entre deux familles. Sombre, morose, préoccupé, ayant toujours à celer quelque chose (une pustule ou une pilule), cherchant trop visiblement avant tout à se créer des moments de solitude, il donne prise à tous les soupçons qui sont une conséquence de sa nouvelle situation ; car si une jeune femme ne suppose à son mari que des qualités, il en est, à côté d'elle, une autre illusionnée en sens absolument inverse. Celle-là, dès le premier jour, s'est dit : « Il y a un point noir, une faiblesse, un vice, peut-être un crime à découvrir chez mon gendre. Cherchons! » Et elle n'a pas moins de 1440 minutes par jour à consacrer à sa petite enquête !

Poursuivons, cependant, la nôtre dirigée dans le seul but d'éclairer et de préserver.

Même en supposant — ce qui, je le reconnais, est loin d'être une exception — en supposant que le mari syphilitique n'ait infecté ni sa femme, ni ses enfants, il n'en est pas moins pour eux une cause de préjudice. Que son mal ait été divulgué, qu'il soit seulement soupçonné, voilà sa famille solidaire sinon du déshonneur, au moins de la défaveur qui s'attache invariablement et pour jamais à une pareille souillure. Des années se passent, les derniers vestiges sont effacés depuis longtemps et l'on croit tout oublié !... Qu'il soit seulement question d'un avant-projet de mariage, et la tache reparaît vivace comme aux premiers jours ; et parmi les accusations qui menacent à cette occasion les enfants, la syphilis du père est la plus sérieuse qu'ils aient à craindre parce qu'on ne l'articule ordinairement que par voie d'insinuation et parce que, même la leur adressât-on

ouvertement, ils seraient hors d'état de s'en laver.
— Quant à la veuve du syphilitique, nul médecin, nulle doctrine, on le sait, ne répond que les
enfants qu'elle aurait d'un second lit fussent à
l'abri du mal de son premier mari.

Mais il est des sources de préjudices plus réels
et moins éloignés. — « J'ai vu les mœurs de mon
siècle et j'ai écrit ce livre » disait un moraliste de
la bonne époque. J'ai reçu, moi, les confidences
des maris syphilitiques ; j'ai compâti à leurs
transes plus encore qu'à leurs douleurs ; j'ai
sondé leur incurable préoccupation s'étendant à
un avenir indéfini. Et j'affirme que tant qu'ils
souffrent — ce qui est toujours long — tant qu'ils
sont effrayés — ce qui peut durer autant qu'eux
— de tels chefs de famille sont incapables de
donner à la direction du ménage, à l'éducation
de leurs enfants, à la gestion de leurs affaires, le
temps et l'attention que réclament ces intérêts si
pressants et si divers.

Avec une force et une justesse égales, M. Fournier a fait ressortir la grave responsabilité qu'encourt un syphilitique mal guéri, lorsque, devenu
chef de famille et frappé d'une de ces lésions
spécifiques profondes d'où résultent l'impo-
tence, l'abolition de l'intellect ou la mort, il
sème ainsi autour de lui et après lui le déshonneur, le désespoir, la misère. Mais la perspective
de ces catastrophes morbides qui brisent une

position sociale, mais cet effrayant tableau, chef-d'œuvre d'un maître coloriste, me frapperait moins que le croquis simple et fidèle des mille petits détails qui constituent le fonds de la vie en commun, et où le facteur *syphilis* apporte chaque jour, méfiance, mésestime, alarmes, espionnage, surprises pénibles là où sans lui eussent régné la paix, la mutuelle confiance des époux, l'instinctif et sincère respect des enfants, seules bases du bonheur domestique.

Qu'il me soit permis, à ce propos, d'insister sur un côté particulièrement touchant de la question morale. Tous ces biens si précieux ne sont point compromis, ne s'évanouissent pas sans que l'épouse qui assiste à cette ruine s'inquiète de la cause autant que de l'effet. L'un de nos vieux majors lyonnais avait l'usage de faire figurer dans sa note d'honoraires les *inquiétudes* (toujours fort vives, à en croire le total) à lui causées par la maladie de son client ! De même, puisque nous dressons le bilan du mari syphilitique, serait-il régulier de lui porter en compte les tourments de toute sorte et de toute minute que sa pauvre femme ressent en le voyant, sans motif connu, triste, découragé, vacillant dans ses projets, tiède à son ouvrage, sans goût pour le présent, sans foi dans l'avenir. Car la compassion de la femme égale au moins le désespoir du syphilitique. On n'a peint que des exceptions quand on montre celles à qui, dans ce cas, leur époux ne saurait rendre de meilleur service qu'en les faisant veuves ; celles pour qui le mariage n'ayant été qu'une *raison sociale*, se font alors si aisément une raison ! Dans le monde réel, bien au contraire, leur courage est au niveau de toutes les épreuves, leurs consolations à la hauteur de toutes les angoisses. Toutefois, quelque bien armé qu'on soit pour le combattre, au moins faut-il connaître l'ennemi. Mais quand elle voit, à ses côtés, cette douleur qu'elle croyait terrassée renaître incessamment ; quand on lui en cache non moins obstinément le nom que la cause ; quand ses efforts pour en pénétrer le motif n'amènent qu'un redoublement de tristesse ; quand ces efforts mêmes où elle met toute son âme, toute son ingénieuse tendresse, ne servent qu'à lui aliéner de plus en plus le cœur qu'elle voudrait sauver, ah ! croyez-en celui qui si souvent l'a vue à l'œuvre et à la peine, c'est là, c'est bien là le vrai *supplice d'une femme.*

Qu'on n'impute pas exclusivement à blâme pour l'homme la contre-partie de cet éloge de la femme. A l'époque où notre client s'est porté candidat au mariage, il n'était pas toujours, comme on a eu tort de l'écrire, mû par la cupidité, l'incurie, l'absence de sens moral. Souvent sa conscience se révoltait contre le malheur dont il s'exposait à devenir l'agent, entraîné par les obsessions qui le circonviennent. Tenez-vous-le pour dit, marieurs et marieuses de tout genre et de toute robe, pères, mères, tantes, sœurs, parentes au quatorzième degré, tenez-vous-le pour dit ou plutôt comprenez à demi mot. Lorsqu'un jeune homme que rien ne semble autrement détourner du mariage, oppose aux ouvertures de ce genre une résistance peu en rapport avec son caractère, avec ses dispositions antérieures, avec ses sentiments habituels, s'il n'apporte aucune bonne raison à l'appui de ses refus ; si surtout il lui échappe de dire en termes plus ou moins catégoriques : « Je vous assure que vraiment je ne le puis pas en ce moment », arrêtez-vous, votre insistance pourrait faire le malheur de deux familles !

B. *Aptitude à propager la maladie.* — Un syphilitique marié a d'autant plus de chances de transmettre sa maladie que personne dans son entourage ne se méfie de lui. Ailleurs, dans les relations plus ou moins passagères du demi-monde, toute liberté règne, notamment celle de s'enquérir de l'état du quémandeur, d'examiner celui-ci, partant de le refuser s'il paraît suspect. En ménage, ceux que le danger de contagion menace n'ont ni la pensée, ni le moyen, ni le droit de s'y soustraire. Aussi l'observation nous apprenant que ceux qui sont en position de la subir ne la subissent pas tous, en d'autres termes le nombre des exposés dépassant en général et de beaucoup le nombre des victimes, on doit conclure : 1° en principe, que la contagiosité des lésions syphilitiques est moins grande qu'on ne pourrait le présumer ; — et 2°, en fait, qu'elle n'est point constante, obligatoire (ce qui, d'ailleurs, est un caractère commun à tous les virus).

Mais de là surgit aussi un corollaire d'ordre inverse, qui doit servir d'avertissement aux doctrinaires, et devrait bien leur servir de frein. C'est qu'il ne faut point, quand une espèce de lésion a souvent manqué de réaliser la contagion, se hâter de conclure, pour ce seul motif, qu'elle n'était pas contagieuse ; qu'il ne faut point non plus, quand un mode d'inoculation a été plusieurs fois mis en œuvre sans rien produire, se hâter de déclarer qu'il ne peut donc rien produire. En raisonnant ainsi, et l'esprit de système n'y porte que trop, on ne s'expose pas seulement, soi, à être désavoué par la logique en attendant qu'on soit démenti par l'événement ; on *expose* aussi les personnes en très grand nombre qui, sur la foi de ces assurances mal fondées, iront affronter sans précaution le danger. J'en trouve un premier exemple dans l'attitude si loyalement mais si longtemps conservée par Ricord dans la question de la *contagiosité des accidents secondaires*. Et j'en trouve un second à souhait dans un récent mémoire de Wolf (1) qui « ayant vu *douze fois* un père syphilitique procréer un enfant sain, la mère étant restée indemne », conclut catégoriquement : « La transmission du père à sa progéniture ne peut avoir lieu que par l'infection de la mère. » — Fidèle à cette même facilité de déduction, l'auteur, par cela seul « qu'il n'a jamais observé l'infection de la mère à la suite de la conception, repousse la théorie du choc en retour. » — C'est en vertu de cette même manière de raisonner, ne l'oublions pas, que, pendant longues années, plusieurs chirurgiens éminents, parmi lesquels Velpeau, nièrent que le chloroforme pût causer la mort ; et pourquoi ? d'après ce seul motif qui se retrouvait à l'époque, sous la même formule, dans toutes les bouches : « Je n'ai, moi, jamais eu un seul opéré mort à la suite de chloroformisation ! »

Ces explications préalables données, voyons à qui le syphilitique marié *peut* transmettre son mal ; et tâchons surtout — *hic labor, hic opus* — tâchons de pénétrer pourquoi, dans des conditions en apparence identiques, tantôt il le transmet, tantôt il ne le transmet pas.

La transmission peut s'opérer soit par contact, soit par génération.

(1) *Central für gynécologie*, mai 1880 et *Lyon médical*, 6 juin 1880.

1° Transmission par contact. — Naturellement de tous les sujets qu'elle menace accidentellement, c'est l'épouse qui est le plus exposée à cette communication. Le mal peut lui venir soit d'un chancre de son mari, soit de ses lésions secondaires, soit de son sang.

Mais ces foyers de contagion n'occupent pas tous un *siège aussi propice* à leur mise en rapport avec la région féminine sur laquelle ils ont à agir. — Mais le fluide qui provient de ces diverses sources n'a pas un *degré égal de pouvoir transmissif*. — Mais il n'est pas déposé à un égal *degré de concentration* sur les organes contaminables de la femme. — Mais le dépôt sur ces organes n'a pas toujours *la même durée*, n'est pas toujours *en rapport aussi intime* avec les voies absorbantes. — Mais enfin ces même organes de la femme ne sont pas toujours *dans des conditions physiologiques* aussi bien appropriées au fonctionnement de l'absorption.

On pressent bien que si la contagion varie, en d'autres termes, si tantôt elle *prend*, tantot elle ne *prend pas*, ceci trouve son explication dans la manière diverse dont ces différentes conditions sont réalisées, sont groupées. Mais il faut le faire mieux comprendre ; il faut ne laisser aucun nuage dans cet exposé qui, sous son apparence dogmatique, n'est, en réalité, rien moins qu'un chapitre d'hygiène préservative. Pour cela prenons les deux cas extrêmes et mettons-les en lumière par deux exemples bien tranchés :

Un homme, ayant au gland un chancre méconnu (c'est-à-dire non pansé, ni essuyé), a des rapports, et chaque fois prolongés, avec une vierge (excoriable) qui, chaque fois, partage ses transports sensuels.... Contagion à peu près certaine.

Un homme, ne conservant plus de sa syphilis que les plaques opalines de la langue, entretenues par l'habitude de fumer, quitte un instant sa pipe pour sa femme, déjà trois ou quatre fois mère, et lui donne, en passant, un de ces baisers dont le flot de salive odorante qui l'accompagne est à la fois, pour la malheureuse forcée de s'y prêter, une cause de dégoût, et partant une cause de sécurité... Contagion à peu près irréalisable.

Quant au degré de pouvoir transmissif inhérent à chaque ordre de lésions syphilitiques, c'est là le point essentiel et aussi le plus difficile à déterminer.

On peut d'abord, au nom de l'expérimentation comme au nom de la clinique, dire que ce pouvoir *va en diminuant à mesure que la lésion dont il s'agit représente une phase plus avancée de l'évolution diathésique.* Le chancre se transmet par le seul contact, et expérimentalement par une simple piqûre à la lancette. — Les plaques muqueuses sont, elles aussi, transmissibles par contact ; mais, expérimentalement, la piqûre n'a suffi que dans des cas exceptionnels. Pour obtenir un résultat positif, il faut en général maintenir un certain temps leur sécrétion sur une surface dénudée. C'est faute d'avoir tenu compte de cette règle qu'on a si longtemps professé la *non-contagiosité* des accidents secondaires, tandis qu'on n'avait, en fait, constaté que leur *non-inoculabilité*. — Le sang syphilitique nécessite, pour *prendre* chez un sujet sain, encore plus de précautions. Après de nombreux insuccès, toujours répétés tant qu'on n'opérait qu'à la lancette, il a fallu toute l'ingénieuse habileté de Pellizari (1) pour pouvoir appuyer sur une expérience réussie le dogme de la contagiosité du sang. — Enfin les lésions franchement tertiaires ne sont à aucun degré, selon aucun mode clinique ou opératoire, ni contagieuses, ni inoculables.

Il semble que, muni de données étiologiques aussi précises, un spécialiste devrait découvrir sans peine, d'après l'évolution de la maladie chez la femme infectée, d'après la région où le le premier accident, où le chancre a siégé chez

(1) Le sang dut être appliqué chaud, liquide et maintenu vingt-quatre heures en place sur la peau de l'expérimenté, dénudée d'épiderme. *Quatre* autres sujets, — je tiens ce chiffre de la bouche de l'auteur lui-même — à qui le même sang fut appliqué dans la même séance, mais chez qui les premières de ces conditions ne furent pas réalisées aussi exactement, échappèrent à la contagion.

elle, devrait découvrir, dis-je, comment, par quelle lésion de son mari l'infection lui est le plus ordinairement transmise. Eh bien! il n'en est rien. L'histoire de l'*accident initial chez une femme mariée syphilitique* est encore pleine d'obscurités, de désidérata non satisfaits, de contradictions apparentes entre ce que la raison nous fait pressentir, et ce que l'observation nous révèle, ou plutôt ne nous révèle pas.

Il est vrai que, dans la plupart des cas, on est aussi mal placé que possible pour avoir à cet égard des renseignements positifs, pour recueillir une observation complète. Ni la femme ni le mari ne s'attendaient à ce qui arrive : Celui-ci, d'ailleurs, est aussi peu empressé de s'en enquérir, que celle-là peu capable de s'en apercevoir. L'indolente exulcération de Madame a donc presque toujours été méconnue à son origine. Ce n'est que deux ou trois mois plus tard, quand les symptômes généraux ont éclaté, que le médecin est enfin appelé ; et ce n'est qu'alors qu'il cherche à savoir où a siégé la lésion, point de départ des accidents de Madame. N'est-il pas par conséquent naturel que souvent cette tardive enquête soit infructueuse ?

Mais même alors que toute facilité nous est donnée pour la faire en temps opportun, que de fois cette investigation ne reste-t-elle pas stérile ou n'aboutit-elle pas à un résultat contraire à

celui que de justes prévisions rendaient vraisemblable ? Voyez plutôt :

Il est d'observation que les lésions secondaires
sont, chez l'homme, très rares aux organes génitaux, très communes à la bouche. D'autre part,
lorsqu'un homme, un mari a pris un chancre à
la verge, il sait fort bien, en général, que cet ulcère est contagieux ; et tout au contraire, quant
aux plaques muqueuses qui lui viennent dans la
bouche, il en ignore très souvent non seulement
le danger, mais même l'existence.

Or, comme, *en ménage*, la bouche ne rencontre guère que la bouche, la verge que la vulve, il
y aurait donc toute probabilité pour que la syphilis d'une femme mariée commençât le plus ordinairement par la bouche....

Eh bien ! chers collègues, dépouillez vos notes,
scrutez vos souvenirs, et dites-moi si ce résultat
le plus probable est en réalité le résultat le plus
fréquent ? Dites si, chez les épouses que la syphilis atteint, vous avez seulement compté un
chancre labial pour dix chancres vulvaires ?

Mais ce n'est rien encore, et cette enquête faite
de bonne foi nous réserve une tout autre surprise.

Dans le nombre des syphilis marito-uxorales,
vous êtes, il est vrai, parfois en présence d'un
homme qui croit avoir intérêt à dissimuler, ainsi
que d'une femme trop inexpérimentée pour vous

donner un seul renseignement utile. Mais assez souvent, au contraire, le mari repentant et navré veut racheter sa faute par une confession aussi sincère, aussi minutieuse que possible ; la femme, de son côté, a vu, a senti et vous communique sans arrière-pensée ses impressions. Enfin il existe, au second plan, un magistrat instructeur supplémentaire qui, en général, n'a pas vu de moins près et qui n'omet aucun détail capable de servir... non plus que de nuire ! — Eh bien ! même dans ces conditions-là — conditions de choix, s'il en fût, pour la découverte de la vérité, — souvent encore vous restez indécis, perplexe, parfois même absolument désarmé, absolument incapable de répondre à cette question : « Où a siégé, chez la femme, l'accident initial ? »

Sans doute, dans certains cas, si cet accident demeure inaccessible aux recherches, c'est uniquement parce qu'il était situé profondément ; et les chancres de l'arrière-gorge, ceux du col utérin surtout peuvent rationnellement expliquer une part des cas de syphilis féminine. Mais ils n'en expliquent qu'une part. En effet, ces chancres-là, comme les autres, laissent des traces ou locales ou ganglionnaires. Or souvent, dans ce cas, un médecin exercé les a recherchées en vain ; j'en sais quelque chose. D'autre part, vu la rareté des lésions secondaires péniennes, il faudrait, pour comprendre la genèse d'un chancre du col chez un aussi grand nombre de femmes mariées, admettre que leur mari les a approchées ayant lui, un chancre à la verge! ce qui, Dieu merci, si dépravées qu'elles soient, n'est pas encore dans nos mœurs et ne représentera jamais qu'une exception!

Donc, dans bon nombre de cas l'accident primitif de la femme restant impossible à trouver, on est amené à se poser cette question assurément très naturelle : « La maladie n'a-t-elle pas pu se transmettre à Madame, sans qu'il y ait eu chez elle accident primitif? » Et comme cette absence de l'accident primitif chez un sujet vérolé est un fait propre au sexe féminin, à la femme mariée, en âge et en état de concevoir , on est non moins logiquement conduit à cette seconde question : « Ne serait-ce point à l'occasion de la fonction propre à son sexe, ne serait-ce point *par la conception* que la femme aurait, dans ces cas, pris la vérole ?... ».

Bornant là cette digression qui contient les prémisses d'un théorème à développer ultérieurement, je reviens à l'*échelle de contagiosité* des diverses lésions syphilitiques. Le chancre, nous l'avons vu, y occupe la meilleure place. Mais il est, à côté de lui, un ordre d'accidents, doués d'un pouvoir égal de transmissibilité ; et, en fait, beaucoup plus dangereux sous ce rapport. Je veux parler des accidents dits *successifs*. Voici

comment ils se développent et comment cet ennemi dont on se méfie trop peu réalise son plan
d'attaque :

L'homme qui a un chancre peut, au début, en
ignorer la nature : il peut même ne point s'apercevoir qu'il a du mal. Mais enfin tôt ou tard la
lumière se fait dans son esprit. Et, comme conséquence, il s'impose l'abstention de tout rapport
conjugal, tant que son chancre durera.

Mais ce chancre finit par guérir, et comme la
continence pesait à Monsieur, on devine ce qui
va arriver, et l'on devine non moins aisément ce
qui va continuer.

Cependant une tache, une rougeur, une imperceptible érosion apparaît à ce moment sur la cicatrice ou dans son voisinage. « Ce n'est rien, se
dit le malade, ce n'est rien du tout. C'est que je
me serai un peu *échauffé*, un peu *forcé !* »

Ce que c'était en réalité — et la suite ne le
prouve que trop, — c'était, ou plutôt c'est une de
ces lésions chronologiquement placées entre l'accident primitif et les accidents secondaires, tenant plus du premier que des seconds, en tenant
par son siège, par sa nature, par sa localisation
circonscrite, par la date de son apparition, mais
en tenant surtout par sa contagiosité.

Les *accidents successifs*, il est vrai, ne s'observent pas chez tous les syphilitiques : mais aucun
n'est autorisé à croire qu'il en sera exempt. Aver-

tissons donc toujours notre client de la possibilité de leur invasion. Mettons-le en garde contre leur caractère insidieux, contre leur bénignité qui n'est qu'apparente. Et veillons surtout à ce que

Quelque diable alors le poussant,

il ne conclue pas de cette bénignité à leur innocuité, et n'agisse pas conformément à cette conclusion.

2° *Transmission par génération.* — La syphilis de l'homme peut se transmettre par génération à deux personnes, savoir :

Soit, directement, à son enfant ;

Soit, médiatement, à sa femme, par l'intermédiaire de son enfant.

A. — *Transmission directe à l'enfant.* — « Un homme syphilitique peut-il engendrer des enfants syphilitiques sans avoir préalablement infecté sa femme ? » La question, ainsi posée par M. Langlebert, est parfaitement posée. En effet si la femme a été infectée directement par son mari, c'est à elle, c'est à son influence qu'on sera en droit d'attribuer la syphilis qu'aurait l'enfant né de ce mariage.

Le père *étant seul syphilitique* peut-il procréer un enfant syphilitique ?... Pour fixer ce point si débattu, je pourrais consulter les analogies, invoquer les lois qui président à l'hérédité soit physiologique, soit morbide ; dresser parallèlement la liste des auteurs favorables et celle des auteurs opposés au dogme de l'influence syphiligène paternelle. Mais ce genre d'arguments ne me semble pas mériter qu'on se baisse pour les ramasser. Voulez-vous, en deux mots, la justification de mon dédain ? C'est sur des considérations de cet ordre-là qu'un auteur, M. Capdevila, a nié, a formellement nié que la mère infectée avant sa grossesse puisse infecter le fœtus ! !

J'admets, moi, la réalité du pouvoir syphiligène du père ; et j'appuie ma conviction sur des preuves de fait.

Le point capital, quand on veut établir que l'enfant tient la vérole uniquement de son père, c'est de prouver que la mère n'ayant eu cette maladie ni avant ni après la conception, n'a par conséquent pas pu la donner à l'enfant. Or, pour beaucoup de cas, cette démonstration est faite soit par le nom, par l'autorité des médecins qui déclarent que la femme n'avait jamais été syphilitique, ni avant ni pendant la grossesse (observations de Bell, de Swediaur, de Bertin, de Ricord, de Bertherand, Bassereau, Bazin, Hardy) ; soit parce qu'ils affirment positivement qu'ils ont constaté l'état indemne de la mère par l'examen le plus minutieux (observations de Guérard, de Bœhr, de Depaul) ; soit enfin par cette circonstance que la mère avait eu précédemment d'un autre homme des enfants sains, et n'en a eu de malades que de l'homme chez lequel des accidents syphilitiques avaient précédemment existé (observation de Mayr). On a même vu l'influence du père primer celle de la mère à ce point qu'une même femme, anciennement atteinte de syphilis, donnait le jour à des enfants syphilitiques ou à des enfants sains suivant qu'ils étaient engendrés par l'homme qui l'avait autrefois infectée elle-même ou par un autre homme exempt de syphilis : Simon en rapporte deux exemples des plus concluants. Enfin, pour couronner le tout, citons ce fait iréfutable rapporté par Fournier : « Je voyais dernièrement — écrit ce très estimable collègue, — un de nos confrères qui, me faisant l'honneur de me consulter pour une syphilis ancienne, me disait « avoir eu cinq enfants syphilitiques, bien que sa femme, examinée par lui avec un soin vigilant, soumise à une surveillance assidue, n'eût jamais présenté le moindre symptôme diathésique. »

Pour infirmer des faits semblables, des faits où la bonne santé de la mère d'un enfant syphilitique est attestée par des praticiens honorables qui ont examiné cette femme par eux-mêmes, en temps utile, avant et durant la grossesse, pour infirmer de tels faits, dis-je, les auteurs qui s'obs-

tinent à rapporter toute infection fœtale à la mère
n'ont qu'une réponse, et je l'emprunte à la plume
du plus tranchant des dénégateurs de l'influence
paternelle : Si dans la pratique civile, dit-il, on a
déclaré ces mères indemnes de vérole, c'est
« parce qu'on a été retenu par maintes considérations morales et sociales que le médecin prudent
ne doit pas enfreindre ». — Quand le médecin,
dirai-je à mon tour, s'est cru tenu, *par prudence*,
à laisser l'examen incomplet, il n'a point l'habitude de se donner comme l'ayant fait complet.
Mais lorsqu'il affirme l'avoir institué tel, venir soutenir qu'il a été *prudent*, c'est simplement insinuer
qu'il a menti ! Or un tel reproche peut-il atteindre les estimables confrères cités plus haut ?
— D'ailleurs, la vérole est-elle donc une de ces
maladies à siége profond, unique, obscur, qui
puisse si aisément se dissimuler ? Oui peut-être,
à son début, tant qu'elle n'est constituée que par
l'accident primitif. Mais le médecin de la famille
ne peut méconnaître ce mal, lui qui, mis en éveil
par la naissance d'un enfant vérolé, est conduit à
rechercher, a tout le temps, toute la liberté nécessaires pour découvrir chez la mère, dans son
passé, son présent et son état ultérieur, les signes ou les traces de la syphilis là où il sait
qu'éclatent fatalement, tôt ou tard, ses manifestations caractéristiques, ostensibles, multiples et incessamment renaissantes. Si ce médecin a dé-

claré la mère saine, c'est donc, croyez-le, avec une aussi profonde connaissance de cause qu'avec une profonde bonne foi. — Et si ce médecin est le mari ! (Cas de Fournier.)

J'ajouterai à la série des observations qui établissent la transmission héréditaire paternelle deux faits de ma pratique, qui ne me paraissent pas moins démonstratifs.

J'ai soigné, il y a maintenant dix huit-ans, un honnête commerçant, atteint d'une syphilis moyenne mais tenace. Il se maria après un an de maladie, libre alors de toute manifestation visiblement compromettante, mais sujet à des récidives buccales qui apparurent à diverses reprises après son mariage (1). Sa femme, deux fois enceinte pendant les trois premières années, donna le jour à deux enfants dont le premier succomba à la syphilis au bout de trois mois, dont le second eut des symptômes spécifiques bien caractérisés desquels un traitement méthodique et une hygiène appropriée (2) finirent par triompher.

---

(1) Je conserve ma rédaction de 1875 sans y faire aucun changement, notamment sans vouloir réparer aucune des omissions que cette rédaction succincte avait pu m'induire à commettre sur les symptômes que le mari avait présentés.

(2) Cet enfant chez qui les symptômes s'aggravaient malgré un traitement spécifique des plus méthodiques, ne dut son salut que à ce que, sans rien changer au traitement, on substitua à sa nourrice qui s'enivrait une nourrice plus sobre. A partir de ce moment l'amaigrissement et l'insomnie, qu'on attribuait à la syphilis, s'amendèrent : l'enfant est aujourd'hui en bonne santé.

Or j'étais plus que le médecin, j'étais l'ami de cette excellente famille. Peu de jours se passaient sans que j'y fisse une apparition. Il ne s'y donnait pas, selon l'expression de Figaro, un seul coup de plume, de lancette ou de... pierre infernale, que je n'y eusse l'œil et la main. Confident discret des symptômes du mari, je l'étais aussi des soupçons qui, malgré mes efforts, germaient dans l'esprit de la femme. Peu à peu, elle avait vu clair à travers les réticences, les mystères dont s'entourait l'ancien coupable, et certes si elle eût eu quelque lésion spécifique, ni elle, qui l'appréhendait, ni moi, qui devais m'y attendre, nous ne l'aurions laissé passer inaperçue... Eh bien ; elle n'a rien eu en fait de syphilis. Et cependant ses deux enfants ont été syphilitiques.

Second fait : Dans mon voisinage demeurait un autre ménage également à portée de mes soins. Le mari avait eu, peu de temps avant de contracter alliance, une syphilis dont il paraissait guéri. Sa femme, au bout d'un an, devint enceinte. Elle accoucha à terme, n'ayant jusque-là présenté aucune lésion spécifique. Elle eut deux jumeaux qu'elle a nourris.

L'un, le garçon, présenta, au deuxième mois, une syphilide pustulo-squameuse, compliquée de désordres digestifs et il succomba en dépit du traitement. — L'autre, une petite fille, n'a jamais eu le moindre indice de syphilis. Elle a aujourd'hui (juin 1880) quatorze ans et se porte à merveille, ainsi que sa mère avec laquelle elle offre une ressemblance frappante de physionomie.

Donc la syphilis peut passer, passe réellement, par voie de génération, du père à l'enfant.

Mais un fait non moins certain, un fait admis par tous les auteurs, c'est que cette transmission n'est pas fréquente, qu'elle l'est beaucoup moins que la transmission par la mère et surtout que jusqu'ici on n'a pas bien pu s'expliquer pourquoi tantôt elle a lieu, tantôt elle manque. A chaque instant dans la pratique, comme dans les livres, on se trouve en face d'une singularité comme celle-ci : Deux hommes ont une syphilis de même date, et ce semble de même force, ayant subi le même traitement. Eh bien ! l'un procrée des enfants sains, l'autre a des enfants syphilitiques (leur mère, bien entendu, dans les deux cas, restant saine).

Or, il n'y a dans la nature ni bizarreries, ni contradictions : il n'y a, il ne peut y avoir qu'insuffisance dans la science ou chez l'observateur. Attachons-nous donc à ce problème, qui doit être bien ardu, si je m'en rapporte à l'accord tacite que presque tous les auteurs ont mis à négliger de l'approfondir, plusieurs même à l'énoncer !

Il se pose dans les termes suivants : *à laquelle de ses phases la syphilis est-elle transmissible par hérédité paternelle ?* Question qui touche au cœur même de notre sujet, du *péril vénérien dans les familles*, puisqu'elle équivaut à celle-ci : *à quelle époque de sa syphilis un homme est-il, et à quelle époque cesse-t-il d'être dangereux pour sa progéniture ?*

Deux points, d'abord, sont acquis au débat, et acquis sans avoir, je pense, besoin d'une démonstration nouvelle : c'est 1° que plus chez un homme la syphilis vieillit, plus diminue le pouvoir de transmissibilité par contact des lésions qu'elle produit, ce pouvoir étant pour les lésions tertiaires réduit à zéro ; — 2° que plus chez un homme la syphilis vieillit, plus diminue son pouvoir de transmissibilité héréditaire, ce pouvoir étant, pour les sujets tertiaires, réduit à zéro.

Prouvée par deux faits connexes aussi incontestables, cette décroissance de la syphilis au point de vue de son influence sur la progéniture sert à la fois à nous rassurer et à nous mettre en garde.

A nous rassurer, en montrant que, sous ce rapport, une vérole très grave pour celui qui en est atteint, peut être sans danger pour ses enfants.

A nous mettre en garde contre certaines véroles qu'on croirait innocentes tant elles cachent bien leur jeu, tant leurs manifestations sont rares, espacées, discrètes, consistant principalement par exemple en érosions superficielles de l'arrière-bouche, de la langue et des lèvres, qui ne reviennent que deux ou trois fois par an. Mais tant que ces manifestations gardent le caractère secondaire, *tant qu'elles sont contagieuses*, méfiez-vous de la syphilis qui les entretient. Ce sont surtout ces véroles *presque éteintes* qui font le danger des enfants parce qu'elles font la sécurité des pères. Aussi la contagiosité étant jusqu'à un certain point la mesure de la transmissibilité héréditaire, j'attache une importance non exclusive mais capitale à la constatation de ce premier critérium, la contagiosité (1).

Mais il en est un autre qui, selon moi, prime celui-ci, qui en tout cas le complète.

Le cours d'une syphilis étant invariablement composé d'une succession de trèves et de repri-

---

(1) On cite surtout, à titre de lésions particulièrement contagieuses, les *plaques muqueuses*; et l'on a raison, si l'on ne considère que la fréquence des transmissions par contact dont elles sont la cause.

Mais, en fait, leur produit ne recèle pas une somme de pouvoir transmissif supérieur à celui des autres lésions secondaires, des syphilides sécrétantes; seulement elles trouvent dans les rapprochements de la vie usuelle plus d'occasions que les autres de se propager. Mais celles-ci sont également contagieuses lorsque, par l'inoculation expérimentale, on les met en rapport suffisamment intime avec les tissus absorbants (Voyez les résultats expérimentaux positifs obtenus par Wallace, Vidal, Rinecker, avec la sécrétion des pustules d'une éruption cutanée générale). — En un mot, il ne faut pas, par une confusion à laquelle on n'est que trop porté prendre la lésion *le plus contagiomante* pour la lésion *la plus contagieuse*.

ses — de *repiquées* (1) disait-on à l'Antiquaille —
il a paru naturel de considérer la maladie comme
plus active, et partant plus communicable aux
époques où elle se réveille. On a donc dit, on a
professé, et en toute vraisemblance, cette explication : si tels pères syphilitiques donnent et tels
autres ne donnent pas la syphilis à leur enfant ; si
l'on a vu le même père, après ne l'avoir pas donnée, la donner ultérieurement, cela dépend de la
phase, de l'état où en était chez eux la diathèse
au moment où ils ont engendré. — Syphilis à ce
moment endormie ou assoupie chez le père : enfant sain. — Syphilis éveillée chez le père : enfant
syphilitique.

Oui, voilà une manière aussi rationnelle que
possible d'interpréter les faits : elle est reproduite
par bon nombre d'auteurs, et par tous ceux-là
avec une grande confiance, sinon avec un grand
luxe de preuves cliniques. Appelons-la *loi de
Rosen*, du nom du premier d'entre eux chez qui
je la trouve formellement professée (1778). Toutefois si elle a ses partisans, ni les contradicteurs ni
les démentis infligés, dit-on, au nom de l'observation ne lui ont fait défaut.

Mais les faits invoqués contre elle ont pour la
plupart un tort grave : ils manquent de précision
sur le seul point qui importe. Leurs auteurs se

(1) Du nom du docteur *Repiquet*, premier chirurgien-major de
l'hospice.

contentent vraiment ou plutôt ils veulent que nous nous contentions à trop bon marché ! Pour prouver par exemple que le père était, comme ils le disent, *en pleine vérole* quand il a procréé son enfant *sain,* quelques-uns se bornent à établir que cet homme *avait eu des accidents syphilitiques après la procréation !* Ainsi :

« Un homme se marie après onze mois de syphilis et devient père (sa femme étant indemne) d'un enfant absolument sain, tellement sain que, à l'âge de deux ans, il contracta la syphilis d'une érosion secondaire que son père avait alors à la bouche (1). »

Or, il est certain que cet homme avait eu la syphilis onze mois avant la procréation : il est non moins certain qu'il en offrait encore un symptôme *trente-trois mois* après la procréation. Mais qu'avait-il, quel était au juste son état spécifique au moment de la procréation ? C'est là le seul renseignement utile, et c'est le seul qui nous soit refusé.

Mêmes objections, plus une autre non moins valable, contre une seconde observation (2) invoquée dans le même sens :

« Un de mes clients, syphilitique depuis dix ans, se marie exempt de tout phénomène diathésique apparent et devient père de six enfants.

(1) M. Mirence.
(2) M. Fournier.

L'auteur les a suivis avec soin et les a toujours
vus exempts de syphilis, ainsi que leur mère. Or,
après la naissance de son troisième enfant cet
homme a été atteint d'une syphilide tubercu-
leuse du thorax ; et consécutivement à la naissance de son cinquième, il a dû être traité pour
une gomme palatine. »

Ainsi, on dit fort clairement ce que le père a
eu plus de neuf mois après la procréation. Mais
encore une fois, je le demande : Qu'avait-il au
moment de la procréation ? — D'ailleurs dans ce
cas, l'ancienneté de la syphilis à l'époque du mariage et la nature des accidents éclos ultérieurement, la dénomination même de ces accidents-
là (les seuls qu'on ait dénommés) nous autorise
à croire qu'il s'agissait d'une syphilis tertiaire,
c'est-à-dire d'une période où l'influence héréditaire a cessé.

Voici une troisième observation qui, bien que
regardée par M. Fournier comme très probante,
prête à une fin de non recevoir différente, mais
tout aussi forte.

Un homme marié prend la syphilis. Pendant
plusieurs mois il élude les rapprochements avec
sa femme. Mais enfin, un jour, il s'oublie. Le lendemain, épouvanté, il consulte son médecin qui
constate sur lui des plaques muqueuses à la bouche. Neuf mois plus tard, jour pour jour, sans
aucun autre rapprochement ultérieur, Madame

accouche d'un enfant sain et resté tel jusqu'à dix ans, date l'observation (1).

Les lésions que le mari portait le jour où il engendra étaient bien des accidents syphilitiques, des accidents secondaires. Mais c'étaient des plaques muqueuses ; et comme son médecin, on ne peut plus compétent, qui sans doute l'a alors examiné avec grand soin, n'a noté que des plaques muqueuses à la bouche, je suis bien en droit de conclure que ce malade n'avait alors pour tout symptôme que des plaques muqueuses à la bouche. Or, n'avoir que des plaques muqueuses à la bouche caractérise bien plutôt une poussée à son déclin, qu'une poussée dans son plein, à l'état actif, le seul, où la diathèse, d'après la loi de Rosen, soit réputée susceptible d'exercer son influence héréditaire.

Les quatre observations de M. Notta, données et acceptées comme péremptoires, prêtent à des remarques semblables. Le soin même que l'auteur a mis à en circonstancier les détails facilite la tâche du critique. Ainsi dans la première, le père, au moment où il procréa, avait une lésion *tertiaire* (exostose du cubitus). — Pour la seconde, rien dans son texte très précis, n'établit que le mari eût sa lésion syphilitique à l'époque où la conception eut lieu. — Dans la troisième, le mari

(1) M. Maurice Regnaud.

n'avait que des plaques muqueuses. — Dans la quatrième, le mari n'avait qu'une syphilide locale — et restée telle depuis sept mois, — entretenue par une cause locale irritante, la pression d'un bandage herniaire. — D'ailleurs, sauf un, (*le tertiaire*) tous ces malades avaient, avant la conception, subi plusieurs traitements mercuriels.

Je ne prétends point, en formulant ces réserves, avoir enlevé toute valeur aux diverses observations qui précèdent. Mais plus une démonstration est difficile à fournir pleinement satisfaisante quand on est réduit à la fonder sur des faits négatifs, plus il est nécessaire que ces faits soient irréprochables.

Quant à moi, je ne me sentirai ébranlé, je le déclare, que le jour où l'on m'apportera cinq ou six exemples authentiques offrant les circonstances suivantes :

Le père ayant eu un chancre deux mois environ avant la procréation, étant en pleine effervescence de première poussée secondaire, exempt de mercure, et, dans ces conditions procréant, avec une femme qui fut, est et restera saine, un enfant sain... Mais un pareil phénix est encore à trouver !

De cette discussion sommaire, de mes propres souvenirs cliniques mieux digérés depuis que ce sujet occupe de nouveau mon esprit, il résulte pour moi :

Qu'on a condamné sans l'entendre, ou du moins sans l'interroger à fond, la théorie qui relie les variations, les alternances du pouvoir transmissif héréditaire, chez un homme syphilitique, aux variations, aux alternances de l'évolution de sa maladie.

De même qu'une source minérale collectée par des mains inattentives acquiert une subite puissance dès qu'un captage soigneux a concentré ses éléments constitutifs, de même cette théorie vraie et juste au fond, ne demandait, ce me semble, pour répondre aux problèmes que la clinique nous pose chaque jour, qu'à être définie en termes plus précis : et c'est ce que je vais essayer de faire.

Partons de ce point, qui, j'en ai l'assurance, ne demeurera pas longtemps un postulatum, partons de ce point que la syphilis résulte, comme toute autre maladie virulente, de la présence de microbes dans le sang. De cette façon, ses sommeils et ses réveils ou, comme le disait Hunter, son entrée *en puissance* et son entrée *en action*, s'expliquent clairement, la première par l'éclosion de quelques-uns des germes, la seconde par l'état d'inertie temporaire de ceux qui, non éclos, subsistent encore (1).

(1) Cette hypothèse, remarquons-le, ne fait qu'interpréter des

Or, à quels signes reconnaît-on que, à un moment donné, la syphilis est chez un homme à l'un ou l'autre de ces deux états, qu'elle en est à l'état d'activité, par exemple ?

« On le reconnaît, répond l'observateur superficiel, à la présence, dans ce moment-là, de lésions ayant la forme, l'aspect spécifique. »

Pour moi, ce signe, exprimé d'une façon aussi vague, ne suffit pas. Car je puis immédiatement citer trois classes de lésions restant en dehors de cette formule et protestant par conséquent contre l'application qu'on en voudrait faire à la présente détermination : 1° toutes les manifestations tégumentaires passées à l'état de vestige et qui conservent encore la physionomie de la spécificité mais n'en ont plus que la physionomie ; — 2° les engorgements ganglionnaires, la céphalée, l'alopécie, les lésions du système musculaire, la ténosite, l'iritis ; — 3° enfin toutes les lésions tertiaires.

Pour qu'une syphilis soit, à un moment donné, considérée comme étant à l'état actif, et partant comme susceptible de se transmettre héréditairement, il ne faut donc pas seulement que ses lésions, à ce moment, offrent l'aspect, l'apparence spécifique ; il faut qu'elles aient deux autres caractères :

faits incontestables. Elle pourrait donc être réfutée, infirmée sans que ces faits cessassent d'exister et par conséquent de servir de base solide aux propositions de pathogénie que j'énonce.

J'ai déjà nommé le premier : c'est la *contagiosité*. Mais à lui seul, ce caractère serait souvent insuffisant. Prenons pour exemple les petites plaques muqueuses opalines indéfiniment récidivantes de la langue et des joues. Quand elles constituent depuis longtemps chez un vieux syphilitique, obstiné fumeur, le seul symptôme qui persiste de sa maladie, je crois un tel homme sans danger pour sa progéniture, mais je ne le crois pas sans danger pour sa femme.

Ces sortes de plaques, entretenues par un agent d'irritation vulgaire, mais nées originairement de la syphilis, sont donc contagieuses, sans qu'elles me paraissent indiquer chez le sujet qui en est atteint un degré de diathèse capable de se communiquer par génération.

Or, le cas n'est pas toujours aussi net. D'abord, l'inoculation n'étant pas ici de mise, vous n'êtes autorisé à déclarer ces lésions contagieuses que par ce qu'elles vous paraissent appartenir à une classe de lésions dont la contagiosité est généralement admise : première cause d'erreur. Puis vous vous trouverez souvent, dans la pratique, en face d'autres lésions de cet ordre, dont la ténacité, dont les récidives ne s'expliquent pas aussi logiquement que dans l'exemple ci-dessus par l'intervention incessante d'une cause d'irritation locale : telles sont les érosions du scrotum, certaines fissures palmaires, des papules excoriables d'un point donné de la rainure balano-préputiale ou juxtaclitoridienne, des croûtes discrètes du cuir chevelu, toutes lésions toujours circonscrites au même point et y récidivant avec obstination. Invité à vous expliquer sur l'espèce de danger qu'elles peuvent causer, vous soupçonnez bien que la persistance de ces lésions minimes n'est pas due à ce que la syphilis qui en fut le point de départ, est encore présentement à un état d'activité qui la rend capable de se transmettre héréditairement. Vous le soupçonnez... mais vous en voudriez la preuve.

Eh bien, cette preuve — disons seulement cette présomption — est justement fournie par le deuxième caractère dont je vous faisais tout à l'heure pressentir la nécessité. Cessez tout traitement local et instituez un traitement mercuriel interne. Au bout d'un bon mois, si vous voyez l'érosion, la fissure, la croûte ne subir aucune influence de la mercurialisation la plus intensive, vous aurez aussi catégorique que possible la solution désirée, et vous conclurez avec moi :

L'existence d'une lésion syphilitique ne dénote chez le sujet qui la porte l'aptitude à infecter sa progéniture que lorsque cette lésion est : 1° contagieuse ; 2° curable par le mercure (1)

(1) Et *vice versâ* si le mercure administré exclusivement à l'intérieur a influencé favorablement les lésions dont vous teniez à déterminer la signification pathogénique, vous êtes conduit à

Et voyez comme tout ici s'enchaîne et se soutient. Je fais, n'est-il pas vrai, de leur curabilité par le mercure la caractéristique complémentaire des lésions dénotant que la syphilis qui les produit est actuellement transmissible par génération. Eh bien ! réciproquement, s'il est un fait établi par l'observation générale et par l'assentiment unanime, c'est le pouvoir du mercure pour *prévenir* l'infection héréditaire. Les archives de la science fourmillent de faits de l'ordre suivant : des parents jadis entachés de syphilis et s'en croyant à tort guéris, ont deux, trois, quatre enfants, tous venant au monde plus ou moins infectés. Sur ces entrefaites, ils consentent à prendre du mercure : l'enfant suivant naît indemne. Parfois la preuve et la contre-épreuve peuvent être recueillies dans la même famille, lorsque, par exemple, dans une série d'enfants issus des mêmes auteurs, on en voit, alternativement, naître de sains et d'infectés selon que le mercure ou avait, ou n'avait pas été pris préalablement par les parents. L'analyse a même été plus loin.

penser qu'elles marquaient un état syphilitique nocif au point de vue de l'hérédité : épreuve qui a son application on ne peut plus importante pour certaines plaques muqueuses buccales, au sujet desquelles il est si utile et si difficile de savoir si l'homme qui les voit récidiver opiniâtrément n'est dangereux pour sa progéniture que en infectant sa femme (c'est-à-dire aux époques où ces plaques existent) ou s'il n'est pas susceptible d'infecter directement son enfant (c'est-à-dire durant l'intervalle entre les récidives de ces mêmes plaques).

Elle prouve que, pour obtenir, dans ce cas, du mercure la plénitude des garanties de santé qu'il donne au fœtus à venir, il ne faut pas l'avoir administré aux parents trop longtemps avant la conception. Ce n'est pas en mercurialisant à l'excès un malade actuellement syphilitique qu'on préservera les enfants qu'il aura dans deux ou trois ans : c'est bien plutôt en le mercurialisant, même modérément, peu de temps avant la fécondation.

On voit à quel degré confirment le théorème de Rosen ces observations cliniques qui n'avaient pas été recueillies en vue de lui donner appui, ces dernières notions que j'extrais, toutes rédigées, de mon livre sur la syphilis héréditaire. Je n'insiste donc pas sur l'argument, car il importe moins de le développer que d'en préciser, que d'en limiter et même d'en restreindre l'application dans la pratique.

On se tromperait en effet, si l'on s'attendait à pouvoir vérifier chez tous les hommes, pères d'enfants syphilitiques, qu'ils ont eu des lésions curables par le mercure à l'époque où la procréation fut effectuée.

D'abord, des obstacles chronologiques rendent le plus souvent incertaine cette constatation de l'état des parents, puisque en général, on n'est invité, on ne songe à la faire que : 1° lorsque l'enfant est né ; 2° lorsqu'il a présenté des symptômes de syphilis ; et 3° lorsque ces symptômes ont excité assez d'inquiétude pour motiver l'interrogatoire médical. Cet interrogatoire n'a donc ordinairement lieu que un an environ après que les faits sur lesquels il porte se sont accomplis.

Mais même en supposant alors chez le malade des souvenirs assez précis pour éclairer le médecin, il y a une autre cause d'erreur, une cause physiologique. En effet il faut bien définir le rôle des lésions curables par le mercure, dont il est ici question. Ces lésions que, pour abréger, je nommerai *hydrargyriasibles* (de Ὑδράργυρος, mercure, et Ἴασις, guérison), ces lésions ne constituent point la maladie ; elles n'en sont que l'indice. Elles ne font que dénoter l'existence d'un état temporaire de fermentation du virus.

Or, à moins qu'on ne prétende que l'effet est contemporain de sa cause, il tombe sous le sens que cette fermentation peut et doit avoir précédé l'apparition des lésions.

C'est là ce que la raison fait prévoir, et ce qu'on a pu parfois reconnaître d'une façon incontestable par l'observation. J'en trouve les exemples les plus accentués dans l'histoire de la syphilis vaccinale. Et l'on devait s'attendre à les rencontrer là. En effet, lorsque la contagion a eu lieu par cette voie, si le vaccinifère s'était présenté ayant des symptômes apparents, on l'eût sans doute éconduit : aussi n'est-ce point ce qui arrive. Dans celles des observations de transmission vaccino-syphilitique où ce détail a été noté, l'auteur mentionne presque toujours le bon état apparent de l'enfant au moment où il a fourni le vaccin : dans le fait relaté par Cerioli, la petite Martha, la vaccinifère, « parut saine ». — Dans le fait de M. Viani, l'enfant avait eu la syphilis, mais au moment où l'on prit sur lui du vaccin (qui infecta deux personnes) « il ne présentait d'autres symptômes qu'une légère ophthalmie ». — Dans le fait de Hubner, ce docteur « assure que, le jour de la vaccination il a examiné l'enfant avec soin et qu'il l'a trouvé bien portant. Une éruption pustuleuse (que la mère dit avoir commencé dès cette époque) s'étendit plus tard aux pieds et au fondement. » — Enfin, dans le fait du médecin vétérinaire, une personne digne de confiance assure que, « au moment de la vaccination, l'enfant qui fournit le vaccin était encore sain, et que nulle trace d'exanthème ne s'était développée sur son corps. Pourtant une éruption érythémateuse ne tarda pas à se montrer à la partie interne du pli inguinal, à la marge de l'anus et au visage. » En somme, tous ces enfants, qui ont offert plus tard des signes de syphilis en étaient exempts le jour où ils ont fourni du vaccin ; et cependant ce vaccin a transmis la syphilis !

Il est donc établi, autant que l'analogie peut le faire, que l'aptitude chez un homme à procréer des enfants syphilitiques peut exister quelque temps *avant* qu'elle ne se révèle par des symptômes visibles, par des lésions accusatrices.

Mais cette même aptitude peut-elle exister *après ?* Peut-elle survivre à ces symptômes, à ces lésions ?... Oui, et les observations loyalement interprétées ne le prouvent que trop. Oui, alors même que toute trace apparente de syphilis s'est effacée, l'homme peut encore devenir la cause d'une transmission héréditaire. Mais il est, dans ce qu'on peut appeler cette *aptitude posthume*, il est deux circonstances que ni le pathologiste ni le clinicien ne doivent négliger parce qu'elles éclairent l'un et rassurent l'autre. C'est : 1° que la dangereuse aptitude dont je parle ne subsiste que pendant un certain temps ; 2° qu'elle est, à toute époque, toujours susceptible d'être neutralisée par le mercure, c'est-à-dire qu'elle compte, elle aussi, au nombre des états *hydrargyriasibles;* qu'il suffit d'un traitement interne administré au père quelques semaines avant l'acte fécondant pour que le fœtus échappe à l'infection qui, de ce chef, le menaçait.

Ces notions qui à cette place semblent appartenir au domaine le plus abstrait, le plus conjectural de la science, trouveront largement à s'utiliser dans les préceptes prophylactiques que j'aurai à formuler. Mais qu'on se rassure. Elles ne seront utilisées qu'avec la plus scrupuleuse prudence ; car je ne m'illusionne sur le degré de valeur d'aucune des inductions qui m'ont dicté les conclusions précédentes ; et on leur fera tout l'honneur que j'espère pour elles — et il me suffit certes dans un sujet aussi ardu — si on les accepte comme éclairant de quelques rayons de plus, comme appuyant de plus fortes probabilités les solutions doctrinales sur lesquelles se fondent les prohibitions et les autorisations que chacun de nous a chaque jour à prononcer en matière de déontologie médico-matrimoniale.

B. — *Transmission indirecte à la mère par l'enfant (syphilis par conception).*

L'étude de cette espèce pathologique avait déjà été ébauchée par quelques observateurs parmi lesquels je pris rang dès 1854. Dans ces derniers temps, en ayant tracé l'histoire complète appuyée sur nombre de faits nouveaux et sur l'analyse raisonnée de ses anciens matériaux cliniques, je l'avais *baptisée*, afin de marquer mon œuvre comme d'un cachet qui m'en assurât la propriété. Précaution vaine ! Sous le couvert d'insignifiants changements de forme, ma description a été exactement, parfois presque littéralement, reproduite. Les analogies physiologiques, les considérations basées sur l'interprétation des faits, le nom même de la maladie, tout y est : on n'a omis que celui de l'auteur !

A cet acte, qui n'a fait que me donner une plus haute idée de la valeur de mon œuvre, je réponds de la seule manière qu'il conviennne, en rééditant ici la partie pratique de l'histoire de la *syphilis par conception*, telle qu'elle fut publiée en 1876 (1).

J'appelle *syphilis par conception* celle que le produit de la conception, infecté par le père, transmet à sa mère durant la vie intra-utérine; ou, plus brièvement, la syphilis qui va du père à la mère par le fœtus.

En voici d'abord, comme exemples, deux cas pris dans le nombre des observations que j'ai rassemblées; exemples que, à dessein, j'emprunte à deux de mes collègues de l'Antiquaille.

Premier exemple. — Un homme atteint, depuis 7 mois, d'une syphilis traitée tardivement et irrégulièrement, se maria en février 1855, ayant encore des restes de plaques muqueuses aux lèvres et au gosier. Plusieurs fois, pendant les premiers temps du mariage, M. Rodet fut appelé à visiter Madame par le mari qui craignait de l'avoir infectée; mais il ne trouva rien sur elle. — Au contraire, le 16 mai, il constata une syphilide papuleuse du tronc et des membres, plaques muqueuses à l'anus et au gosier, adénopathie cervicale et mastoïdienne, le tout avec alopécie, et

(1) *Congrès* de Clermont-Ferrand et *Annales de dermatologie et de syphiligraphie* de Doyon, p. 161.

ayant été précédé de céphalée et de courbatures ; mais l'examen le plus minutieux — on sait, à Lyon, comment M. Rodet examine ! — ne lui fit découvrir aucune lésion primitive à la vulve, ni aux lèvres, ni ailleurs.

Les symptômes de syphilis avaient paru au commencement de mai, alors que Madame était enceinte de 6 semaines. Traitée méthodiquement, elle guérit, mais accoucha, à moins de sept mois, d'un enfant dont l'épiderme se détachait par lambeaux.

Second exemple. — Une jeune fille de 16 ans eut un seul coït avec un jeune homme syphilitique depuis 6 mois, traité régulièrement, et qui, depuis un mois, n'avait plus de symptômes. M. Gailleton examina ce jeune homme *le lendemain du coït*, et ne découvrit aucune lésion ni sur les organes génitaux, ni sur le reste du corps.

Ce coït unique avait rendu la pauvre fille enceinte. Au bout de deux mois et demi, elle consulta M. Gailleton pour des douleurs de tête très vives ; et quinze jours après, notre confrère constatait une syphilide générale avec des plaques muqueuses à la vulve, mais sans adénopathie inguinale.

Traitée par le mercure, elle accoucha à terme d'une petite fille qui, 15 jours après sa naissance, présenta un coryza et une syphilide pustuleuse générale, symptômes dont elle fut guérie par l'usage de la liqueur de Van Swieten.

J'ai emprunté à divers auteurs 26 cas semblables dont toutes les circonstances importantes ont été résumées dans un tableau qui figure dans ma monographie complète ; tableau qui peut par conséquent tenir lieu d'une description de la maladie. Cette description d'ailleurs n'offrirait, sympptomatologiquement, rien qu'on ne sache déjà ; car la syphilis par conception n'est pas autre chose que la syphilis acquise, moins un point important toutefois, *moins l'accident primitif.*

Je dis que, symptomatologiquement, la syphilis par conception n'est pas autre chose que la syphilis, sauf un point, sauf l'accident primitif. Mais manque-t-il réellement chez les sujets de nos observations, cet accident primitif ?...

Là est toute la question. Car le dogme de la syphilis par conception compte encore des incrédules, et ils ne se gênent point, chaque fois que nous apportons un nouvel exemple, pour nous répondre : « Vous croyez cette femme infectée par son fœtus !.. Illusion ! Elle l'a été tout simplement par son mari ; elle n'a pris qu'une vérole vulgaire. Seulement, vous avez méconnu chez elle le chancre initial. »

Tout se réduit donc à savoir si l'on a, sur ces femmes, méconnu le chancre ?... Consultons les faits, et voyons s'il en est ainsi, s'il peut en être ainsi.

Et d'abord, dans 10 de mes observations, l'auteur dit positivement qu'il a cherché, mais n'a pas trouvé de chancre. En outre, dans ces observations, en fait de chancre, ni le mot n'est prononcé, ni la chose désignée. — Ces déclarations et ce silence n'ont-ils pas leur langage ? ne parlent-ils pas assez haut ?... Eh quoi ! selon vous, il existait chez 26 femmes un chancre, et 26 fois des médecins instruits, des spécialistes exercés à cette exploration, des chercheurs à qui leur théorie dit « il y a là un chancre, quelque part », n'ont pu le découvrir (1) !...

(1) Dans une critique très approfondie, qu'il m'a fait l'honneur de diriger spécialement contre ma monographie (New-York, 1878), M. J. Nevins Hyde, cherchant à expliquer d'une autre façon les véroles féminines auxquelles je fais allusion, invoque surtout la possibilité que le chancre de la mère ait échappé à l'observateur, soit parce que ce chancre se cachait dans les plis de la vulve, soit parce qu'il siégeait au col utérin. Il se demande également si le mari n'a pas pu, quoique exempt de lésions syphilitiques, infecter sa femme par un peu de sang écoulé durant le coït. — Je n'ai vraiment rien à répondre à ce genre d'argumentation que je connais bien pour l'avoir moi-même employée avant 1859 contre les exemples de contagion par les symptômes secondaires. Ma critique, non moins affirmative, non moins pointilleuse, et j'ajoute non moins loyale que celle de M. Hyde, put retarder mais n'a point empêché l'admission de la contagiosité des plaques muqueuses. Le temps, ce me semble, est passé où il suffisait, pour nier un fait pathologique, de dire que quatre ou cinq hommes, sincères, compétents, désintéressés, qui déclaraient l'avoir observé, avaient *pu se tromper !*

M. Hyde argue aussi du nombre considérable des mères qui, quoique ayant eu d'un mari syphilitique des enfants syphilitiques, ont elles-mêmes échappé à la syphilis. — J'ai discuté cette objection dans mon mémoire. .

L'auteur, d'autre part, fait ressortir les faits qui peuvent éta

Avançons. On n'a pas trouvé de chancre. Bon. — Mais qu'a-t-on trouvé, pour première lésion, chez la femme infectée?... Oh ! ici la réponse est

blir l'*incommunicabilité transplacentaire de la variole*, et il en conclut que la même loi doit exister pour la syphilis. — Ceci n'a que la valeur d'une exception, ou, si l'on aime mieux, que la valeur que peuvent offrir des faits négatifs, en présence des nombreux faits positifs, des exemples incontestables et incontestés de transmission variolique transplacentaire.

La *loi de Colles* (la mère d'un enfant syphilitique ne contracte pas la syphilis de cet enfant en l'allaitant) prouve bien que cette mère, qu'elle ait eu ou non durant sa grossesse des lésions syphilitiques apparentes, a été assez touchée par la syphilis pour être préservée, *vaccinée* contre une nouvelle infection. Or, voici ce que M. Hyde a imaginé pour ébranler cette loi qui appuie si bien le dogme de la syphilis par conception : « Répondant à la question par une autre question, si je demande : « L'enfant infecté par sa mère seule peut-il infecter son père? » il faut avouer qu'on n'a pas d'exemples de ce genre, quoiqu'on ait souvent affaire à un enfant syphilitique né d'une femme remariée après avoir pris la syphilis de son premier époux. Eh bien ! en pareil cas on ne voit pas le père de cet enfant qui a des lésions syphilitiques dans la bouche, prendre la syphilis en l'embrassant. »

Et l'auteur conclut qu'il y aurait par conséquent peut-être lieu de promulguer une loi de Colles plus haute et plus large, en disant que : « Lorsque la syphilis héréditaire est transmise à l'enfant par un seul de ses parents, l'autre, exempt de la maladie, ne peut être infecté par sa progéniture. »

Il suffit, pour faire apprécier ces idées, de lesexposer. Mais n'est-ce point trop nous arrêter aux conceptions d'un écrivain, qui, dès sa première page, déclare « qu'il n'a à offrir aucune démonstration de l'exactitude d'aucune vue, ni aucune investigation spéciale qui puisse fournir une lumière pour la solution du problème; et que s'il l'a discuté *quand même*, c'est parce que, lorsque quelqu'un n'a rien à enseigner, la meilleure chose qu'il puisse faire c'est d'expose ses réflexions sous une forme interrogative. »

(Note rédigée en 1880.)

claire, autant qu'univoque. Presque toujours —
en chiffres précis, 21 fois sur 25 — c'est par des
symptômes secondaires que la scène s'ouvre, c'est-
à-dire par *plusieurs* lésions *non ulcéreuses*, appa-
raissant *simultanément sur divers points* du tégument. Si la syphilis venait directement du mari,
elle aurait paru d'abord à la vulve ou à la bouche,
n'est-ce pas? car ce n'est que par là qu'on se touche
en ménage. Eh bien ! 17 fois sur 25, il se trouve que
la première poussée ne comprenait aucune lésion
génitale, anale ni buccale. — Enfin, dans la plupart des cas, l'auteur de l'observation mentionne
d'abord une éruption de roséole et de croûtes du
cuir chevelu, précédée de céphalée et suivie, seulement au bout de 10 ou 12 jours, de plaques muqueuses. Or, j'en appelle à ceux qui ont vu : n'est-ce
pas là le tableau exact de l'évolution de la première poussée secondaire, dans la vérole acquise ? — Certains détails forcent la conviction.
Ainsi on a noté, pour premier signe, chez une
femme, une plaque de psoriasis à la face ; chez
une autre, une plaque squameuse à l'avant-bras
gauche ! — Il y a bien eu, sur sept d'entre elles,
des plaques muqueuses de la vulve, cinq fois coïncidant avec l'éruption générale et deux fois seulement existant comme premier symptôme ;
mais dans aucun de ces cas, il n'y avait d'engorgement des ganglions inguinaux. Pas d'adénopathie : donc pas de chancre.

Par sa nature même, cette invasion d'emblée *totius superficiei* plaide non moins fortement contre l'hypothèse d'un chancre méconnu. Évidemment une éruption qui couvre subitement la peau et les muqueuses de taches compromettantes et de plaques douloureuses ne passe point inaperçue, ne laisse tranquilles ni le mari, ni la femme, ni sa mère. Vite on consulte : s'il y avait un chancre il serait donc tout récent, et par conséquent le médecin ne saurait manquer de voir soit l'ulcère ou sa cicatrice caractéristique, soit au moins l'adénopathie qui est toujours si longtemps persistante...

Comment, d'ailleurs, cette poussée générale échappera-t-elle à l'œil du praticien, si elle éclate juste à l'époque où celui-ci est si fréquemment, si anxieusement appelé pour les malaises habituels du début de la grossesse?... Or, c'est ce qui a lieu. Chez une seulement des 24 malades de la première série, l'éclosion des symptômes s'est faite après le quatrième mois de la gestation : terme extrême et terme d'ailleurs fort rare, puisque chez 14 d'entre elles cette éclosion a eu lieu avant le 70e jour, et que la moyenne des 24 cas en porte la date à 65 jours à partir de la conception.

Les débats clos sur ce premier point, je conclus :, non, la femme n'a pas eu, non la femme n'a pas pu avoir de chancre. — Maintenant, l'homme qu'on accuse de lui en avoir donné, le pouvait-il faire ?... Voyons.

Je relis mes observations en ce qui touche l'état du mari lors de la conception, et je trouve que :

10 fois, le médecin a constaté qu'il n'avait alors aucune lésion ;

6 fois, il n'est pas fait mention de son état sous ce rapport ;

3 fois, le mari avait des lésions syphilitiques ; mais elles furent évidemment bien innocentes de ce qu'il advint à Madame, car ces lésions, ou de par leur siège et leur nature, n'étaient pas transmissibles (une acné *capitis*, une syphilide palmaire), ou étaient hors d'état de produire par contact la première lésion qu'on vit apparaître ensuite chez la mère. (Une pustule du cuir chevelu engendre-t-elle des plaques gutturales ? Une plaque labiale, des croûtes du cuir chevelu? Des boutons à la langue, une plaque squameuse de l'avant-bras ? Enfin des lésions buccales, une céphalée ?...)

Je reprends : une femme qui a la vérole peut la tenir, soit directement de son mari, soit, par choc en retour, de son enfant. En d'autres termes, l'homme infecte sa femme ou comme époux, ou comme père. Eh bien ! de ces deux procédés, lequel a fonctionné dans les cas que je cite ?

Ce qui précède montre déjà combien il est peu probable que ce soit le premier. Mais l'histoire rétrospective de nos vingt-six ménages apporte en faveur du second mode une présomption tout aussi forte, quoique indirecte. Chez onze de mes malades, au moment où commença cette première grossesse qui se compliqua de syphilis, le mariage datait, une fois de 8 mois, deux fois de 10, deux fois de 15, une fois de 18, une fois de 3 ans, une fois de 4 ans, deux fois de 4 ans 1/2, de 5 et de 6 ans. — Ainsi, pendant des années, je dis plus, pendant les premiers mois, au milieu des excès, des imprudences qu'éclaire la lune de miel, rien ne souille ce lit que Lucine n'a point encore visité. Et plus tard, et justement alors que, chez le mari, l'amour et la syphilis n'ont fait que perdre de leur première ardeur, on voit l'infection frapper la pauvre femme épargnée jusque-là !... Que s'est-il donc passé ? Presque rien ; seulement ce mari est devenu père (1) et l'on peut dire à l'instar du fabuliste :

> Deux époux vivaient *sains, un embryon* survint ;
> Voici la *vérole* allumée !

(1) Pour compléter le dépouillement des matériaux contenus dans mon tableau statistique, je dois faire connaître le sort, dans les 26 cas, du produit de la conception.

Trois fois, l'observation ne contient aucun renseignement sur ce point.

Deux fois, il est seulement dit qu'il y eut avortement.

Pour douze avortements leur date est ainsi spécifiée : 1 à 2 mois, 1 à 6 semaines, 1 à 2 mois et demi ; 2 à 3 mois ; 3 à 5 mois ; 1 à 6 mois ; 1 à 6 mois et demi ; 2 à 7 mois.

Quant aux huit autres cas : un enfant naquit à 7 mois et demi, avec un pemphigus et ne vécut que deux jours ; — un naquit à terme, sain (pas d'autres renseignements) ;—un, né à terme, eut,

La transmission est donc réelle. Le fait n'a maintenant rien de douteux ; bien plus, il nous est connu dans toutes ses circonstances, de plus prétentieux diraient dans toutes ses *lois*.

Or, une de ces circonstances mérite surtout de nous préoccuper par sa singularité non moins que par la portée des conséquences qu'elle renferme : c'est la précocité du fait.

En effet, cette transmission est remarquable-ment précoce, puisqu'elle a lieu dès les premiers temps de la gestation, à une époque, notons-le bien, où le produit de la conception n'a encore aucun signe visible de syphilis. Je n'oserais dire qu'il n'en ait pas eu dès ce moment dans les cas, très exceptionnels, où l'on voit l'enfant naître avec des lésions syphilitiques. Je ne le dirais pas non plus des cas qui se terminent par avortement ; car la plupart des fœtus offrent alors quelque lésion viscérale (et qui peut savoir à quel moment de la vie intra-utérine cette lésion a débuté ?). Mais je l'affirme, pour les cas assez fréquents (observa-tions 3, 12, 13, 18, 22, 25) où l'on voit l'enfant

au quinzième jour, des symptômes de syphilis ; — un, né sain, fut vu par moi, à 13 mois, ayant des symptômes syphilitiques bien caractérisés (n'en avait-il pas déjà eus, en nourrice ?) ; — un, né sain, eut, au bout d'un mois, des accidents syphilitiques constatés par un médecin ; — un, né sain, eut, au bout de 24 jours, des accidents syphilitiques, et mourut à 5 mois ; — un, né sain, eut, au deuxième mois, des lésions spécifiques auxquelles il succomba en peu de jours ; — enfin un avait, en naissant, des plaques muqueuses.

naître, vivre, pendant plusieurs semaines, bien portant et n'être atteint qu'après 15, 20, 30 jours, de ses premières manifestations syphilitiques.

Notons, d'ailleurs, qu'aucune des deux exceptions précitées n'a de quoi infirmer ce que je disais. N'a-t-on pas vu tout à l'heure, en effet, que, bien au contraire, en règle générale, la syphilis qui est ainsi transmise à la mère se manifeste chez elle dès les premiers mois de la grossesse? et cela même dans les cas assez fréquents, où l'on voit ensuite l'enfant naître à terme et vivre plusieurs semaines sans aucune manifestation de la syphilis (obs. nᵒˢ 3, 12, 13, 18. 22 et 25).

De cette analyse rigoureuse des faits conclurons-nous donc que l'être procréé peut, *ne l'ayant pas*, donner la vérole à sa mère?... Non; l'histoire des virus, celle en particulier de la syphilis héréditaire, nous enseigne trop clairement que parfois le principe du mal existe dans un organisme, quoique n'y étant actuellement perceptible par aucune manifestation (1).

(1) C'est là le chapitre des *Syphilis imperceptibles*, travail resté inédit, que je lus, il y a douze ans environ, sous ce titre, à la Société de médecine de Lyon et dont quelques extraits trouvent ici naturellement leur place.

Un auteur avec lequel la concordance d'opinions m'est particulièrement précieuse, M. Henry Lee, s'exprime ainsi, en citant des observations de sa pratique :

« Quelques individus qui n'ont jamais offert de symptômes de syphilis, soit héréditaire, soit acquise, sont incapables de contracter la syphilis, ou s'ils la prennent, elle affecte une forme

Mais, puisque ce virus quoique latent est transmissible, puisqu'il n'y a pas besoin que le pro-

tellement légère qu'elle ne nécessite pas de traitement mercuriel. L'explication n'est pas difficile. J'ai vu dernièrement l'exemple d'une femme qui, ayant eu la syphilis, engendra 10 enfants. Sept d'entre eux moururent, les uns avant terme, les autres un ou deux ans après leur naissance. Des trois qui survécurent, deux eurent des éruptions syphilitiques qu'on dut traiter par le mercure; un seul n'offrit jamais aucun symptôme de la maladie héréditaire.

« Pouvons-nous dire, ajoute M. H. Lee, que, parce que, dans ce cas exceptionnel, les symptômes visibles de la syphilis manquaient, il n'y eut pas cependant quelque chose de semblable à la syphilis, communiqué à cet enfant ainsi qu'à tous les autres?

« Pouvons-nous même affirmer, en fait de maladies héréditaires, que parce que les symptômes ont manqué chez un individu ou dans une génération, la diathèse a cessé? Un homme avancé en âge, et qui avait plusieurs fois été atteint de maladies vénériennes, eut une nombreuse famille. L'une de ses filles eut, à 17 ou 18 ans, une éruption qu'on traita par la salsepareille. Un de ses fils, quoique s'étant fréquemment exposé à la contagion, n'a jamais eu la syphilis proprement dite. Ce fils se maria. Au bout de quelque temps, sa femme eut une éruption qu'on jugea syphilitique et qui, en effet, céda aux remèdes antisyphilitiques. Enfin, le mari eut lui-même une éruption exactement semblable à celle de sa femme. M. Henry Lee, qui la vit, la considéra comme une forme faible et modifiée de la syphilis héréditaire. »

(The Lancet, 2 août 1862.)

. . . .

Ces syphilis imperceptibles peuvent aussi exister chez le fœtus. Ce cas est plus rare; il n'est pas moins réel. En voici un exemple remarquable que je cite tel que notre regretté confrère, le Dr Melchior Robert, me le communiqua lui-même et que je l'écrivis sous sa dictée :

Mme X... s'est mariée, il y a cinq ans, dans un état de santé irréprochable. Peu de temps après son mariage, sa santé s'est détériorée; elle a été en proie à des douleurs générales et notamment aux membres inférieurs, à des névralgies céphaliques; elle s'est amaigrie rapidement. (Elle était devenue enceinte dès les premiers jours de son mariage.)

duit de la conception ait des lésions pour qu'il devienne contagieux, une conséquence naturelle en ressort : c'est que, lorsque son père l'a fait sy-

L'accouchement a eu lieu vers le septième mois de sa grossesse. L'enfant était très petite et malingre ; elle a vécu et n'a offert ultérieurement aucun symptôme caractéristique de la syphilis.

Mme X..., après sa couche, a présenté, à une époque que je ne pourrais préciser, des symptômes qui furent méconnus par son médecin ordinaire et restèrent un an environ sans traitement spécifique. — Plus tard, j'ai reconnu sur elle des symptômes de syphilis (impétigo, tubercules rétro-pharyngiens) qui, ayant disparu sous l'influence d'un traitement iodo-mercuriel, ont plusieurs fois récidivé.

M. X... avait eu la syphilis quatre ans avant son mariage. Durant les deux années qui ont précédé son mariage, me dit M. Robert, cet homme que je connaissais, que je voyais souvent, n'avait eu aucun signe apparent de syphilis ; et cependant, lorsque j'examinai M. X... je découvris sur lui une exostose tibiale qui céda à l'iodure de potassium. »

D'après les détails de ce cas, la syphilis n'a pu être donnée à la mère que par son fœtus ; et cependant il n'en avait aucun symptôme. — Voici donc une syphilis très réelle puisqu'elle a été transmise, et cependant une syphilis imperceptible.

Les véroles imperceptibles courent le monde en effet. Elles le remplissent : que dis-je ? elles le peuplent. Ces enfants, une fois devenus adultes, ces femmes, une fois éloignées du moment de leur couche, ne conservent pas plus le souvenir que la trace des insignifiants accidents qui, à l'époque de leur éclosion, passèrent si aisément inaperçus parmi les orages de l'enfance ou de la grossesse. Ils ont fait de la vérole comme M. Jourdain faisait de la prose. Ils ignorent, tout le monde autour d'eux ignore ce qu'ils ont eu. Mais qu'une occasion se présente et le fait deviendra patent. S'ils s'exposent au contact du virus syphilitique celui-ci ne trouvera évidemment pas, pour pénétrer leur organisme, des conditions aussi favorables que chez un sujet parfaitement indemne. C'est alors, c'est dans cette classe de gens ainsi prédestinés que s'observent les exemples d'individus réfractaires à la vérole, exemples qui sont un sujet d'étonnement pour la médecine.

philitique, il n'y a pas de raison pour qu'il ne le soit dès les premiers instants de sa formation. Non seulement le fœtus, mais l'embryon, mais l'ovule même peut donc infecter celle qui le porte ; car les moindres connexions entre les deux êtres suffisent à la migration d'un agent aussi subtil ; et l'on sait si, quoique médiates, ces connexions s'établissent de bonne heure !

Cette notion n'a pas un intérêt purement spéculatif ; elle éclaire certaines obscurités que nous offre assez souvent la pratique. Ainsi le passage de la syphilis du fœtus à la mère n'est point un dogme nouveau. On le connaissait bien jadis ; mais on ne tenait pour exemples probants de ce

C'est cette présomption d'immunité héréditaire que Ricord a formulée dans les termes suivants :

« L'existence de la diathèse syphilitique chez les parents les mettant, comme règle générale, à l'abri d'une nouvelle contagion, il est probable que les enfants naissant de parents syphilitiques et passibles de toutes les conditions de l'hérédité doivent jouir de la même prérogative que leurs parents. » Ce serait là, comme on voit, un nouvel article à ajouter au Code civil, Chapitre des successions.

Plus fréquemment, sans être absolument réfractaires, ces sujets contractent la vérole, s'ils s'y exposent; mais ils ne la contractent qu'atténuée. Chez eux, de quelque source qu'elle provienne, quelque prédisposition que leur constitution semble offrir à une intoxication de haut degré, cette intoxication reste bornée à des effets de peu de gravité. Le fait d'une vérole imperceptible subie antérieurement est donc, pour le pathologiste, un élément presque toujours obscur et douteux, mais un élément dont il devra néanmoins tenir compte lorsqu'il cherchera à s'expliquer pourquoi chez tel ou tel sujet, et parfois en dépit des prévisions les plus rationnelles, la vérole est forte ou faible ?

mode de transmission que les cas où l'enfant, une fois né, avait ensuite eu des accidents caractéristiques.

Il faut aller plus loin maintenant. Une femme se voit atteinte de syphilis, n'ayant eu d'autre antécédent, d'autre cause possible de ce mal qu'un *retard* de quelques mois ou de quelques semaines... Cela suffit : le fait est physiologiquement explicable si son mari a, ou a eu autrefois la syphilis. — Il faut aller plus loin encore. Pas n'est besoin d'un *retard ;* car, d'une époque à l'autre, il y a le temps voulu pour que se soit faite l'implantation à la surface utérine d'un ovule syphilisé, et par cette implantation la transmission du virus. Alors si une cause quelconque vient à déterminer l'expulsion de l'ovule avant le retour de l'époque, ou à l'époque même, tout aura passé inaperçu et une pauvre femme, qui ignore les antécédents de son mari, se trouvera vérolée sans pouvoir se rappeler autre chose — et encore à la condition de s'être observée avec beaucoup d'attention — autre chose qu'une *époque* qui s'accompagna d'un peu plus de coliques et peut-être de quelques caillots en plus que dans ses époques ordinaires !

De pareilles éventualités sont graves à plus d'un point de vue. Leur importance sociale, médico-légale même, n'échappera à personne ; mais ce n'est point ici le lieu d'en développer les consé-

quences. Ne sortons pas du domaine des sciences naturelles.

« Toute vérole, a-t-on dit depuis Ricord, commence par un chancre. » Le principe est admis,
et ce n'est certes pas moi qui voudrais l'ébranler.
Et cependant mainte dérogation y est chaque
jour révélée par l'observation la plus conscien-
cieuse, la plus éclairée, même la plus orthodoxe.
Or, chose curieuse, c'est *chez les femmes* (abstraction faite, bien entendu, de la syphilis congéniale), c'est chez la femme que se rencontrent ces
exceptions, ces cas singuliers d'accidents secondaires éclatant d'emblée, sans qu'on puisse découvrir la porte d'entrée, l'accident primitif.

Chez l'homme le chancre se trouve toujours.

On croyait avoir suffisamment expliqué cette
bizarrerie en la mettant sur le compte des dissimulations ou des mystères si fréquents et si peu
pénétrables des organes féminins ainsi que de
l'organisation féminine... Quant à moi, j'appelle
seulement l'attention des médecins sur une solution toute différente et, ce me semble, plus rationnelle de la difficulté, c'est-à-dire sur l'empiè-
tement, tel qu'il vient d'être défini, de la syphilis
héréditaire dans le domaine de la syphilis dite
acquise. Mais cette solution, remarquons-le,
trouve elle-même son meilleur appui dans le fait
qu'elle éclaire ; car si la syphilis par conception
fait seule comprendre les véroles féminines d'em-

blée, à son tour l'existence des véroles féminines d'emblée confirme pleinement, par un argument de fait, la réalité des syphilis par conception.

Après avoir démontré que la syphilis *se transmet* par l'enfant à sa mère, il peut sembler superflu de démontrer qu'elle *peut* se transmettre par cette voie. Ne négligeons pas cependant cet ordre de considérations. Elles ne sont pas sans emploi, car elles répondent à toute une classe d'esprits fort bien mais singulièrement organisés, à qui rien ne sert de prouver la réalité d'un fait, si on ne leur en explique pas le mécanisme.

C'est pour ces esprits-là, probablement, que j'écrivais, en 1854 : « N'est-il pas admis universellement que si la mère contracte la syphilis durant sa grossesse — le père étant sain — elle peut la communiquer au fœtus ? Oui certes. Or, par quelle voie la transmission s'opère-t-elle ici ? Incontestablement par le sang, puisque, après la conception, ce n'est plus qu'au moyen du système vasculaire utéro-placentaire que le fœtus tient à sa mère. Eh bien ! si le sang syphilitique de la mère suffit pour infecter le fœtus, pourquoi le fœtus — ayant reçu de son père la syphilis — ne pourrait-il, à son tour, infecter sa mère par le sang qu'il lui renvoie ? N'est-ce pas, dans les deux cas, le même agent, pris à une même période du même mal, circulant dans les mêmes vaisseaux ?

Et en présence d'une si parfaite identité de causes, est-il donc tellement hasardé de conclure à la possibilité d'un effet semblable ? »

C'est cette explication que M. Fournier a formulée d'une façon beaucoup plus concise, en disant : « La syphilis par conception n'est que l'analogue de la syphilis qui, dans le cours de la grossesse, se réfléchit en sens inverse, de la mère à l'enfant. »

§ II. — Risques provenant de la femme.

Elle transmet la syphilis, soit par contact, soit par génération. Mais, sur ces divers points, je puis sans inconvénients être très bref, la plupart des notions qui précèdent trouvant ici leur application naturelle. Ainsi :

1° *Transmission par contact*. — Nous connaissons les *espèces* de lésions qui fournissent l'agent particulièrement transmissible. Mais les *occasions* de transmettre sont, pour une femme mariée, beaucoup plus rares que pour l'homme. D'abord, quand une femme a la vérole, c'est, dans les trois quarts des cas, de son mari qu'elle la tient. Or serait-il donc admissible que dans ce cas il pût, lui, en subir de nouveau l'atteinte ? Non, en fait de syphilis du moins, un homme ne reprend jamais ce qu'il a donné.

D'autre part, dans les circonstances où elle a

pris son mal hors du ménage, elle sait qu'elle s'est exposée à le prendre. Ni l'origine, ni les progrès de ce mal ne passent ignorés d'elle, pas plus que sa nature et ses dangers ne restent méconnus. Comme, d'ailleurs, une femme sait et peut toujours se refuser, et que l'aiguillon sensuel ne la pousse que très exceptionnellement à enfreindre les lois de la prudence, on comprend que, même en l'absence de toute vertu, elle ne donne que bien rarement la vérole à son mari.

Je redouterais plutôt l'inconsciente propagation aux enfants par ces baisers où s'épanche sans fin ni trêve le plus général, le plus puissant de nos sentiments, baisers qu'une mère a tant de peine à réfréner, même les soupçonnât-elle dangereux.

Il faut toutefois avouer, comme contre-partie désavantageuse, que les femmes en général se traitent peu, et toujours fort irrégulièrement; ce qui peut bien créer quelques chances en plus de propagation du mal par leur fait. Aussi le médecin ne doit-il pas attendre, pour avertir, qu'on vienne lui demander son avis. J'exposerai plus loin les précautions propres à préserver ceux qui approchent la malade, sans imposer à celle-ci des réserves de nature à déceler son état pathologique.

2° *Transmission par génération.* — Tout au contraire de la transmission de la syphilis du père à l'enfant, la transmission venant de la mère n'a rien de litigieux. Je n'ai donc qu'à rappeler les faits partout admis sans conteste en disant que :

A. Lorsqu'une femme qui a été infectée avant la conception se trouve, au moment de la conception, dans les conditions propices que je viens de spécifier en ce qui concerne le père, elle peut transmettre la syphilis à l'enfant ainsi engendré.

B. Lorsqu'une femme, qui était saine au moment où elle a conçu, contracte la syphilis postérieurement à la conception, elle peut également transmettre la syphilis à l'enfant ainsi engendré.

Il paraissait, *à priori*, présumable que l'infection de l'enfant fût plus intense dans ce second cas que dans le premier. Mais les statistiques (v. mon *Traité de la syvhilis des nouveau-nés*, p. 170), non moins que les observations recueillies isolément, établissent qu'il n'y a pas, sous ce rapport, entre les deux modes de transmission, de différence bien sensible.

Ce qu'on ne peut nier, par exemple, c'est que la mère syphilitique, — qu'elle l'eût été avant ou le fût devenue depuis la conception — infecte son enfant beaucoup plus souvent que le père. J'en trouve la preuve péremptoire dans deux statistiques dressées sans parti pris et dont le rapprochement montre clairement la somme de dangers que l'enfant court dans l'un et l'autre cas.

M. Fournier, voulant appliquer à l'étude de

cette question la méthode numérique, n'a point eu l'idée de rechercher comparativement : d'abord, combien de pères syphilitiques infectent et combien n'infectent pas leur enfant ; puis combien de mères syphilitiques n'infectent pas et combien infectent leur enfant. Non : il lui a probablement semblé que le nombre des pères nocifs, que celui des mères inoffensives eût été trop faible pour faire poids, et il a procédé d'autre façon, en statisticien moins irréprochable peut-être, mais en fort expérimenté clinicien. Faisant appel à ses notes, il a pu aisément rassembler dans deux tableaux successifs : 1° *quatre-vingt-sept* observations d'hommes syphilitiques qui, s'étant mariés, n'ont jamais communiqué à leur femme le moindre phénomène suspect, et ont engendré, à eux quatre-vingt-sept, un total de cent cinquante-six enfants absolument indemnes de syphilis ; 2° *deux cent douze* observations de femmes syphilitiques (appartenant soit à la clientèle civile, soit au service d'hôpital) dont l'accouchement ou plutôt les accouchements ont donné le résultat suivant : *a.* Quarante-neuf enfants ayant survécu; *b.* Deux cent vingt-cinq cas d'enfants décédés (par avortement, accouchement prématuré, mort soit à la naissance, soit à courte échéance après l'accouchement).

Ces énormes différences et ces effrayants résultats se recommandent à la sérieuse attention des moralistes. comme à la sollicitude de ceux qui, dans la circonstance, sont leurs plus efficaces et bien souvent leurs seuls interprètes écoutés, je veux dire des médecins.

Enfin il est généralement admis, et avec raison, que, lorsque géniteur et génitrice sont simultanément atteints de syphilis, l'enfant n'a que bien peu de chances d'échapper aux risques que de telles conditions originaires font peser sur lui.

Mais quels sont ces risques?

Il n'entre pas dans mon sujet de les décrire ici *in extenso;* de discuter et décrire le mécanisme intime selon lequel chacun d'eux compromet soit actuellement l'existence, soit ultérieurement la santé de l'enfant. J'en donnerai une idée suffisante en empruntant encore à M. Fournier le résumé des tristes conséquences que peut avoir, qu'a si souvent sur les enfants la syphilis des parents.

Dans ce cas, dit notre savant confrère d'après l'opinion des auteurs ainsi que d'après son expérience personnelle, dans ce cas, « ou bien l'enfant mourra avant de naître ; — ou bien il viendra à la vie, mais avec la syphilis, et avec toutes les conséquences possibles et si graves de la syphilis infantile ; ce qui pour la plupart équivaut presque à un arrêt de mort (1); ou bien enfin il viendra

---

(1) Mentionnons expressément la syphilis héréditaire *tardive,* dont les exemples se multiplient de plus en plus depuis que

à la vie sans la syphilis, mais avec une santé compromise, avec une débilité native et une constitution appauvrie, qui l'exposeront à une mort rapide, avec des aptitudes morbides menaçantes, avec une tendance à certains vices organiques (prédispositions aux affections du système nerveux, méningite, imbécillité, idiotie, au lymphatisme et à la scrofule), en un mot dans un état au moins relatif de déchéance originelle. »

Ce tableau peut paraître chargé. Il est loin cependant de comprendre tous les effets morbides, directs ou éloignés, que les anciens auteurs attribuaient à l'influence héréditaire spécifique. Mais, même en éliminant les exagérations, que j'avais déjà relevées, de Doublet, de Bertin, d'Haase, de Lamauve, de Levret, de Sanchez, il reste au compte de cette influence occulte dont les effets échappent également et au diagnostic et à l'influence des spécifiques, il reste, dis-je, à son compte assez de méfaits avérés pour qu'on ne trouve pas trop paradoxale cette proposition qui me servira de conclusion :

La moins grave des conséquences qui puisse résulter pour un enfant de l'infection qu'il tient

l'éveil a été donné sur la possibilité de ces sortes d'explosions, lesquelles ne sont, après tout, que la reproduction de ce qu'on observe trop souvent dans l'évolution de la syphilis acquise. La syphilis congéniale tardive est d'autant plus dangereuse qu'elle est, dans la plupart des cas, d'abord méconnue pendant un certain temps. **P. P.**

de ses parents, c'est d'avoir, au terme classique de vingt-cinq à trente jours après la naissance, des symptômes de syphilis assez tranchés pour qu'on puisse les reconnaître et y remédier à temps.

Ces longues mais indispensables notions préliminaires étant énoncées, rentrons dans notre programme, et étudions successivement les syphilitiques à l'état de *futurs*, à l'état de *fiancés*, à l'état *d'époux*. Voyons ce dont, dans ces diverses situations, ils ont besoin ; écoutons ce qu'ils demandent ; apprécions ce qu'on peut, et surtout ce qu'on doit leur accorder. — Mais, pour plus de clarté, je vais, dérogeant pour la syphilis à l'ordre suivi dans l'histoire de la blennorrhagie et de la chancrelle, exposer, sans le scinder, d'abord tout ce qui a rapport à l'*homme* syphilitique examiné dans ses trois états de futur, de fiancé, d'époux. Puis je ferai la même étude en ce qui concerne la *femme* également envisagée à ces trois points de vue.

§ I. — Le futur.

Vaste corporation dans laquelle volontiers je comprendrais tous nos jeunes clients atteints de syphilis. A peine, en effet, a-t-il appris de nous qu'il a la vérole, parfois avant même d'avoir demandé : « Pourrai-je guérir ? » le malade nous

pose la question : « Et... pourrai-je me marier ? »
Et que de fois, avec quelles instances, sous combien de formes, par la suite, dans le cours du traitement ne nous assiégera-t-il pas de la même re-
quête ? C'est à n'y pas croire vraiment comme la
diathèse syphilitique crée la diathèse matrimoniale ! comme il suffit de la moindre induration
pour avoir raison du célibataire le plus endurci !

Je trouve à ceci plusieurs motifs. D'abord l'âge
de la vérole est celui du sacrement. — Puis rien,
cela se comprend, ne donne envie d'en finir avec
les *plaisirs* de la vie de garçon comme d'avoir
senti l'épine de ses roses !

Enfin l'obsession exercée par les parents est
pour beaucoup dans celles dont nous subissons le
contre-coup.

Pardonnons-leur cependant. N'est-il pas naturel qu'ils choisissent, pour parler de mariage à
leur fils, pour lui proposer ce préservatif, le
moment où ils le voient livré aux dissipations,
aux entraînements où, à leur insu, il a pris sa maladie ? Parfois même ils n'ont absolument aucun
parti en vue, et si la maman fait plus volontiers
miroiter cette perspective aux yeux de son fils,
c'est uniquement par forme *d'éprouvette* ; c'est
parce que, plus inquiète sur sa santé, elle veut
juger, d'après la manière dont il accueillera l'idée
de mariage, s'il se sent en état de se marier.

Toutefois là n'est point la véritable explication

de cette *matrimoniomanie* des syphilitiques. Au-
dessus de ces petites raisons sociales, n'entre-
voyez-vous pas la grande loi physiologique ? Rien
ne pousse à désirer comme l'impossibilité ou l'interdiction de commettre. Que nous offre, à sa première page, la première histoire de l'homme ?...
L'instructive légende du fruit défendu. — Au
lycée, demandez à l'enfant qui se tord sur son
banc pourquoi cet accès de gaieté ?... Souvent la
seule cause qui le fasse s'étouffer de rire, c'est
qu'il sait le pensum qui l'attend s'il éclate. —
Sitôt monté en wagon, ce prostatifère pense avec
angoisse à

... la plaque ruisselante,
Dont il voudrait grossir la cascade fuyante.

Faites-le descendre : à peine y apporterait-il un
tribut de quelques gouttes... Pourquoi donc en
sentait-il le pressant besoin ?... Parce qu'il savait
qu'il y a obstacle réglementaire à ce qu'il y satis-
fasse. — A l'octogénaire le plus décrépit, vous am-
putez les deux testicules, depuis nombre d'années
inutiles, et par leur dégénérescence même irrévocablement condamnés à ne plus jamais servir. L'o-
pération est faite ; elle a réussi. Mais l'opéré tombe
dans un marasme qui parfois le pousse jusqu'au
suicide. Et pourquoi ce désespoir ?... Uniquement
parce que, privé des organes, il a dès lors cons-

cience de l'impossibilité radicale de jamais exercer la fonction !

Et voilà justement pourquoi tant de syphilitiques nous posent journellement la question de mariage. Et voilà aussi pourquoi le présent ouvrage est le quatrième écrit depuis cinq ans sur ce sujet : tant on sent de plus en plus sa haute importance sociale ! Ajoutons, — mais ici je n'entends parler que de mes prédécesseurs, — ajoutons que, en général, les lecteurs sont dignes du livre. En effet, le médecin, ceci est à noter, n'a ordinairement à aborder ce genre de conversation qu'avec des hommes capables par leur éducation d'en comprendre toute la portée. Jamais un rustre, un manœuvre ne songe au danger dont il pourra devenir la cause en se mariant dans telle ou telle condition morbide : l'inquiétude, la manie des prévisions de cet ordre est l'apanage des classes dites *élevées*. Mais quelque importune qu'elle devienne parfois, ne la maudissons pas cette préoccupation ; car, si elle est leur fléau et le nôtre, elle est aussi leur sauvegarde.

Il s'agit uniquement ici, ne l'oublions pas, de *futurs*, c'est-à-dire de malades qui ont du temps devant eux ; du temps et de la résignation. Ce ne sont point là les *fiancés*, gens toujours pressés et démoralisés par une date prochaine, toujours en quête et en instance de quelque expédient pour se tirer tant bien que mal du mauvais pas où ils se sont engagés. Bien au contraire, on a, avec ceux dont je m'occupe ici, toute liberté pour s'expliquer sur leurs chances, en même temps que toute latitude pour conjurer ces chances par les ressources de la thérapeutique et de l'hygiène.

C'est donc à cette occasion, c'est à propos des *futurs* qu'il faut examiner de sang-froid et dire sans ambages ce que la médecine peut ; n'oubliant pas que, plus les clients de cette classe nous accordent de temps, plus notre responsabilité s'en accroît. Responsabilité d'autant plus lourde qu'ils semblent l'atténuer ; que ceux-là même qui affectent à l'heure présente de reléguer l'idée d'un mariage dans les futurs contingents, sauront le mieux, un jour, les choses venant à mal tourner, nous reprocher de n'avoir pas utilisé la marge qu'il nous laissaient pour les *traiter à fond*.

J'ai ici à établir une division bizarre en apparence, arbitraire s'il en fût, impossible à bien délimiter, j'en conviens, mais conforme à la réalité des choses et la seule, d'ailleurs, que comporte l'étude pratique du sujet.

Le malade qui vous consulte sur la possibilité d'un mariage à venir a : soit une syphilis qui commence, soit une syphilis ayant déjà parcouru quelques-unes de ses phases. De là deux cas essentiellement distincts, qu'il importe d'examiner l'un après l'autre.

Premier cas. Syphilis qui commence. — Je comprends sous ce chef le temps qui s'écoule entre le début du chancre et l'éclosion complètement réalisée de la première poussée d'accidents secondaires (prodromes, syphilide, adénopathies, plaques aux divers orifices muqueux). Sans doute dès cette époque un clinicien sait discerner, à la durée des deux incubations (chancreuse et secondaire), à l'accentuation, au groupement des diverses lésions, sait discerner, dis-je, si la syphilis s'annonce comme faible ou comme forte ; et nous n'avons pas à rééditer ici ce *diagnostic prévisionnel* qui, en dehors des réponses précieuses qu'il donne quand on le laisse parler, égare en effet si souvent ceux qui, pour le perdre, veulent le contraindre à vaticiner au delà de son horizon. Mais si, à ce moment, la maladie diffère selon les sujets, elle offre du moins, chez tous (1) , ce trait commun de se présenter comme *parfaitement guérissable.* Et il faudrait, quant à moi, que le client qui me consulte à cette période réunît un rare ensemble d'induration ligneuse, d'adénopathies multiples exubérantes, de première syphilide pustulo-crustacée, de déglobulinisation à 50 pour 100, de

____

(1) A part les cas tout à fait exceptionnels de cette effrayante forme qu'on a nommée *syphilis galopante.*

constitution délabrée, d'hygiène pervertie sous toutes ses faces pour que, à sa question : « Pourrai-je, un jour, me marier ? » je répondisse dès lors par la négative !

Donc le mariage n'étant alors, — c'est notre cas — qu'hypothétique et la maladie ne faisant que de commencer, je ne vois aucune raison pour décourager le client, et j'en vois beaucoup pour ne pas le décourager par une formule de doute, où assurément il verrait plus et pis qu'elle ne contient. Dites-lui donc, — vous le pouvez et, selon moi, vous le devez, — affirmez-lui qu'il sera un jour en état de se marier sans danger pour sa femme ni pour ses enfants. Et s'il vous demande la date de ce jour, fixez approximativement *dix-huit mois*.

Quelque précise qu'elle paraisse, d'ailleurs, cette déclaration ne vous engage que dans la mesure des probabilités courantes. Car vous ne l'avez point faite sans ajouter la restriction usuelle : « si rien ne vient déranger la marche ordinaire du mal » ; réserve de droit, que contient implicitement toute promesse à long terme. Prudente réserve qui, en dégageant plus tard, s'il y a lieu, votre responsabilité vis-à-vis du client, vous arme efficacement, durant le cours entier du traitement, contre ses résistances, ses tiédeurs, ses indocilités, ses écarts. En effet, vous lui avez dit qu'il serait mariable à telle date... oui : mais à condition qu'il prendra exactement ses pilules ;

qu'il rentrera chez lui avant minuit ; que la dame de pique lui deviendra de toutes la plus indifférente ; qu'il ne poussera point jusqu'à gagner maîtrise l'apprentissage de son futur métier d'époux. A ce compte, sans qu'il s'en doute mais assurément dans son plus cher intérêt, l'engagement tombé de votre bouche s'est tacitement converti en un contrat synallagmatique entre lui et vous ; contrat dont vous êtes à tout instant en mesure et en droit de lui rappeler les clauses, en lui répétant, à chaque infraction, ou même à chaque imminence d'infraction : « Si vous désobéissez, il n'y a rien de fait et je retire ma parole. »

Deuxième cas. Syphilis qui a déjà duré. — Je fais ici un appel spécial à l'attention du lecteur. Pour qu'il se rende compte de la division si singulière en apparence à laquelle je subordonne la réglementation tout entière de la syphilis des fiancés, il faut en effet que sa mémoire remonte plus haut ; il faut qu'il se rappelle d'abord deux choses :

1° Comment chaque école envisage la curabilité et institue le traitement de la syphilis.

2° Comment, conséquemment aux données qu'elle professe sur ces points essentiels, chaque école établit le pronostie de la syphilis.

Si, en effet, comme quelques-uns le déclarent, la syphilis est une *maladie incurable*, renoncez au mariage vous tous qui l'avez eue ; car « *vous l'avez eue* » est une expression impropre, vous l'avez encore et vous l'aurez toujours ! — Et vous, pères de famille, repoussez impitoyablement, n'agréez à aucune condition un prétendu jadis — fût-ce, il y a vingt ans — atteint de cette souillure ineffaçable !

Si, d'autre part, ainsi que de plus rassurants l'affirment, un traitement mercuriel dûment administré corrige, éteint la diathèse syphilitique, renaissez à l'espoir, victimes de la sentence précédente : votre sort est entre vos mains. Avec de la persévérance et un bon estomac, vous voilà purs comme devant. *Ecce qui tollit peccata mundi.*

Si au contraire, comme je le crois, ni la vérole n'a cette férocité, ni le mercure cette efficacité ; si, en d'autres termes, l'expérience nous autorise à présenter des amendements aux deux lois tranchées que je viens d'énoncer, alors on peut parlementer, transiger avec la maladie comme avec son spécifique, et, réduisant à leur juste valeur les menaces de l'une et les promesses de l'autre, établir pour chaque cas traité selon les indications que suggère l'étude de son évolution, un *modus vivendi — et conjungendi —* capable de satisfaire aux droits de la société ainsi qu'à la sécurité des familles.

Exposons donc — la marche est toute tracée — dans quels termes, dans quelles limites, à propos d'un projet ou d'une perspective de mariage, il faut tenir compte soit de l'obstacle allégué (l'incurabilité), soit du secours qui nous est offert contre lui (le traitement spécifique).

A. Le fait d'avoir eu la syphilis doit-il interdire à un homme de songer au mariage?

Il y a homme et homme, comme il y a syphilis et syphilis. On a cité, en ce genre, de stupéfiants exemples d'insouciance ou de cynisme. J'ai vu moi-même des misérables qui, sous l'étreinte présente, progressive d'accidents au premier chef contagieux et héréditaires, dédaignant l'avis explicite du médecin, bravant l'interdiction formelle qu'il prononce, allaient, le cœur léger, signer un contrat dont l'effet à peu près assuré devait être la souillure du lit nuptial et la solitude des berceaux !

A l'extrémité opposée se présentent des types plus rares, il est vrai, mais non moins embarrassants. Que répondre par exemple à un quadragénaire atteint de syphilis et qui vous dit : « Docteur, je suis absolument maître de la situation. Je songe bien à me marier un jour, mais je n'ai point d'engagement. Parlez-moi donc en toute liberté. Indépendamment du frein qui en pareil cas doit retenir tout honnête homme, j'ai des principes religieux ; et si vous ne m'affirmez pas positivement que vous pouvez me guérir sans qu'il y ait ultérieurement aucune chance, — vous entendez, docteur, *aucune*, — d'infecter ma femme ou mes enfants, eh bien ! quoi qu'il m'en coûte, je resterai garçon. »

Vous entendrez assez souvent ce discours moral. Ne vous y laissez point prendre ; et ne le prenez pas toujours au pied de la lettre. Tel de ces bons chrétiens ne demande qu'à entrer en composition : et, si vous restez immobile, va faire les premiers pas. Tel autre n'a étalé si fièrement son programme que pour savoir plus exactement quel est le vôtre, quelles espérances vous êtes en mesure de lui donner. Avec cette classe de demi-puritains, il y a matière à transaction et je dirai tout à l'heure sur quelle base elle peut se conclure.

Mais pour les sincères, c'est une tout autre question ; et, quant à moi, la réponse à leur faire m'a toujours paru l'une des plus épineuses épreuves de ma carrière de praticien. Songez-y donc ! Partir de ce principe que la vérole est *incurable* pour arriver à dire qu'il peut être permis, quand on l'a eue, de se marier, c'est-à-dire d'exposer la santé de sa femme, la vie de ses enfants, c'est, en matière de logique et en matière de conscience, un tour de force devant lequel j'ai souvent reculé. En vain se dit-on que, quoique incurable en principe, cette maladie guérit la plupart du temps ; — en vain chaque médecin se rappelle-t-il le grand nombre de ses clients spéciaux qui ont mené à bien le conjugium et la paternité (nombre où **figurent** avec honneur les 87 exemples précités de M. Fournier); — en vain considère-t-il que la science nous donne le moyen d'apprécier les chances de récidives dans tel ou tel cas ; que, même lorsque contre toute probabilité ces récidives surviennent à longue échéance, elles consistent ordinairement alors en lésions qui ne sont transmissibles ni par contact ni par hérédité... le dogme fatal, le principe d'incurabilité avoué dans toutes les écoles, professé dans toutes les chaires, subsiste et menace en dépit de ce plaidoyer qui ne persuade et ne rassure que les optimistes de parti pris.

Je m'étais souvent demandé, en méditant ces graves questions, si le devoir du médecin, en une telle conjoncture, était bien de dire crûment à son client la vérité tout entière. Quand, par exemple, ayant soigneusement pesé les antécédents d'un sujet syphilitique, je vois *une très grande probabilité* pour qu'il n'ait plus d'accidents, est-il humain de le plonger dans le désespoir en lui déclarant que, mise en demeure de dire *oui* ou de dire *non*, la science peut avoir des regrets, mais ne saurait avoir d'hésitation à se décider pour le dernier?... Assurément tous mes confrères reculent, comme moi, au moment de répondre par un tel coup aux loyaux scrupules du consultant ; et il en est bien peu qui ne fût prêt, si cela pouvait suffire, à engager ici sa responsabilité personnelle, à autoriser le futur à passer outre, sauf à subir ses justes reproches dans le cas, si peu probable, de malheur conjugal ou paternel ultérieur.

Indécis moi-même, et ne me sentant que trop enclin à sacrifier le devoir strict à la muette instance de celui qui comparaît tout éploré, tout effaré à ma barre, j'ai tenu à avoir d'autres avis. J'ai voulu savoir ce qu'on pense sur ce point dans un autre monde qui a trop d'intérêt dans le débat pour n'avoir pas quelque droit à être consulté sur la solution à intervenir. J'ai, en conséquence, pris à part ma confidente habituelle, une mère de famille qui, pour moi, personnifie la femme dans ses tendances, ses préjugés, ses aversions et sympathies instinctives, mais surtout dans ces délicatesses innées de sentiment et de perception qui nous la rendent, là où la raison masculine chancelle, un guide si précieux. Je lui ai posé la question, et voici sa réponse : « N'y eût-il qu'une chance sur mille de voir votre client infecter sa femme ou ses enfants, il doit rester célibataire ; et votre devoir, à vous médecin, est de faire qu'il reste célibataire. Quel rapport, je vous prie, pouvez-vous établir entre le chagrin passager de ce monsieur qui n'est puni, après tout, que d'une faute commise volontairement, et les tortures d'une jeune femme et la mort ou les maux toujours renaissants de pauvres petits êtres, les uns comme les autres innocents du mal dont ils vont être victimes ? » — En vain, ai-je fait observer que le désespoir de mon client est certain, tandis que le malheur de sa future famille, dans les conditions supposées, ou n'aurait pas lieu ou trouverait remède. Mon interlocutrice n'a point accepté ce calcul de probabilités et s'en est tenue à son arrêt, auquel le regard passablement irrité qui commençait à le souligner m'a bien montré que j'essayerais en vain d'obtenir un adoucissement quelconque.

J'ai laissé la parole à ce témoin non seulement à cause de la valeur que je lui accorde, mais aussi parce que son avis, son langage, ses reproches sont ceux qui ont cours dans le monde, ceux qu'aurait à subir un époux placé dans les conditions auxquelles je fais allusion. — Quant à moi, pensant que la sécurité, sinon la vertu, *stat in medio*, voici le biais qui, en général, m'a réussi à tout concilier.

A l'interpellation pressante : « Suis-je guéri, docteur ? Le suis-je assez pour que vous me garantissiez que je puis me marier sans crainte pour ma femme et mes enfants ?

— Vous l'êtes, cher Monsieur, lui dis-je, autant qu'on puisse l'être (1), c'est-à-dire que, à votre place, je me marierais.

(1) Bien entendu, je ne fais cette déclaration que lorsque, d'autre part, sont remplies les conditions, à énumérer ci-après, d'aptitude sanitaire au mariage.

— Mais, docteur, ce n'est pas là répondre. Je ne demande ni des présomptions, ni un exemple. Je veux savoir positivement si j'ai la certitude..

— Et qui pourrait, et dans quel ordre d'idées ou d'intérêts pourrait-on vous la donner ? A part en mathématiques, la certitude est-elle de ce monde ? Vous prenez un associé muni des meilleures références. N'y a-t-il pas néanmoins *une chance* pour qu'il se révèle après coup insolvable ou fripon ? — Vous entrez en ménage avec une fortune de… n'est-ce pas ? Êtes-vous sûr de la conserver ? — Vous avez les meilleurs renseignements sur l'état physique de votre future. Mais si elle porte, venant d'origine éloignée, un germe occulte d'arthritis, de lymphatisme, de perversion mentale, ceux qui vous ont garanti sa santé seront-ils responsables de votre mécompte ? De même, je vous l'explique relativement à votre syphilis, vous avez sur la solidité de sa guérison ce même degré de certitude qui suffit, dans le monde, à entreprendre les affaires les plus sérieuses, à se guider en toute sûreté de conscience au milieu des difficultés et des responsabilités usuelles de la vie. Encore l'avantage est-il, ici, tout en votre faveur. On ne se relève guère d'une catastrophe financière ; on guérit bien rarement une femme atteinte de folie. Tandis que, vis-à-vis de la syphilis, pour peu qu'on soit sur ses gardes — et je vois que vous l'êtes diablement — on peut toujours prévoir, éviter le danger, au pis aller si l'on n'a su y parer, remédier à ses suites. »

Outre qu'elle dégage le médecin sans effrayer le client, cette formule, en pratique, a un grand avantage : elle est élastique. Vous pouvez à votre gré, et dans la mesure que vous jugez convenable, insister sur les termes soit encourageants, soit limitatifs qu'elle renferme, selon que la syphilis dont il s'agit vous semble ou avoir sa quittance définitive ou bien être encore redevable de quelque petit arrérage ; selon aussi que vous avez affaire à un homme qui, abandonné à lui-même, devant le parti à prendre, pécherait par excès de prudence ou par l'excès contraire. Mais toutes ces choses qui se sentent si bien ne peuvent guère s'écrire, encore moins se réglementer : et c'est là un de ces cas où le cœur et la conscience du jeune praticien doivent suppléer à l'insuffisance de l'enseignement par le livre.

B. Le fait d'avoir suivi un traitement par les remèdes spécifiques permet-il à un syphilitique de se marier sans danger pour sa femme et ses enfants ?

Cet énoncé un peu abstrait peut, pour plus de précision, être remplacé par le suivant :

Peut-on, en donnant assez longtemps du mercure et de l'iode à un syphilitique, obtenir que chez lui non seulement les lésions actuelles soient guéries, mais que la diathèse elle-même cesse, et cesse de façon à ce qu'on n'ait plus, même dans un avenir aussi éloigné que possible, à craindre de voir se reproduire chez lui des effets de cette diathèse et notamment parmi ces effets la pro-création d'enfants syphilitiques?

En termes plus brefs, si la syphilis est suscepti-ble d'une cure radicale, quelle est la durée de traitement nécessaire pour l'obtenir?

Variant selon l'opinion des auteurs, ou plutôt, je puis le dire, au fur et à mesure de leurs mé-comptes, cette durée a, de nos jours, singulière-ment progressé. En 1838, lors de mon entrée à l'Antiquaille, mes maîtres étaient à peu près una-nimes à déclarer que, avec un traitement régulier de *trois ou quatre mois*, on en a fini avec la vé-role. Aussi, quand des récidives apparaissaient en-suite, ce n'était pas à la maladie qu'on les repro-chait, mais au malade, que j'entendais accuser sans détour de n'avoir *pas bien suivi son trai-tement*, ou de *s'être infecté à nouveau!* — Plus tard, Ricord fixa ce traitement à six mois de mer-cure, plus trois mois d'iodure. Encore ce profond et loyal observateur avertissait-il que « il n'y a ni dose, ni forme pharmaceutique, ni durée de trai-tement qui donne toujours et à coup sûr l'immu-nité, quelles que soient l'attention du médecin à diriger la médication, et la docilité du malade à l'exécuter. »

Depuis lors, on a de plus en plus reculé la limite. Les traitements de un an, de deux ans, ont pris faveur, ont été ouvertement promulgués.

Tout dernièrement encore un pas important vient d'être fait dans cette voie. Et comme c'est le plus récent en même temps que le plus hardi, comme cette forte enjambée porte la trace du spécialiste aujourd'hui officiellement accrédité, de M. Fournier, professeur à la Faculté de médecine de Paris, j'en profite pour discuter la question des traitements prolongés, en prenant pour thème le livre où notre savant confrère vient d'exposer ses idées sur ce point de doctrine et précisément dans les rapports qu'il a avec l'aptitude au mariage.

Un syphilitique qui veut être admis à se marier, dit M. Fournier, doit avoir fait un traitement spécifique suffisant. Pour notre confrère, c'est la condition « majeure par excellence », la condition « essentielle, capitale ».

« Mais quel est donc ce traitement *suffisant, suffisamment protecteur ?* » se demande-t-il.

A cette question sa réponse est toute prête : c'est la méthode dite *des traitements successifs et intermittents* ; méthode qui repose sur deux principes, savoir : 1° que à maladie chronique, il faut traitement chronique, c'est-à-dire très prolongé ; 2° que, pour maintenir pendant un si long temps aux spécifiques leur effet curatif, il faut neutraliser *l'accoutumance*, en suspendant de temps en temps l'administration des remèdes.

Ces deux principes ne sont pas faits pour rencontrer d'opposition. Et convaincu, comme il l'est, de la possibilité de détruire par les spécifiques non seulement les manifestations de la diathèse, mais la diathèse même, M. Fournier n'a fait que tirer de prémisses justes la conclusion qu'elles contiennent, en promulguant sa nouvelle méthode thérapeutique.

Après l'avoir conçue, veut-on savoir comment son auteur l'a codifiée? Le voici en abrégé :

Pour une syphilis récente à éruption générale papuleuse, par exemple, il formule ainsi qu'il suit :

1° Deux mois de mercure ;

2° Alors « quoi qu'il arrive » un mois sans mercure ;

3° Puis « quoi qu'il advienne » deux mois de mercure ;

4° Trois mois sans mercure ;

5° Deux mois de mercure.

Et ainsi de suite pendant un minimum de 3 ou 4 ans, avec des temps de repos de plus en plus longs (1).

Pour nous qui reconnaissons dans le mercure

---

(1) Quoique ce résumé soit textuellement extrait d'un ouvrage de M. Fournier, je tiens à dire qu'il avertit que son programme ne saurait avoir rien de fixe, ni d'absolu, que l'exécution en reste subordonnée aux exigences de chaque cas particulier.

un admirable palliatif, mais rien qu'un palliatif, il ne nous déplaît point de voir à quelles conséquences extrêmes sont fatalement poussés ceux qui en font un antidote. Aussi saisissons-nous l'occasion qui nous est offerte par la déduction très logique qu'un profond clinicien a tirée de cette donnée doctrinale, pour examiner comment elle se justifie et où elle nous conduit. Je vais, en conséquence, entreprendre de prouver :

1° Que, prise à la lettre, strictement exécutée, cette méthode désarme en réalité le praticien du secours sur lequel celui-ci a souvent besoin de pouvoir compter ;

2° Que, pour qu'on puisse croire à l'efficacité de sa méthode, il faut que l'auteur y croie lui-même... *quod est demonstrandum ;*

3° Qu'il y a lieu, enfin, de se demander si, telle qu'elle est professée, telle qu'elle sera comprise et exécutée, cette méthode n'est pas de nature à compromettre plutôt qu'à assurer la santé des clients et notamment la pureté, partant la sécurité des unions conjugales.

Je reprends :

M. Fournier a fort bien réglé le traitement, mais il n'a pu régler la maladie. Les récidives, il le sait comme moi, peuvent surgir, elles surgissent à toute heure, pendant le cours de la syphilis, pendant le cours même du traitement.

Or, si elles choisissent, pour apparaître, un de

ces moments de repos, que d'avance **M.** Fournier a fixés comme nécessaires pour déshabituer l'organisme de l'action du spécifique, que fera-t-il? Que fera-t-il surtout si la poussée arrive — elle a parfois cette malice — juste au moment où se termine un cours mercuriel de deux ou trois mois? Évidemment, de son propre aveu, il se trouvera alors dans des conditions désavantageuses pour lutter contre cet accident, puisque c'est le moment où, vu l'accoutumance, « on n'obtient plus du mercure, c'est **M.** Fournier qui le dit, que des effets très peu sensibles, lents, incomplets, parfois même on n'en obtient plus rien (1). » Et cependant la lésion qui surgit peut exiger un secours immédiat ; car, ce peut être une tiritis, une éruption papuleuse de la face, un ulcère palatin perforant, etc. Ne se repentira-t-on point alors de s'être d'avance désarmé contre un assaut actuel et pressant, en vue d'une stratégie fort rationnelle, je l'accorde, mais dont l'ennemi se plaît si souvent à déjouer les calculs ?...

(1) J'ai le plaisir de trouver ce même argument sous la plume d'un des partisans, d'un des *ultras* de M. Fournier. M. le Dr Martineau, hérétique en ce point, ne commence le traitement mercuriel que lors de l'éclosion des accidents secondaires. Et son motif est que: « En ne donnant pas le mercure dès le début, dit-il, on a l'avantage de retarder la saturation et l'accoutumance qui surviennent au bout de deux mois, et qu'on n'est pas forcé de suspendre le traitement alors que le malade en a le plus pressant besoin, alors qu'il ait eu pleine évolution syphilitique » (*Union médicale*, 29 septembre 1880). — Qu'avais-je dit moi-même, six mois auparavant, de plus et de mieux ?

J'agis, ce me semble, quant à moi, beaucoup plus conformément au sage principe de *désaccoutumance*, en réservant le mercure pour combattre, *après qu'elles ont apparu*, chacune des poussées qui successivement se présentent (1). Et je n'y ai pas grand mérite, car c'est la maladie elle-même, c'est la syphilis avec ses phases toujours semées de reprises et de silences alternatifs, qui m'enseigne quand et comment je dois agir, quand et combien de temps je puis et dois ensuite laisser reposer l'organisme.

Somme toute, quel que soit mon sincère respect pour les règles posées par M. Fournier, il est dans cette difficile campagne, un guide qu'il ne me désapprouvera pas de lui préférer, c'est la nature. Celui-là, du moins, non seulement m'apprend chaque fois le moment d'engager l'action, mais me donne, pour ainsi dire, un état des véritables forces de l'ennemi : et cet ennemi je suis, par conséquent, dès lors en mesure, soit de le dédaigner (traitement expectant) ; soit de le paralyser en augmentant mes moyens de défense (traitement par les toniques) ; soit enfin, quand il le faut, de l'attaquer selon une tactique éclairée par les renseignements positifs que j'ai pu me procurer sur sa puissance (traitements spécifiques proportionnés à l'intensité actuelle du mal).

(1) De celles de ces poussées, bien entendu, qui valent la peine qu'on recoure au mercure.

Je me suis demandé tout à l'heure si l'on devait croire à l'efficacité de cette méthode ; et j'ai été jusqu'à demander à M. Fournier s'il peut lui-même y croire. C'est à lui que je m'adresse : c'est lui seul que je veux rendre juge.

Il y a vingt ans, notre confrère écrivait d'après Ricord : « Six mois d'un traitement mercuriel.... puis trois mois d'un traitement ioduré.... telle est la médication qui donne les cures les plus soutenues, qui réussit, dans l'énorme majorité des cas, à neutraliser véritablement le virus toxique (1). »

Il y a sept ans, il écrivait : « Il est certain qu'une mercurialisation de cinq à six mois n'est pas toujours suffisante, tant s'en faut, à éteindre la diathèse et à conjurer tout péril d'avenir.... Je l'ai appris à mes dépens par insuccès personnels, par une série d'échecs éprouvés par moi. » Et, en conséquence, il publiait alors, en 1873 (notez la date) sa méthode des traitements successifs, avec *deux ans* (notez le chiffre) de mercure, en moyenne. Et tenant surtout à faire valoir la méthode par ses résultats il ajoutait : « J'ai traité de la sorte, depuis une douzaine d'années, des milliers de malades ; et, à quelques exceptions près, tous ceux en grand nombre que j'ai pu revoir, dont j'ai pu suivre l'état de santé ultérieure, n'ont

(1) *Leçons sur le chancre*, 1858, p. 221.

plus éprouvé aucun accident diathésique » (notez l'affirmation (1).

Aujourd'hui, en 1880, M. Fournier écrit : « Il est faux, absolument faux qu'on en ait fini avec la vérole après un traitement de quelques mois, d'une année, de *deux années* même... Les traitements de ce genre sont condamnés aujourd'hui par leurs nombreux et *déplorables résultats*. « Et il conclut : « *Trois à quatre ans* méthodiquement consacrés à une médication énergique, tel est le *minimum* nécessaire, d'après moi. »

Or, tout se perfectionne et tout progresse, on le sait ; mais, au milieu des variations doctrinales, les faits subsistent, ou du moins ils doivent subsister, à ce qu'il me semblait. Comment donc les mêmes faits, les résultats de 1861 à 1873 déclarés, en 1873, *satisfaisants*, sont-ils, en 1880, traités de *déplorables?* Et s'ils ont, en sept années, entre les mains de leur auteur, subi pareille dépréciation, que deviendront, comment risquent d'être prisés, en 1887, ceux du dernier traitement, du traitement de quatre ans, du traitement

(1) *Sur la syphilis chez la femme*, 1873, pages 1082 et 1094. — On est toujours, a-t-il été dit, le Jacobin de quelqu'un, le Girondin d'un autre. M. Fournier est déjà mis dans cette seconde catégorie par le plus fervent de ses partisans qui prouve son attachement aux doctrines en renchérissant sur les doses. Selon M. le Dʳ Martineau « la durée à assigner au traitement de la syphilis est *un peu plus longue* que celle fixée par M. Fournier » (*loc. cit.*).

qu'il nous présente aujourd'hui comme « digne d'être qualifié, en l'espèce, de suffisant (1) » ?...

S'il est, en cette délicate matière, une opinion compétente et désintéressée, c'est à coup sûr celle de l'auteur de la méthode... On vient de voir comment il en apprécie lui-même les résultats cliniques, comment, par conséquent, il a d'avance répondu à la question que je posais. — N'ayant aucun motif pour récuser son jugement, je demande à en rester là et à examiner maintenant une autre face du sujet : Quelle est la raison de ces envahissements hydrargyriques progressifs, et quel est en réalité leur mode d'action, s'ils en ont un ? — Un court mois, instructif synchronisme, va nous mettre sur la voie de la réponse.

Avant 1863, alors que généralement les praticiens regardaient les poussées successives comme d'exceptionnels accidents tenant à quelque imprudence du malade ou à quelque lacune de la médication... on assignait à la vérole régulière une durée de quelques mois, et son traitement normal était de quelques mois aussi.

Plus tard, le cours normal de la vérole ordinaire ayant été reconnu consister en quatre ou cinq poussées espacées sur une durée de quinze à dix-huit mois... le traitement de deux ans prit naissance et faveur.

(1) *Syphilis et mariage*, 1880, p. 140.

Enfin les récentes recherches ayant découvert la fréquence de certaines lésions viscérales (ce qui signifie appartenant à une période avancée), ayant attiré l'attention sur maints cas de syphilis héréditaire tardive, le terme d'une syphilis normale fut encore reculé... et alors aussi au traitement de deux ans vient d'être substitué celui de trois ou quatre ans, au minimum.

Que prouvent ces variations toujours parallèles du pathologiste et du thérapeutiste ?... Selon M. Fournier, sans doute, l'extrême prudence, la perspicacité croissante de celui-ci. Selon moi, une chose seulement, c'est que, intentionnellement ou non, on applique ici ce mot d'un vieux madré de praticien, respectable monogénaire aujourd'hui : « Prescrivons toujours quelque chose à nos malades, même dans les affections destinées à guérir d'elles-mêmes, et surtout prescrivons jusqu'au bout. Ni la médecine, ni le médecin ne s'en trouveront plus mal. » (J. Cl.) — En d'autres termes, pendant qu'on mercurialise, la vérole guérit (1). Abusés depuis trois siècles par le *post*

(1) Je trouve la pleine confirmation de cette proposition dans la page suivante, que j'emprunte, — comme Molière reprenait son bien — au livre de M. Fournier : « Voyez, dit-il, comment les choses se passent dans la pratique courante. Un malade nous arrive en pleine période secondaire et nous le soumettons au traitement usuel. Qu'arrive-t-il, et cela dix-neuf fois sur vingt pour le moins ? C'est, d'abord, que ce malade reste sujet, dans le cours des premiers mois, voire parfois de la première année, à des poussées secondaires plus ou moins nombreuses, plus

hoc, ergo propter hoc, plus les médecins, étudiant mieux, ont reconnu que la maladie se prolonge, plus ils ont cru devoir prolonger l'emploi du remède prétendu curatif.

Les prescriptions que dicte une semblable thérapeutique font-elles plus de bien que de mal.... ou *vice versâ?* — Telle est la troisième question que j'ai posée, et que je demande la permission de traiter avec la même franchise que les précédentes.

Un homme de trente ans vient de contracter la syphilis au moment où il allait passer un autre contrat. Le cas n'est pas rare. Ignorant et anxieux, anxieux en proportion même de son igno-

ou moins intenses, suivant la qualité de la diathèse, mais généralement atténuées et amoindries par le traitement. Puis au delà, dès la seconde année environ, ces poussées vont décroissant; elles se bornent à quelques manifestations isolées et bénignes, par exemple à quelques érosions buccales. Puis encore, ultérieurement, le calme s'accentue davantage; il devient complet avec la troisième, au plus tard avec la quatrième année. Dès lors, c'en est fait de la période secondaire... » — Que les partisans du mercure s'arrangent de cet aveu; qu'ils mettent, s'ils l'osent, à l'actif du *spécifique,* les deux ou trois ans de récidives observées à la suite et pendant la durée actuelle de son emploi dirigé par un maître, c'est leur affaire... et celle de leurs clients. Tout ce que je veux, pour ma thèse, retenir de la description si bien faite par M. Fournier, c'est que ce tableau n'est point un portrait de fantaisie, puisque j'y trouve la reproduction fidèle quoique un peu assombrie, de ma propre pratique, à moi qui cependant ne donne du mercure qu'à certains sujets, et, chez ceux-ci, seulement d'une manière éventuelle, au fur et dans la mesure de leurs besoins.

rance, il veut s'adresser aux meilleures sources d'information, et va demander à **M.** Fournier :
« Que dois-je faire ?

— Prendre du mercure selon ma méthode, lui répond le savant professeur.

— Et pendant combien de temps, s'il vous plaît?

— Pendant trois ou quatre ans, *au minimum.*

— Trois ou quatre ans ! oh ! oh !... Mais à ce prix du moins vous me permettrez alors le mariage ?

— *Permettre !...* conclut le professur. Permettez, Monsieur : dans ces conditions-là, je *tolére* le mariage bien plutôt que je ne le *conseille* (1). »

Eh bien ! mettons-nous à la place du client. Incorporons-nous, s'il se peut, les sentiments, les préjugés qui l'inspirent, figurons-nous surtout les obligations sociales qui l'enserrent, qui devant un tel arrêt, sortant d'une bouche aussi autorisée, vont lui dicter sa conduite. Plus d'un obéira, sans doute, plus d'un rompra la chaîne conjugale à peine nouée. Mais, dans la classe des insouciants, classe qui chaque jour fait tant de nouveaux prosélytes, ne s'en trouvera-t-il aucun qui, découragé par d'aussi sévères prescriptions et prohibitions, ne lève la séance en s'écriant : « Oh ! alors, ma foi !... tant pis ! au petit bonheur ! »

____

(1) *Syphilis et mariage,* p. 110.

Je pourrais développer ce thème ; je pourrais montrer la foi en l'*outrancisme* hydrargyrique, aussi difficile à imposer aux médecins qu'aux malades ; je pourrais rappeler, à ce propos, que l'impunité, avec les désordres qu'elle engendre, naît aussi souvent d'une législation draconienne que d'une aveugle indulgence. Mais il faut se borner et je termine non sans signaler cependant à la sollicitude de M. Fournier un danger spécial qu'il me paraît créer au préjudice de ceux qu'il entreprend loyalement ici d'instruire et de guérir.

J'ai dit qu'il y a quelque risque de voir ceux à qui on inflige un traitement de quatre ans, passer outre, et subir dès lors toutes les conséquences ultérieures de leur indocilité. Ces conséquences, pour un célibataire, ne sont que des dommages personnels. Chez un mari, ce sont de vrais désastres frappant toute sa famille dans le présent ainsi que dans l'avenir ; et je comprends que la responsabilité en pèse lourdement sur le médecin qui, oublieux du sage milieu à tenir, aura péché en cette circonstance par l'un ou l'autre des deux excès également nuisibles quoique opposés, excès de tolérance, excès de rigueur. Mais là n'est pas le point qui me préoccupe en ce moment. Placés dans des conditions dissemblables quant à la somme de risques que l'un ou l'autre encourt, le célibataire et le fiancé voient encore pour un autre motif s'accentuer la différence qui aggrave le sort du dernier ; car celui-ci, en même temps que le plus menacé, est aussi par sa nature le plus indocile. On a toute la vie pour rester garçon ; et l'on n'a qu'un certain temps pour se marier. Aussi est-ce dans la classe des *engagés* bien plus que dans celle des *réfractaires* que la prescription « quatre ans de mercure » a chance de soulever ces découragements invincibles qui vont faire refuser l'obéissance, non seulement à ce rigoureux commandement, mais même plus tard à des consignes beaucoup plus douces. Ne dégoûtez-vous pas ainsi cet homme de la médecine rationnelle, pour le jeter aux mains des charlatans?

En finissant, je jette les yeux sur un sujet analogue à celui-ci, sur une thérapeutique maniant elle aussi un spécifique qui affecte les mêmes visées que le nôtre. L'arsenic se borne-t-il à réprimer chaque poussée de psoriasis? ou bien, guérit-il la maladie elle-même? — Parmi ceux qui croient à son pouvoir curatif comme parmi ceux qui croient au pouvoir curatif du mercure, mêmes illusions, mêmes insuccès bien faits pour les éclairer, mais même tenacité de confiance, et par suite même ardeur à varier les doses, la durée, les agents, le mode de la médication : même propension surtout à vouloir écraser sous une masse métallique le mal toujours renaissant. Dire que dans ces derniers temps Hebra a donné à un malade 2,000 pilules asiatiques (soit 8 gram-

mes d'acide arsénieux), Kaposi 3 à 4,000 pilules (soit 20 à 30 grammes d'acide arsénieux) *sans
les guérir*, c'est, je crois, offrir un bel exemple
de l'excès auquel peut atteindre la foi doctrinale.
Ces impuissantes libéralités arsenicales sont-elles
suffisamment connues de nos hydrargyrophiles
modernes ? Il faut bien croire que non, puisque,
jusqu'à présent, ils semblent avoir vu dans la
pratique des dermatologistes un modèle au lieu
d'un avertissement (1).

Signalement des syphilis permettant le mariage.

Jetant uu coup d'œil sur le chemin parcouru,
nous voyons deux données acquises au procès
que nous instruisons : 1° la syphilis n'interdit pas
absolument de se marier ; 2° (et, en fait, tous
les doctrinaires s'accordent dans la pratique sur
ce point) il ne suffit pas à un syphilitique d'avoir
pris *tant* de mercure pendant *tant* de temps,
pour être par cela seul recevable au mariage.

Si donc un homme touché par la syphilis
ne peut avec sécurité se marier qu'autant qu'il ait

(1) La discussion qu'on vient de lire avait été publiée dans le
n. du 28 mars 1880 du *Lyon médical*. Malgré l'importance du
sujet, malgré la forme exclusivement scientifique, ce me semble,
de ma critique, il m'est pénible d'avoir à constater aujourd'hui
que **M.** Fournier a refusé d'éclairer, en me répondant, une
question qui, sous tous les rapports cependant, doit préoccuper
sans relâche un esprit aussi sincèrement que le sien amoureux
de la vérité (30 octobre 1880).

la garantie d'en avoir fini avec son mal, et si, d'autre part, un traitement, quel qu'il ait été, ne lui donne pas cette garantie, où la trouvera-t-il ?... Il la trouve dans l'étude de l'évolution que ce mal a suivie chez lui, étude telle qu'elle peut être faite par un médecin attentif et bien renseigné.

Je n'écris pas ce dernier mot sans une intention expresse. La syphilis est une maladie à marche lente, à long cours. Elle met du temps, elle met, pour ainsi dire, de la complaisance à se faire connaître, à permettre de juger, d'après ce qu'elle a été, ce qu'elle est, ce qu'elle sera, ou pour mieux dire ce qu'elle peut encore être.

Mais les clients nous donnent bien rarement cette facilité. Sur cinq qui chez moi s'assoient sur la chaise du consultant, trois pour le moins débutent ainsi : « Tiens ! j'ai oublié mes ordonnances. » D'ailleurs, la plupart *voyagent*, ont, par conséquent consulté différents médecins. Et, comme le traitement de la syphilis tient le premier rang parmi les sujets qu'un sort malin *tradidit disputationibus eorum*, allez donc, même vous la montrât-on, deviner d'après la formule d'un confrère où en était au moment où elle fut écrite, la maladie pour laquelle il l'a écrite. Essayez, par exemple, de savoir si une soixantaine de pilules au proto-iodure qui figurent sur l'ordonnance ont été prescrites contre un accident présent, ou simplement à titre de complément d'une cure dite

radicale ?.... A moins de connaître la doctrine sy-
philigraphique particulière de chacun des dix-
huit mille médecins de France, je vous en défie.
On est donc alors réduit à ne juger la maladie que par le récit qu'en fait le malade. Et de
quelle patience, de quelles facultés presque divi-
natoires ne faut-il pas alors que le médecin soit
doué pour extraire un grain de vérité du fatras
d'erreurs et de terreurs, d'omissions et de dissimulations, de préjugés, de redites, de parti pris,
d'ignorance qui étouffent la précieuse semence!

Un moyen existerait cependant de constituer,
accessible pour chacun de nous, l'histoire syphilitique complète de chaque consultant : c'est que
tout médecin, en rédigeant son ordonnance pour
un syphilitique, écrive en tête ou en bas de son
ordonnance, le signalement de l'état du malade,
tel qu'il l'a apprécié au moment où ce malade
s'est présenté chez lui.

Ce procédé, dont Ricord nous a donné l'exemple, a d'immenses avantages (1). Depuis trente-
sept ans que je l'emploie, je lui dois certes d'a-
voir vu clair, et d'avoir fait voir clair à mes confrères dans les antécédents instructifs de milliers
de malades, livrés, si cette apostille manque, aux ha-

(1) Formulée abréviativement, en termes exclusivement scien-
tifiques, dûment enrobée de grec ou de latin, cette annotation
échappera aisément au reproche d'effrayer le malade qui en est
le porteur.

sards d'une direction sans guide et sans plan. Aussi en recommandé-je tout particulièrement l'application à quiconque se sent attiré vers cette vérité — bien lente à pénétrer dans les masses — que, pour porter sur les cas dont nous nous occupons un pronostic exact, il faut, après avoir étudié la syphilis dans les livres, voire dans les hôpitaux, étudier chaque syphilitique dans les circonstances successives de sa maladie.

Ce vœu formulé, voyons quel parti, s'il était écouté, on en pourrait tirer ; ou plutôt, examinons maintenant quelles garanties un homme qui a été atteint de syphilis doit offrir pour que le médecin puisse le déclarer *recevable au mariage*. Ces garanties sont de divers ordres ; elles reposent sur des bases de genre bien différent ; et elles sont loin de posséder la même valeur. Mais comme toutes elles constituent, plus ou moins important, l'un des éléments sur l'ensemble desquels se fondent les jugements humains, il ne faut, en si grave matière, en négliger aucune. Car il est, on le verra, telle occurrence où trois par exemple de ces garanties, minimes chacune en elle-même, peuvent, quand elles se trouvent réunies, équivaloir et au delà à une autre plus valable, mais qui existe seule. Je les énumérerai donc sans une seule exception et sans songer à demander grâce pour ce que cette nomenclature peut avoir de fastidieux. Lorsqu'on brigue une place, c'est le devoir, et c'est l'usage de tout candidat avisé d'exposer par le menu ses titres divers depuis son certificat de vaccine et ses succès de collège jusqu'aux moindres incidents de sa vie privée qui peuvent faciliter l'appréciation du juge arbitre. Qu'on ne s'étonne donc pas si, avant de l'inscrire comme aspirant au plus périlleux de tous les postes, avant de le présenter à l'autel, j'épluche mon syphilitique des pieds à la tête, je commence par l'interroger dans son passé, son caractère, son tempérament physique et moral, ses habitudes et ses relations, sa profession, etc. Rien n'est à négliger dans cette enquête préalable, car s'il est un adage vérifié par mon expérience, c'est assurément cette paraphrase du vieux proverbe : « Dis-moi quel est l'homme, je te dirai quel est le syphilitique. »

Garanties nécessaires pour la recevabilité (1) au mariage.

1° *Résistance individuelle, tant générale que spéciale.*

Plus la constitution d'un individu offre de moyens de résistance à l'action des influences morbides qui le frappent, plus on est autorisé à présumer que l'effet de ces influences — dans l'espèce que la maladie — sera chez lui, faible,

---

(1) Ce n. 1 pourra paraître barbare ; mais, outre qu'il est français, c'est le seul terme juridique.

passagère, facile à éteindre ou spontanément extin-guible. Il n'est donc que naturel d'interroger et d'examiner à ce point de vue, avant de lui rendre réponse, le *futur* qui, avec une syphilis encore en évolution, vous demande de fixer l'époque où il pourra se marier sans danger. Et je n'ai pas à tracer ici les règles de cette exploration qui doit embrasser le passé et le présent tout entier.

Mais parmi ces conditions individuelles capables d'aténuer ou d'aggraver l'effet nocif d'une cause morbide quelconque, il en est qui sont douées d'une activité particulière pour jouer ce rôle par rapport à la diathèse syphilitique.

Ainsi, à degré égal d'intensité de vérole, je porterai un pronostic plus sombre sur celle qui existe chez un homme ayant jadis subi l'intoxication typhoïque ou paludéenne ; occupant une résidence ou exerçant une profession qui l'exposent au froid, à l'humidité ; adonné à des rapprochements sexuels trop fréquents ou atteint de pertes séminales rebelles ; ayant des soucis de famille ou d'affaires ; passant les nuits au jeu ; se préoccupant de sa syphilis au delà ou ne s'en préoccupant qu'en deçà d'une juste mesure ; nourrissant des préjugés idiots contre certains remèdes, ou les supportant mal ; enfin l'homme matériellement hors d'état de se procurer une alimentation réconfortante, ou abusant de la bonne chère et des alcooliques.

Quand je découvre chez un de mes clients, candidat au mariage, une ou plusieurs de ces tares, et surtout quand, l'ayant sondé, sans paraître y attacher trop d'importance, sur la possibilité de réformer parmi ces conditions, celles qu'il dépendrait de lui de modifier, je m'aperçois qu'il n'y a rien à espérer sous ce rapport… je suis naturellement très enclin à ajourner l'exécution de ses projets d'alliance.

Enfin certaines de ces conditions concernent plus directement encore la syphilis conjugale. Si par exemple, l'homme qui étant encore malade vient vous demander permission de se marier dans un délai de..... est sujet à des *herpès preputialis*, ou à une affection aphtheuse, ajournez. Tant qu'il ne sera pas entièrement guéri de sa syphilis, il pourra en prendre les manifestations génitales ou buccales pour l'inoffensive vésicule herpétique ou aphtheuse et transmettre ainsi la maladie à sa femme. — J'imposerais aussi un délai supplémentaire aux *amoureux foux*, dont les promesses de retenue, de continence relative, d'empire sur soi-même *au dernier moment* sont démenties par le feu de leurs regards et le décousu de leurs propos. — Même réserve à l'égard des fumeurs enragés, qui voient de leurs yeux les récidives causées par la continuation de cette récréation malpropre, et qui, selon la jolie expression de la Bruyère, « disent froidement qu'ils *ne sauraient* s'en passer ». « Quelle excuse ! riposte notre fin moraliste : serait-on reçu à dire qu'on ne peut se passer de voler, d'assassiner? » et j'ajoute, moi, d'empoisonner sa femme par un baiser non moins infectant qu'infect?

Comment, dans quelle mesure, selon quelles règles, doit-on tenir compte de ces nombreux éléments, divers, opposés, dont les uns s'additionnent, les autres se neutralisent ?... C'est à chaque médecin à faire pour chaque cas ce travail ; travail, d'ailleurs ordinairement plus aisé qu'on ne le supposerait *à priori*, tant il est commun, dans la pratique, de voir l'une de ces considérations peser d'un poids décisif et nous dicter, à elle seule, notre arrêt soit dilatoire, soit *envoyant immédiatement en possession !* Hier même, j'ai pu vérifier la justesse de cette remarque. Un employé, âgé de 31 ans, venait me demander l'autorisation de se marier. Sa syphilis ne date que de treize mois : et malgré plusieurs cures mercurielles, elle a eu plusieurs récidives, dont la dernière, il y a trois mois et demi, consistait en éruptions croûteuses du cuir chevelu, plaques papuleuses aux coudes, érosions sous-péniennes, et l'inévitable queue de syphilis buccale, le tout cependant assez modéré. Jetant les yeux sur le sujet, je vois un jeune homme blond, mince, nerveux, un peu anémique (même antérieurement à la syphilis). Il a éprouvé des revers de fortune, est sujet à la dyspepsie, aux pertes de semence, fume, s'inquiète beaucoup de son mal…. Somme toute, *sujet à ajourner*, ce me semblait. Mon parti était donc pris et je me recueillais, méditant sur la manière dont j'allais lui notifier sa sentence, lorsque, devançant l'effet de mes réflexions : « Monsieur, me dit-il du ton le plus calme, j'ai lu des livres de médecine ; et il me semble qu'on peut, avec des précautions, éviter tout danger de rendre sa femme ou ses enfants malades. » Et là-dessus, il se met à me décrire en termes fort explicites les ménagements, les *retraits*, dont il compte user, en ménage, tant pour suspendre les rapprochements ou *chastifier* les baisers dès qu'il se verrait quelque chose de suspect à la verge ou à la bouche, soit pour rendre le coït infécond durant les premiers mois ! »

Et je l'écoutais, moi, avec une satisfaction mal dissimulée ; je le laissais sans interruption, jaser, développer ses petites théories que je n'aurais pu formuler plus orthodoxes, plus rassurantes pour l'avenir de son ménage. Et notez qu'il avait pris l'initiative de cette communication ; notez que le sang-froid qu'il mettait à me la faire m'édifiait complètement sur la fermeté avec laquelle il saurait en appliquer les principes ! — En conséquence, je ne pus que l'encourager et lui accordai la permission demandée, au terme de trois mois, avec prière de me faire, *dans deux mois*, une dernière visite. Je dirai bientôt dans quel but.

2° *Bénignité originelle ou réduction acquise de la maladie. — Echelle des syphilis incompatibles avec le mariage.*

La syphilis la plus commune à notre époque et dans nos régions, celle que j'ai appelée syphilis *normale*, c'est-à-dire à manifestations exclusivement tégumentaires (sauf les troubles nerveux fugaces contemporains de la première poussée) et constamment décroissantes, cette syphilis s'éteint en douze en quinze mois. Donc si ses premiers pas ont décelé cette marche relativement bénigne, et si rien dans ce qui concerne le sujet ne fait pressentir qu'elle doive changer d'allure, on est en droit, après l'avoir observée huit ou dix mois, d'annoncer au malade qu'il pourra se marier dans deux ans environ, comptés à partir de l'invasion. — Voilà le type, l'unité, autour de laquelle viennent se ranger les cas d'intensité variable, depuis l'atteinte diathésique ébauchée jusqu'aux degrés extrêmes, jusqu'aux exceptions mêmes.

J'ai dit tout à l'heure, en étudiant les conditions inhérentes au malade, lesquelles de ces conditions me poussent vers un pronostic favorable et lesquelles m'en détournent.

Quant à la maladie en elle-même, en dehors du type normal que je viens de définir, elle constitue pour les aspirants au mariage, des causes soit d'ajournement, soit d'élimination. Voyons, pour l'un et l'autre cas, sur quelles considérations le praticien doit motiver son jugement.

Ajournés.

Je fais, dans cet ordre, six classes principales :

1° D'abord les sujets chez qui le mal affecte la forme de *germinations successives*, plutôt que de jetées *locales indéterminées*. Il faut expliquer ceci.

Qu'après avoir eu, en janvier je suppose, sa première poussée secondaire, un homme voie, en avril, reparaître une éruption circonscrite vers la nuque ou le menton ; en août, quelques plaques au scrotum ; en octobre, un peu d'onyxis sèche, le tout même entremêlé de jetées sur la langue et sur l'isthme du gosier... ceci est la règle et n'assombrit ni mon pronostic, ni sa prochaine admissibilité au mariage.

Mais que, comme on en voit maints exemples, il se reproduise, à chaque changement de saison, une syphilide, même discrète, mais *générale* (ou du moins envahissant simultanément de grandes régions) précédée et accompagnée chaque fois de *céphalée* et de *névroses musculaires*... oh ! alors, quelque légers que soient ces symptômes, quelque décroissance même qu'ils affectent dans leur cours, je prends l'éveil et sonne l'alarme ; car à de tels signes je n'ai pu méconnaître une imprégna-

tion virulente qui subsiste encore grosse de fer-
mentations futures ; qui, au premier moment, va
faire une de ces explosions, va réaliser un de ces
états constitutionnels de saturation syphilitique,
particulièrement connus et signalés par tous les
auteurs comme agent de la transmission par
génération. — Avec de tels antécédents, j'ajour-
nerai impitoyablement un homme, tant que, bien
traité, il n'aura pas, et plus tard sans l'aide d'aucun
médicament, passé deux changements de saison
consécutifs (printemps et automne) sans offrir de
nouvelles manifestations.

2° Ce que je redoutais, dans l'exemple précédent, c'était la transmission héréditaire directe
par le père. Voici maintenant un danger plus sérieux : l'infection de la mère et ce qui s'ensuivra
presque fatalement pour l'état des enfants. Je
veux parler de ces malades chez qui la syphilis a
présenté une intensité moyenne, mais qui voient,
*soit persister, soit se reproduire avec une ténacité
invincible les plaques muqueuses des orifices*, surtout de la bouche et de l'arrière-bouche. Duquel
de mes confrères ces types trop communs n'ont-
ils pas fait le désespoir ? Lorsqu'un jeune praticien en rencontre, avant d'accuser la science, il
s'accuse souvent lui-même ; il prodigue et varie
les spécifiques internes les plus renommés et les
plus disparates, les topiques divers

. . . secs, en pâte ou liquides.

Mais le tout en pure perte, jusqu'à ce que, défiant de ses forces et ayant fait appel aux maîtres, il ait la pénible et à la fois agréable surprise de constater que les maîtres, pour la plupart, n'en savent et n'en peuvent pas, sous ce rapport, plus que lui.

Ce vieux souvenir de mes jeunes années exprime assez la force de l'obstacle qu'un pareil état oppose au mariage, pour que je sois dispensé d'insister.

Comment vient-on à bout de cet obstacle ?...

J'ai écrit ailleurs un Traité de thérapeutique, et ce n'est pas ici le lieu d'en rééditer quelques pages. Disons seulement que les reconstituants énergiques, l'anicotisme intégral persévérant et une série méthodique de cautérisations, forment la base du traitement. Mais déclarons surtout que, tant qu'elles gardent leur physionomie caractéristique et tant qu'elles apparaissent dans des régions où nulle cause irritante n'explique leur naissance, ces plaques muqueuses récidivantes motivent à elles seules un ajournement, et parfois à très longue date, de tout projet de mariage.

3° Supposons maintenant — ce qui s'observe assez souvent — supposons une syphilis qui a été, selon l'expression consacrée, traitée régulièrement ; ou pour mieux dire, supposons un homme qui, depuis qu'il s'est aperçu d'avoir un chancre, *a pris du mercure sans interruption pendant six ou huit mois.* Evidemment, durant ce temps, il a ou étouffé ou atténué une, deux ou trois poussées secondaires. Dans tous les cas, elles ne se sont pas manifestées avec les caractères d'intensité, de durée, d'extensivité qu'elles auraient eus sans l'administration du spécifique.

— « Mais c'est là un bien, et un bien dont vous convenez vous-même » vont me dire les hydrargyrophiles.

Peut-être, chers confrères. Mais ce qu'il y a de sûr, c'est que le moyen de savoir la pensée de quelqu'un n'est point de lui imposer silence au moment où il allait parler. De quoi avez-vous besoin, dans le cas présent? De connaître l'avenir que recèle la maladie de votre client, n'est-ce pas? Or, comment connaître son avenir? En mesurant sa force. Comment juger de sa force? Uniquement en observant sa marche naturelle. Et vous l'écrasez du plus lourd des métaux au moment où elle allait se déployer dans sa libre allure!... N'insistez pas au nom de vos convictions mercurialistes: elles vous seraient, dans la circonstance, un allié moins utile que compromettant : car plus ce remède a, selon vous, de prise sur la maladie, plus, selon vous-mêmes il doit en avoir altéré, dénaturé l'évolution (1).

(1) Les croyants au pouvoir curatif du mercure répondront

Donc, en pareil cas, j'imposerai à mon pénitent un supplément de purgatoire avant de lui ouvrir le ciel de l'hyménée.

4° L'intervention des *causes dites occasionnelles* mérite aussi qu'on en tienne compte. Si, pour qu'une syphilide éclate chez un homme, il a fallu qu'il fût sous le coup d'une violente émotion ou d'une irritation mécanique de la peau, évidemment l'éruption ainsi réalisée témoigne, quoique syphilitique, d'une moindre intensité du

sans doute qu'il vaut mieux guérir le mal que de le laisser aller pour se donner le moyen d'en apprécier la force. — Excellente réponse, si, en réalité, ils guérissaient! Pour moi, en face de telles illusions ou de telles cécités voulues, je ne discute pas; je me souviens, je souris et je passe, faisant appel à un avenir où l'on consentira à prendre pour arbitre la statistique, au lieu des allégations doctrinales; à considérer l'ensemble des faits bruts au lieu de quelques exemples frappants; bataillon de luxe que chaque camp possède et fait manœuvrer à l'applaudissement prévu de ceux qui ne demandent qu'à croire, pour l'éternelle insolubilité de ce débat toujours si gros de passions et encore si pauvre de chiffres!

Je trouve admirablement peinte par deux excellents collègues dont jamais l'appui ne fut moins prévu et ne me fut plus précieux, cette situation du mercurialisé *ab initio*. « Si vous administrez le mercure dès le début, disent-ils, vous vous privez et vous privez pour longtemps votre malade d'une notion exacte de son état; vous le laissez en face d'un fantôme, ou vous lui donnez une sécurité qui peut être regrettable.... Avec la médication spécifique commencée dès le début, quelle sera pour vous la signification de l'absence de tout accident dans les premiers mois qui suivront le chancre? Devrez-vous considérer la préservation actuelle comme le témoignage d'une immunité complète, absolue, ou simplement comme un effet temporaire du traitement? (Ricord et Fournier, *Leçons sur le chancre*, p. 212.)

mal à ce moment que si elle avait apparu en l'absence de toute influence excitante simple. Et réciproquement, ce sera une mauvaise note, c'est une raison sérieuse d'ajournement du mariage qu'une invasion de syphilide à laquelle on ne peut découvrir, assigner, à côté de la syphilis même, aucune autre cause adjuvante.

Mais voici un côté tout différent de la même question. Certaines régions du corps, on le sait, sont des lieux d'élection pour les jetées syphilitiques : elles le doivent à la nature même de leurs fonctions. Qu'après avoir eu la syphilis un marchand de vin se remette à *déguster*, il aura bientôt une récidive de plaques linguales ou amygdaliennes. Qu'un tailleur, dans des conditions semblables, se remette à manier le passe-carreau, une squame tenace se montrera immédiatement à l'endroit de *celle* des deux mains — et rien que là — qui subit la pression de l'instrument. — Eh bien ! après plusieurs de ces réapparitions dues à l'action de ces causes d'irritation, supposez que ces mêmes causes d'irritation recommencent à agir, qu'elles agissent plusieurs fois, avec une durée, avec une force semblable à celles de jadis, et qu'aucune des lésions locales qui en étaient autrefois la conséquence ordinaire, ne soit apparue, qu'en conclurez-vous ? En saine logique et en sûre pratique, pas autre chose que ceci : c'est que l'individu est désormais bien guéri et qu'il peut se marier. Je ne connais, quant à moi, quand elle bien conduite, aucune épreuve sur le résultat de laquelle je m'appuie, en ce cas, avec plus de sécurité.

L'action, dite probatrice et si renommée jadis, des eaux thermales sulfureuses, a selon moi toute la puissance d'une cause occasionnelle des plus efficaces. Elle réalise à la fois une excitation générale et une excitation locale. Aussi assez souvent elle est suivie d'un résultat duquel le médecin est surtout en droit de se féliciter. Ne refusons jamais le secours de cette épreuve ; mais gardons-nous de la tenir pour rassurante, quand — ce qui est le plus ordinaire — elle n'a rien révélé, quand la douche n'a provoqué le retour d'aucune éruption spécifique.

5° Mais le vrai criterium de la force et par conséquent de la durée probable d'une syphilis, c'est assurément la gravité des lésions qu'elle engendre. Voici, en deux mots, à cet égard, les règles que mon expérience me dicte et dont je crois devoir recommander la méditation aux praticiens.

Lorsque, durant sa première année, une syphilis s'est bornée à des lésions tégumentaires, et que ces lésions n'ont été ni suppurantes ni ulcéreuses, vous pouvez la regarder comme relativement bénigne et autoriser à délai relativement bref (de quatre à six mois après la dernière lésion parue) le mariage du sujet qui en a été atteint.

Mais au contraire les syphilides ont-elles été vésico-pustuleuses ou tuberculeuses sèches? Le système unguéal a-t-il été sérieusemet atteint dans sa nutrition? Des paralysies oculaires ou faciales se sont-elles déclarées? Y a-t-il eu des contractures musculaires? La choroïde ou la rétine ont-elles été touchées le moins du monde?... Alors, le pronostic devient beaucoup plus réservé, et je n'autoriserais, dans ce cas, le mariage qu'après *quatorze mois* (1) passés sans aucune récidive.

6° Le client, sans y songer, fournit parfois de la solidité de sa guérison et partant de son aptitude au mariage une preuve surérogatoire qui ne laisse guère de doute. Parfois, sur ces entrefaites, il est devenu père. Je n'ignore assurément rien de ce qu'on peut alléguer contre la déduction à tirer d'un tel événement survenu hors des conditions qui, au point de vue conventionnel, garantissent seules la fidélité de la conjointe et par conséquent la réalité de la paternité. Mais cependant si de grandes probabilités existent pour que l'enfant fût de lui; si cet enfant ressemble à celui qui se dit son père : si, d'autre part, cet enfant atteint le cinquième ou sixième mois sans avoir d'acci-

(1) Je remplace par ce chiffre mal taillé le chiffre rond d'un an, afin d'avoir complète la garantie de deux changements successifs de saison s'étant accomplis sans amener de nouvelle décharge diathésique.

dent syphilitique, ne fermez pas obstinément les yeux, et acceptez la preuve et la garantie... pour ce qu'elles valent.

Eliminés.

Je ne connais que deux cas constituant un obstacle dirimant au mariage : la syphilis galopante et la syphilis tertiaire. Encore les deux cas, en réalité, se réduisent-ils à un seul ; car le premier ne mérite de compter que parce qu'il conduit à peu près infailliblement au second.

Et encore céderais-je à la tentation — si je n'avais déjà à ma charge certain renom d'esprit paradoxal — céderais-je à une forte tentation de plaider un peu ici la cause de ces pauvres tertiaires. Pourquoi les exclure des consolations du ménage ? Que leur reproche-t-on ? Ou plutôt que ne peut-on pas dire en leur faveur ? Non seulement ils ne sont plus dangereux en tant que contact et en tant qu'engendrement ; mais ils ne peuvent plus — ni par récidive spontanée ni par infection nouvelle, — le redevenir. Ils ne sont que désagréables par eux-mêmes, par leurs maux, assez malpropres je l'accorde. Mais ces maux — sauf leur nom, lequel reste toujours ignoré — ont-ils rien de pire que ceux avec lesquels on voit, tous les jours, tant d'honnêtes gens parfaitement agréés comme gendres dans d'honorables, mais hélas ! rien qu'honorables familles ?

De quoi est-il menacé, après tout, notre tertiaire? Exceptons d'abord ceux chez qui l'influence d'une syphilis grave se borne à produire des
ecthymas, des éruptions pustulo-crustacées, des
ulcères serpigineux (syphilis tertiaire bénigne
de Jullien). Mais, en dehors de ces favoris du
tertiarisme, de quoi, je le répète, sont menacés
ceux qu'il frappe plus impitoyablement? De lésions des testicules?... Eh bien! nous sommes
déjà rassurés du côté de la future progéniture.
— De lésions du système locomoteur?... De mieux
en mieux : plus de soupçons jaloux, puisque le
voilà rivé aux chenets du foyer conjugal. — Des
localisations oculaires, qu'un de mes savants collègues regarde comme « contre-indiquant plus
particulièrement le mariage, parce que nombre
de fois il les a vues aboutir à la cécité complète?... » *Cécité complète!...* dit *in petto* plus
d'une rosière du dix-neuvième siècle. Eh docteur, servez-moi seulement un mari pourvu
d'une de ces bienheureuses localisations, et je le
tiens quitte de tout autre apport! — De lésions
cérébrales, capables de causer la mort, même
à bref délai?... Eh! mon Dieu, c'est justement
cette infirmité-là, avec ces chances-là, qui va
peut-être décider madame à supporter patiem-
ment toutes les autres !

Ne prenez point cet *éloge du tertiaire* pour une
simple boutade plus ou moins réussie. Elle nous

ouvre un jour discret mais suffisant sur les réalités
de la vie sociale. Non, dût-il en coûter une blessure à son féroce amour-propre, non dans les négociations matrimoniales compliquées de syphilis
masculine, l'homme n'est pas toujours, tel qu'il se
plaît à s'étaler, le bourreau sans pitié ni remords ;
la demoiselle n'est pas toujours une inconsciente
victime. Parfois, si elle ne sait, on sait fort bien
autour d'elle qui elle prend, à quoi elle s'expose ;
et le fameux *sacrifice*, que notre science un peu
poncive honore d'un gémissement un peu uni-
forme, ce sacrifice a eu sa compensation chez le
notaire avant qu'il ait sa consommation à l'autel.
Sachez donc, de temps en temps, laisser faire,
laisser passer... l'anneau, ô mes chers confrères
en déontologie. Tant qu'il y a danger de contagion pour la femme ou pour les enfants, oh !
restons inflexibles. Mais s'il ne s'agit que d'une
question de désagréments pour Madame, ne
vous imposez point. Elle est le meilleur juge
dans sa propre cause ; et ce juge a à ses côtés
deux assesseurs fort en état de suppléer, s'il y a
lieu, à son inexpérience.

En dehors de ces conditions — dirai-je de
choix ? — du côté des *convenances*, c'est d'ailleurs,
je l'avoue, un triste cadeau à faire à une jeune
personne qu'un tertiaire avéré. Toutefois cette opi-
nion-là, ce jugement défavorable convient-il de
le notifier toujours au prévenu ? Ceci me conduit

à une question plus générale et qui concerne les *ajournés* comme les *exclus*, question que je pose en ces termes :

Du mariage comme modificateur de la syphilis.

Il est, je viens de le montrer, une classe de syphilitiques qui ne peuvent de sitôt, et d'autres qui ne pourront jamais se marier sans devenir pour leur compagne, pour leur progéniture, une cause de préjudice plus ou moins prochain, plus ou moins grave mais à peu près certain. Et malheureusement, — je l'ai dit et c'est une loi de nature, — plus ils sentent les obstacles qui les séparent du mariage, plus le mariage les attire. De sorte que, pour nous médecins, le point difficile n'est pas de persuader à ces gens-là qu'il y a un danger : c'est de les empêcher, le connaissant, d'y courir.

On peut, dans cette campagne, appeler à son aide les considérations morales; peindre au récalcitrant sous les plus sombres couleurs la pure jeune fille vouée à la souillure et à la souffrance, d'innocents enfants infectés dès le berceau et portant toute la vie le châtiment des fautes de leur père. Dans cet ordre d'idées, et au point de vue de la stricte justice, M. Fournier a montré avec beaucoup de raison et de force, par de frappants exemples comme par la plus irréfutable dialectique, que celui-là commet une mauvaise action qui, prenant charge d'âmes, alors qu'il est encore sous le coup d'une dette à payer à la vérole, associe aux chances du désastre qui le menace, de sa ruine sanitaire et financière probable, la femme et les enfants qu'il s'était engagés à soutenir, à protéger.

Tout ceci est bel et bon : l'arme est parfaitement trempée ; mais c'est une arme à deux tranchants. Elle ne peut atteindre le futur mari sans que ses coups ne portent aussi sur le malade actuel. Et Dieu sait quel effet va produire sur l'évolution de sa diathèse cette vigoureuse démonstration où il ne voit, lui, qu'une chose, c'est que son médecin désespère de jamais le guérir, et en désespère à ce point que, contre toutes les habitudes de sa profession, il n'hésite pas à le lui déclarer ouvertement ! L'austère prédication de M. Fournier est fort à sa place dans l'excellent livre où il l'a insérée. Mais le client est avant tout un être égoïste et un être timoré. Aussi de deux syphilitiques auxquels on fera, en de tels termes, entendre le langage de l'honneur et du devoir, suis-je prêt à affirmer que l'un passera outre, vous jurant que, à force d'égards envers sa femme et d'empire sur soi-même au moment décisif, il saura bien compenser ses torts involontaires et prévenir le danger que vous lui signalez ; que l'autre subira de cette fatale révélation une impression déprimante qui ne contribuera pas médiocrement à réaliser la triste issue dont on le menace ainsi à brûle-pourpoint.

Pour retenir un homme sur cette pente, cherchons un autre frein. Ce n'est pas par l'intérêt d'autrui, c'est par le sien propre qu'il faut le prendre, ce qui m'amène à tenir compte d'un revers de médaille assez peu interrogé jusqu'à présent, et après avoir largement examiné :

Quand, à quelles conditions, les syphilitiques sont-ils bons à marier ?

A me demander, comme contre partie :

Quand, dans quelles conditions le mariage est-il bon aux syphilitiques?

Ici, plus que sur tout autre point, il importe, il est obligatoire de distinguer. Car s'il y a femme et femme, il y a surtout syphilitique et syphilitique, et, selon l'espèce de ceux à qui l'on a affaire, la réponse tantôt peut-être affirmative, tantôt doit être et rester absolument négative.

En effet un individu dont la syphilis a suivi une marche régulière, c'est-à-dire graduellement décroissante, trouve dans la vie de ménage le meilleur auxiliaire pour assurer sa complète guérison. S'il a bien choisi, s'il épouse, avec une dose suffisante d'amour une femme et une dot suffisamment propres à lui donner satisfaction, la vie nouvelle dans laquelle il entre, ainsi que la cessation de la vie qu'il abandonne pour commencer celle-ci, comprend, associés pour ainsi dire et distribués *secundum artem*, tous les éléments de l'hygiène réconfortante qui figure pour une si large part dans la thérapeutique antisyphilitique, telle que je la comprends et l'applique. Aussi, lorsque un client dont j'ai eu le temps d'étudier le cas, et dont l'avenir spécifique me paraît rassurant, se destine à serrer le lien conjugal, les chances de solide guérison qu'il trouvera dans ce nouvel état comptent pour beaucoup, à mes yeux, parmi les motifs qui m'engagent à lui accorder l'autorisation demandée. Peut-être même, — et j'ai rarement eu à m'en repentir, quelque difficile que soit la mesure à garder en pareil cas, — peut-être parfois ai-je un peu escompté, dans mes calculs, l'influence curative inhérente au bien-être qui résulte de la vie conjugale. Mais jamais je ne l'ai fait, jamais je ne me suis hasardé à dire à un client : « mariez-vous : si c'est un remède à l'amour, c'en est un aussi à la vérole ! » sans m'être fait instruire par lui de tout ce qui concerne la personne, la famille, la position sociale qui vont devenir siennes, et avoir scrupuleusement pesé le pour et le contre de toutes les circonstances.

Exemple : un clerc de notaire, âgé de trente ans, a pris un chancre il y a dix-huit mois. L'éruption initiale fut roséolique, l'anémie du début modérée. Il y eut un peu d'alopécie ; mais les sommets se sont, à l'époque réglementaire, convenablement reboisés. Seules les plaques muqueuses buccales me donnent quelque inquiétude pour l'avenir, car, quoique superficielles, discrètes, et facilement répressibles par la cautérisation, elles récidivent avec une facilité non moins grande. D'ailleurs, il n'y a plus eu, depuis six mois, — et nous sommes en juillet, le printemps s'est passé sans rien ramener — il n'y a, dis-je, eu aucun autre symptôme. Trois traitements mercuriels, le premier de six semaines, les deux autres d'un mois, ont été faits, pendant la première poussée, puis lors des principales récidives.

Les choses en sont là, lorsque ce jeune homme m'annonce un projet de mariage à trois mois d'échéance. Examinons son bilan :

En l'état actuel, il fume, joue et boit, modérément, dit-il, mais opiniâtrément, malgré mes conseils et mes ordres. — Il n'a point non plus renoncé au coït. — Il travaille.... comme un clerc jaloux de mériter les bonnes grâces de celui en qui il ne voit pas moins un prédécesseur qu'un beau-père. Aussi est-il, et à un degré assez marqué, anémonévropathique.

Le mariage qu'on lui offre est un coup de fortune. C'est la fille de son patron, jeune personne à laquelle il n'osait songer, qui s'est éprise de lui. Le patron, de son côté, ne voit point de mauvais œil cette union, qui d'ailleurs ne saurait, que sous le rapport de la fortune, passer pour une mésalliance. Le futur est au troisième ciel ; et dans un transport de sentiments complexes où je constate avec plaisir que la reconnaissance occupe le premier rang, il a juré de sacrifier ses joies et ses instruments d'estaminet aux pieds de sa jeune femme. D'autre part le beau-père et *la belle-mère* n'attendent que ce mariage pour se retirer dans leur propriété du Beaujolais, sise *à trois heures* d'une station de chemin de fer !... En somme, jugeant toutes ces conditions excellentes, je pousse au mariage, sûr que le ménage avec ses joies, son calme, le régime qu'il impose, la satiété même que peu à peu il engendre, est le meilleur moyen d'engraisser Monsieur, d'apaiser ses nerfs en même temps que sa muqueuse buccale, de réduire son travail quotidien à la moyenne hygiénique, de le créer en un mot et du même coup *ex-syphilitique* en même temps que *parfait notaire !*

Tout semble fait pour l'instruction du lecteur dans cet exemple, où l'on voit un état relativement grave, chez le futur, heureusement neutralisé par un ensemble vraiment formé à souhait d'avantages matrimoniaux et péri-matrimoniaux (si ce mot hybride peut avoir sa justification dans sa justesse). Et notons que ce fait a été intentionnellement choisi, comme marquant la limite jusqu'à laquelle le médecin peut aller en pareille matière. Le plus souvent, au contraire, les cas où je conseille le mariage comme moyen de guérison sont ceux où le futur est, au moment de la cérémonie, exempt, depuis quelque temps déjà, depuis au moins quatre ou cinq mois, de tout symptôme de syphilis.

En regard du tableau ci-dessus, que je pourrais à bon droit appeler un portrait de fantaisie, mettez la trop fréquente réalité. Supposez un homme qui devient époux, étant porteur d'une syphilis ou repullulante ou qu'il sait destinée à repulluler. Le catalogue des misères, des tourments qui l'attendent sera dressé plus loin; et je n'ai pas même besoin de l'ébaucher pour faire comprendre quelle sera la vie, quelle sera par conséquent la santé de cet infortuné, incessamment menacé ou atteint dans son amour, dans ses rapports de famille, dans sa considération morale, dans ses sollicitudes de père; de ce misérable toujours sous le coup d'une scène, d'une divulgation, d'une rupture, d'un éclat judiciaire, soit par le procès en séparation, soit par la demande de dommages-intérêts de la nourrice ! Mais ce qu'on se figure non moins aisément, ce que l'expérience confirme chaque jour, c'est la dénutrition, même en l'absence de toute dyscrasie déterminée, que produit la continuation d'un pareil état moral; et c'est aussi, c'est surtout l'influence que cette dénutrition exerce sur la marche de la diathèse spécifique.

— « Tant plus que je deviens étique, tant plus que ma vérole prend du corps ! » me disait ces jours-ci, en son langage imagé, l'un de nos meilleurs artistes qui a perdu la moitié de sa verve comique depuis qu'il est marié... avec la syphilis. Quand on s'est voué, comme moi, surtout depuis vingt-cinq ans, à scruter chez tous les malades, les causes qui font la vérole faible chez l'un, forte chez l'autre, on est aussi effrayé que convaincu du rôle que les influences démoralisantes jouent dans les récidives, dans les perpétuations, dans les résurrections de l'affection constitutionnelle. J'en ai cité de significatifs exemples dans mon *Histoire naturelle de la syphilis* (pages 204 et suiv.), et il serait oiseux d'en apporter ici de nouveaux. Je veux seulement, en terminan, ténoncer trois remarques, ayant plus spécialement trait au mariage considéré comme source d'aggravation pour la syphilis.

A. Aucune des causes morales qui compromettent l'équilibre des fonctions organiques n'a une action égale à celle que réalise une inquiétude, une préoccupation, une crainte continuelle. On oublie peu à peu une perte d'argent, un malheur de famille ; on se remet du choc que produit une fâcheuse nouvelle ; l'ambition, la cupidité, l'amour même laisse des trêves dans le cœur qu'ils habitent. Mais l'épée de Damoclès, tout le monde l'a senti, est le pire des supplices. Et qu'est-ce

donc lorsque, comme dans le ménage du syphilitique, ce sont vingt poignards, au lieu d'une
épée ; vingt lames tranchantes entre lesquelles il
faut se glisser et dont on ne peut écarter l'une
sans que les autres se rapprochent!

B. En vain, le syphilitique — tel que je l'ai
spécifié — croit-il conjurer son triste sort par de
sages mesures préalables, en *choisissant bien*,
comme on dit dans le monde. Je ne nie point,
moi qui l'ai fait ressortir tout à l'heure, le pouvoir favorable des circonstances propres à ce
qu'on appelle *un bon mariage*. Mais dans le cas
spécial dont il s'agit ici, c'est-à-dire pour un sujet dont le mal est destiné à récidiver, cette heureuse influence est, par la force des choses, presque complètement annihilée. Qu'il prenne une
mauvaise femme, elle se chargera bien de son malheur! Cela s'entend sans explication. Mais qu'il
la prenne bonne ; et c'est lui-même qui va être
l'artisan de sa misère. Oui, je le déclare à l'honneur de l'humanité, sur la foi de ma longue expérience, oui, j'ai vu plus malheureux que ceux
condamnés aux coups d'épingle d'une impitoyable
mégère, les époux de ces douces et candides créa-
tures qui semblent nées pour la prière et le pardon. Oui, j'ai vu pleurer d'amères larmes à tel
mari prêt à rétorquer reproches, menaces et accusations, mais qui se sentait inconsolable devant
les souffrances d'une pauvre innocente incapable

même de concevoir un soupçon et n'ayant qu'un objectif, ne suivant qu'une ligne de conduite : souffrir en silence pour épargner une ride à l'auteur de son mal.

C. Enfin le mariage, dans nos mœurs actuelles, ne consiste pas uniquement à introduire une femme chez soi. En général on change alors de situation, on prend un emploi, on élève le niveau ou l'on agrandit le cercle de ses affaires ; dans tous les cas, on se crée de nouveaux devoirs, des relations plus sérieuses. De là des soucis qui étaient inconnus au célibataire. De là aussi les déceptions, les mécomptes d'autant plus sensibles qu'ils n'atteignent plus un être isolé, mais compromettent la jeune famille, et par cela même sont commentés dans leurs causes et leurs conséquences par les grands parents, voire par le public. Ai-je tort de comprendre ces préoccupations, cette responsabilité parmi les agents dépressifs, anémiants, névrosigènes qui, joints aux anxiétés spéciales du syphilitique marié, font le terrain organique où la syphilis dite *de transition*, parce qu'elle ne passe plus, voit fleurir ses plus effrayants produits ?

De cette étude sommaire, qu'il m'eût été facile d'appuyer d'une démonstration clinique, je me crois autorisé à tirer la double conséquence suivante :

Pour une syphilis à tendance décroissante, un

bon mariage compte parmi les meilleurs auxiliaires du traitement ;

Mais pour une syphilis à tendance persistante ou progressive, un mariage, *bon ou mauvais*, compte parmi les agents indirects les plus actifs de renforcement de la diathèse, ou, pour parler plus exactement, de transformation de la syphilis-intoxication en syphilis-diathèse.

Ces conclusions visent sans doute l'intérêt sanitaire du syphilitique. Mais elles ont pour principal but de sauvegarder la sécurité sociale plus menacée qu'on ne le croit par un malade de ce genre : car celui-là ne se laisse pas conduire comme un autre. En se mariant en pleine vérole, il risque, n'est-ce pas, d'infecter sa femme et ses enfants ? Et, de bonne foi, vous croyez l'arrêter en mettant sous ses yeux cette perspective !... Eh ! ne le savait-il donc pas, ne le sentait-il pas avant que vous ayez pris la peine de le lui fulminer ? Et cependant il avait *fait la demande* ou allait la faire... Répétez-lui votre homélie aussi haut, aussi sévèrement que possible. Dites-lui que, s'il passe outre, il aura sur la conscience une mauvaise action ! Il reste sourd, ou, s'il entend, se demande de quoi diable vous venez vous mêler ! — Or, changez de ton ; prenez-le à part, avertissez-le charitablement, démontrez-lui, ainsi que je viens de le faire, que, en persistant dans

ses projets, il compromet sa guérison... « Eh !
docteur, répondra-t-il, que ne le disiez-vous tout
de suite ! » Et voilà le mariage à l'instant ajourné
ou rompu ! Et voilà, d'autre part, une jeune
fille sauvée, une famille entière préservée de la
souillure et de la honte !

Le secret médical à propos de mariage.

Nous voilà quittes envers le client ; mais nous
n'en avons pas fini avec son entourage. Tout projet d'union soulève tant de petits orages, met en
jeu tant d'intérêts, suscite tant d'espérances et de
sollicitudes d'une part, tant de déceptions et de
sourdes rancunes de l'autre ! Et la vérole ou le
soupçon de la vérole est un aliment si tentateur
pour ces passions hostiles !... Suivez la chronique
d'une négociation matrimoniale, ou lisez le dossier
d'un procès en séparation : c'est la présomption
d'avoir *donné ou pu donner du mal*, que partout,
dans les plaidoiries comme dans la correspondance anonyme, on invoque comme le principal
grief contre l'accusé ou le futur.

Et, naturellement, c'est dans le cabinet du
médecin que, dans les deux cas, on vient
alors demander, d'un côté une arme pour attaquer, de l'autre une arme pour se défendre.
Ces demandes nous assiègent, nous poursuivent,
nous persécutent journellement ; d'autant plus

nombreuses et plus instantes qu'on n'a nulle idée, dans le monde, des mobiles moraux, des devoirs professionnels, des obligations légales même (art. 378 du Code pénal) qui nous interdisent de répondre. « Vous avez soigné mon mari il y a deux ans d'une maladie secrète, vient de m'écrire sans façon une dame de Dijon ; je plaide maintenant en séparation. Envoyez-moi donc, je vous prie, Monsieur le docteur, un bon certificat contre lui. Vous m'obligerez. »

Mais revenons à notre sujet. Dans le cas de projet de mariage les demandes de renseignements nous viennent de différentes sources.

1° Des parents du futur.

— Docteur, me dit un vénérable papa, ou une interrogante matrone ; docteur, je m'y prends à temps, j'espère. Je crois bien que mon fils a eu quelques petits accidents auxquels il doit le plaisir d'avoir fait votre connaissance. Nous songeons, en ce moment, à l'établir : et je viens vous demander si l'on peut sans crainte s'en occuper.

— Mais, Monsieur, mais, Madame, il faudrait avant tout savoir de qui vous venez me parler et je ne puis me rappeler....

— Oh! docteur, c'est bien simple ; il s'appelle Édouard R....

— Madame, par discrétion, je ne demande jamais leur nom à mes clients ; et ils n'ont guère l'habitude de laisser traîner leur carte sur mon bureau.

— Eh bien ! c'est un brun, vous savez ! qui est venu chez vous, il y a quatre ou cinq mois ; un joli brun, avec de petites moustaches !....

— Mon Dieu, Madame, depuis cinq mois, il a passé par ici pas mal d'assez jolis bruns et un certain nombre de petites moustaches ; et vraiment il m'est impossible de savoir...

La dame va me quitter mal convaincue que je n'y mette pas une insigne mauvaise volonté ; mais je lui donne satisfaction, en lui ouvrant l'avis sinon de m'amener son fils lui-même, du moins de saisir et de m'apporter une de ses ordonnances — chose à elle des plus aisées ; c'est l'A-B-C de l'espionnage maternel.

Une fois en possession du document, je puis lui dire : « Cette ordonnance, ou ces ordonnances dénotent telle maladie, ayant telle gravité, imposent telles abstentions ou telles réserves. » Et j'ai donné le renseignement que ma conscience me faisait un devoir de donner, sans avoir trahi le secret professionnel. — Peut-être ce client me regardera-il ensuite un peu de travers ? C'était à lui de veiller sur ses poches. Je n'ai fait, moi, que porter un jugement impersonnel sans savoir à qui il s'appliquait ; et j'ai conscience d'avoir agi au mieux de tous les intérêts, y compris le sien.

2º *Des parents de la future*. — Ici, je dois dire nettement — que mes clients méditent l'avertissement — que je suis, au fond, plus disposé dans certains cas à desservir qu'à servir ce qu'ils ont le tort d'appeler leurs *intérêts*. Je m'explique :

Quand un syphilitique m'a de bonne foi mis à même d'apprécier sa situation ; qu'il s'est soumis à mon conseil ; a réformé son hygiène dans le sens voulu ; suivi mes prescriptions thérapeutiques ; quand surtout il a attendu tout le temps jugé par moi nécessaire avant de donner suite à son projet de mariage, et n'y a donné suite qu'après avoir reçu de moi l'assurance qu'il pouvait le faire sans crainte ni dommage…. alors, c'est à moi qui l'ai autorisé à aller de l'avant, de le soutenir. Sa cause est la mienne, et il peut compter sur ma discrétion.

Mais qu'un écervelé ou qu'un sans cœur, comme la race semble aller en se multipliant, en plein cours d'une diathèse qu'il traite par le mépris, vienne me solliciter de taire ce que je sais de lui, et ce que j'en pense… dans ce cas, ma discrétion mériterait le nom de *connivence*. Je commence donc par tâcher d'éveiller, chez ce sinistre farceur, ce qu'il peut y rester de sentiments. Je lui fais surtout un tableau exact, sérieux, sans exagération de teintes, sans animation de ton, sans rien qui sente le prône, des effets probables qu'aurait sa persistance à se marier. Mais s'il résiste, comme cela se voit ; s'il invoque l'*impossibilité de reculer, la déconsidération qui en résulterait pour lui, la crainte de manquer une bonne affaire*, alors mon parti est pris : mais je dissimule...

Encouragé par mon silence qu'il prend pour un acquiescement, parfois l'un de ces cyniques, avant de sortir, me lance comme pour la forme un : « Docteur, je crois bien que vous allez avoir, un de ces jours, la visite de mon beau-père. Je n'ai pas besoin de vous dire ce que vous aurez à lui répondre ! »

Se sentent-ils donc sous le couvert de la loi, pour nous jeter un tel défi ? Possible, mais il n'ont pas compté avec la loi naturelle, dont plus que personne le médecin, instruit des catastrophes qu'occasionnerait son silence, subit les suggestions impérieuses. Ma conscience toutefois ne va pas jusqu'à m'imposer l'initiative d'une dénonciation. J'attends donc l'arivée du beau-père, et, quand il m'a expliqué l'objet de sa visite :

« Monsieur, lui réponds-je d'un ton semi-officiel, je ne puis, vous le comprenez, savoir exactement de qui vous venez me parler. Mais le saurais-je, la discrétion professionnelle m'empêcherait de satisfaire à votre désir. Les secrets de mes clients — remarquez bien que je ne vous dis pas qu'il en existe ici — les secrets de mes clients deviennent les miens, et je ne puis les divulguer. — Je ne le pourrais que dans un cas.

— Et ce cas, docteur ?

— ... Dans le cas où il viendrait lui-même m'en prier (1).

— Oh ! si ce n'est que cela, s'écrie le beau-père en levant la séance, soyez tranquille, docteur, je vais vous amener le jeune homme ! »

Et le jeune homme reparaît en effet, dûment escorté, devant moi, l'oreille un peu moins haute qu'à son dernier adieu.

Il reparaît et — non sans hasarder quelques signes d'intelligence, que je sais ne point voir, — il m'adresse l'invitation formelle de « dire sur son compte toute la vérité. »

Cette leçon étant suffisante et devant profiter, ce me semble, je ménage le coupable. Sans nier qu'il y ait eu maladie, j'évite de la nommer par son nom. J'insiste sur la possibilité, sur la certitude d'obtenir la guérison complète, et je conclus à un ajournement, sûr d'être désormais secondé par la docilité de mon client dompté et reconnaissant.

(1) M. Langlebert, qui a proposé une solution de ce genre, laisse au beau-père le choix entre ces deux partis : ou d'amener avec lui son gendre présomptif; ou bien de nous apporter un écrit par lequel ledit gendre nous autorise à parler de lui sans restriction.

Ce second parti est facile, il est vrai. Mais nous offre-t-il, à nous médecins, des garanties suffisantes ? Mes clients connaissent mon écriture; mais je ne connais pas la leur. A quels signes constaterai-je donc l'authenticité du premier chiffon de papier que plus d'un beau-père trouvera moins incommode de remplir lui-même que d'aller demander à son futur gendre?

Faut-il mentionner, ce que j'appellerai la *monnaie du beau père :* la tante bien intentionnée, l'oncle signant au contrat, l'ami de la maison, le vénérable ecclésiastique *qui a fait ce mariage,* toutes gens assiégeant votre porte, sans autre mandat que l'importance qu'ils s'attribuent et la curiosité qu'ils ne peuvent cacher? Oui certes, il faut en parler; car cette horde a réellement ici pouvoir de nuire. En effet si, comme c'est votre devoir strict, vous vous bornez à leur dire... que vous ne pouvez rien leur dire, ils s'en vont soupçonneux et froissés. Et à ceux qui s'informent du résultat de leur visite, les entendez-vous répondre, en hochant la tête : « Il y a quelque chose ! Le médecin n'a rien voulu me dire. » — Et ma foi ? convenons que, à leur place, nous ne raisonnerions pas, nous ne conclurions pas autrement. C'est tout un art, et un art dont la première règle n'est pas trouvée que de savoir se taire sans compromettre par son silence la cause même qu'on prétend servir par son silence.

Ici donc encore je pactise, et voici sur quelle base :

Pesant le bilan de l'influence que possèdent les visiteurs dont il est question, je remarque que, s'ils sortent de chez moi mécontents, ils peuvent bien desservir le futur en travestissant mon refus de répondre; mais que, par contre, s'ils ont emporté de chez moi une réponse favorable, ils n'ont point assez de crédit pour que cette réponse verbale, rapportée par eux, soit décisive sur l'esprit de parents vraiment soucieux du bonheur de leur fille.

Conformant à cette considération mon attitude et mon langage, j'ai bien soin tout d'abord, en recevant ces braves gens, de marquer la différence que je mets entre leur démarche, uniquement dictée, leur dis-je, par un louable sentiment d'intérêt, et une demande formelle qui me serait faite par des ayant-droit. Quand ils m'ont désigné la personne dont ils veulent connaître l'état sanitaire, je cherche et feins de me rappeler *à peu près*, très ostensiblement *à peu près*, de qui il s'agit. Et enfin, tout en donnant un avis favorable, je m'attache à l'énoncer en termes assez vagues, en l'une de ces formules telles qu'on ne puisse y voir un engagement, une assurance explicite. Et si l'on insiste pour obtenir quelque chose de plus catégorique, je me retranche derrière l'infidélité de ma mémoire.

En deux mots, éviter de se taire, ce qui serait à coup sûr interprété contre le futur ; éviter de délivrer un véritable certificat de santé, ce qui, en certains cas, pourrait être préjudiciable à la future ; incliner, sans rien préciser, vers un sens favorable, plus ou moins favorable selon le caractère de ceux à qui l'on a affaire et surtout selon le degré du crédit qu'on doit leur supposer sur la famille au nom de laquelle ils se présentent, telle

est la meilleure règle de conduite en pareille circonstance.

§ II. — Le fiancé.

Qu'ils aient échangé l'anneau d'or, ou la touffe
de Vergissmeinnicht ; que leurs mains se soient
rencontrées devant l'autel ou leur plume par devant notaire ; qu'il y ait eu simple lunch ou une
cérémonie plus austère, je définis pour mon but
spécial les *fiancés* : ceux qui sont réciproquement
engagés l'un à l'autre de manière à être, moralement, hors d'état de reculer. Dans nos mœurs actuelles, cette période matrimoniale comprend de
quatre à six ou huit septénaires.

Or, durant cette période ainsi délimitée, la syphilis peut ou éclore où récidiver. Que faire ?

Que faire... Intervenir au nom de la raison, de
la morale, de l'intérêt bien entendu du malade
lui-même pour obtenir qu'il abandonne son projet d'union... Obtenir du moins qu'il l'ajourne...
Chercher, de concert avec l'intéressé, les meilleurs moyens de faire accepter par les deux familles un délai aussi long et aussi peu compromettant pour lui que possible... Très bien ! c'est
toujours ainsi qu'il faut procéder. Je l'ai déjà dit ;
je le répète ici de toute ma force, et j'ai exposé
dans les pages précédentes les règles de la conduite que le médecin doit alors tenir.

Mais enfin supposons, — et plût à Dieu que ce ne fût qu'une hypothèse ! — supposons que le fiancé soit réfractaire. Poussé vers un but déplorable par des raisons dont, comme homme du monde, nous ne sentons que trop la force, il veut, malgré tout, se marier; il le veut parce que, au point où il a laissé aller les choses, il ne peut humainement faire différemment ! Devons-nous l'abandonner, lui refuser notre concours ? Après l'avoir bien chapitré, devons-nous conclure par une retraite fort digne assurément, mais qui le livre au désespoir, aux charlatans, aux conséquences qu'engendre l'entière ignorance du péril ainsi que des moyens de l'éluder ou de l'atténuer?... Ce n'est point ainsi que j'entends le rôle du médecin. Complice, il ne le sera certes jamais. Mais en face d'un danger qu'il n'a point créé, et que lui seul connaît bien, son devoir est tout tracé ; et c'est ce devoir que je veux l'aider à remplir.

Reprenons. Un fiancé peut avoir des accidents syphilitiques de diverses espèces. Mais nous n'avons, pour le moment, à noter qu'une chose : c'est que ces accidents sont de deux origines, ou, pour mieux dire, de deux dates distinctes :

En effet, ces accidents proviennent ou d'une syphilis contractée avant le jour des fiançailles, ou d'une syphilis contractée postérieurement à ce jour.

Dans le premier cas, notre client n'est point frappé de ces accidents à l'improviste ; il savait, avant de se fiancer, qu'il était exposé à en être atteint. Il en avait eu ; ils ne lui sont point étrangers. Il avait pu consulter, s'enquérir auprès du médecin de la portée de ces accidents, peser la conduite qu'ils lui dictent relativement à la rupture, la suspension ou la poursuite de son projet de mariage.

Si donc, dans ces conditions, il s'est fiancé, c'est en parfaite connaissance de cause. Et, pour être équitable envers ces malheureux, je dois dire que, en général, si un syphilitique se fiance, c'est parce qu'il a eu de bonnes raisons de croire, parce qu'on lui a affirmé qu'il en a fini avec sa maladie. Parfois, il est vrai, cette maladie a des retours imprévus. Des plaques muqueuses, une éruption généralisée même peuvent reparaître à la veille du mariage. Mais, je le répète, quelque désappointé qu'il soit d'un tel contretemps, le patient est familiarisé avec cette éventualité ; il sait comment en combattre les effets, comment les rendre inoffensifs pour autrui. Sous ce rapport, son cas rentre absolument dans les considérations, est régi par les préceptes pratiques que nous aurons à exposer plus loin relativement à la prophylaxie de la syphilis entre *époux*.

Tout autre est le cas de l'homme chez qui le mal éclate après le jour de ses fiançailles. La lésion, qui, alors, ouvre la scène, c'est un chancre (Ricord, Langlebert, Rollet).

A ce compte, on pourrait croire, il est généralement admis parmi les gens du monde qu'on s'apercevra bien du fait, qu'on s'en apercevra à temps. « Un chancre, disent-ils, un chancre ! c'est bien le diable si on ne le voit pas, si on ne le sent pas !... » Eh bien ! rien de plus erroné que cette croyance, rien de plus sujet aux démentis journaliers de l'expérience.

Non, le chancre n'est point ce que ces gens-là pensent.

Bien au contraire, il est rare, très rare que par un homme aussi peu habitué à ces sortes de diagnostics que préparé à ce genre de surprises, l'accident initial, le chancre soit d'emblée reconnu pour ce qu'il est. Unique, petit, caché, sans la moindre douleur, dès l'abord il ne frappe aucun de nos sens. Aussi, quoiqu'on en dise, est-ce le chancre primitif, le chancre de la verge qui est l'agent de la plupart des contagions féminines. Et il opère surtout cette contagion à ses deux périodes extrêmes, au début et à la fin ; c'est-à-dire alors qu'il est méconnu, puis alors que, à tort, on le croit guéri. « Ce n'est rien, rien du tout, c'est un simple petit bouton, » se dit d'abord le malade. — « Ce n'était plus rien, c'était parfaitement *cautérisé* (1), » nous dirat-t-il plus tard, en nous con-

____

(1) *Cautérisé* dans le langage des gens du monde signifie *cicatrisé*.

tant ses doléances. Et cependant le mal s'est transmis à sa femme !

Eh bien ! c'est justement à mettre ce client, lui et les siens, en garde contre de tels malheurs que ce chapitre va être consacré.

Nous supposons ici, n'est-ce pas, un homme qui, sain lorsqu'il s'est fiancé, se voit atteint de syphilis. Et nous supposons aussi que, dans un terme qui, à partir du jour où il découvre son mal, ne dépasse pas deux mois, qui parfois n'est que de quelques jours, il est forcé de se marier. Nous supposons enfin — il faut insister sur cette dure nécessité — qu'il n'est laissé au médecin d'autre mission que celle de rendre le foyer initial, puis les foyers subséquents de contagion que porte et que portera cet époux aussi peu dangereux que possible pour sa femme. Entrons donc dans les détails; faisons bravement cette triste besogne. Elle a parfois un avantage inattendu. Dans le nombre des clients soumis par moi à cette initiation nécessaire, j'en ai vu, révoltés des pratiques sans nom, des dissimulations sans trêve qu'elle impose, trouver dans leur dégoût assez de courage pour rompre le lien qu'ils m'avaient présenté comme inéluctable, et nous affranchir ainsi à la fois, eux d'un acte vraiment criminel, moi d'une responsabilité indirecte qui, malgré tout, ne laisse pas que de peser un peu sur la conscience la plus pratique.

Ne comptant toutefois qu'autant que nos mœurs le comportent sur ces délicatesses exceptionnelles, je tracerai, pour les malades, et par conséquent sous une forme à leur portée, le signalement des maux qui peuvent, en pareil cas, éclater chez eux ; des dangers que ces divers maux recèlent sous le rapport de la contagion ; enfin des précautions à prendre pour éviter ces dangers.

Le premier, le principal, ai-je dit, le seul d'ailleurs dont je veuille m'occuper en ce moment, est le chancre. D'où vient-il le plus souvent et quelle est son apparence au début?

Dix-huit fois sur vingt, le fiancé, en même temps que *ses adieux à la vie de garçon*, a été faire, un mois avant le mariage, ses adieux à une ancienne maîtresse. « C'est étonnant, se dit-il même à ce propos, se voyant si cordialement accueilli à l'ancien gîte, c'est étonnant comme Adèle, Sophie, Coralie prend bien les choses ! » — Oui ! mais c'est qu'elle avait pris ses sûretés. Se prévoyant délaissée, elle s'était pourvue ailleurs ; elle s'était pourvue au plus vite, sans choisir la marchandise, sans l'examiner surtout. Et quand son *ancien* revient lui proposer *la walse des adieux*, elle n'a aucun motif, en quelque état qu'elle se trouve alors, qu'elle se sache ou non malade, elle n'a aucun motif de refuser la... main qu'il lui tend pour chorégraphier ensemble le chef-d'œu-

vre de Nadaud. Et, de son côté, le cavalier, affran-
chi par son prochain changement de situation
des obstacles qui l'entravaient jadis, ne se gêne
pas pour ralentir les dernières mesures du morceau, notamment pour compter l'égoïste pause
finale qui va bientôt lui révéler une nouvelle or-
thographe du classique *in* CODA *venenum !*

Ils ont donc dansé, je suppose le 1ᵉʳ mars ; Monsieur doit se marier le 10 avril. Or, du 20 au 25
mars (terme ordinaire de l'incubation chancreuse) apparaît ou sur le gland, ou à la rainure
du prépuce, ou sur le fourreau, une tache d'un
brun clair, large comme une toute petite lentille,
absolument sans douleur. — Le troisième jour,
la teinte est devenue fauve, la tache forme une
légère saillie. — Le sixième, elle est un peu dure,
elle *farine* à sa surface. — Le huitième ou dixième
jour, l'indolence persistant toujours, on découvre un peu d'*humidité* sur la surface.

De ce moment commence le danger. Et nous
sommes à cinq ou six jours du mariage ! Et pendant tout un mois à partir de ce jour, cette plaque, qui s'est transformée en érosion sécrétante,
va fournir un liquide capable d'infecter l'épouse.

Que faire, dans ce cas assurément le plus grave
de tous ? Que faire ? D'abord, pour le médecin,
une itérative et menaçante sommation aussi impé-
rative qu'il la puisse formuler, de rompre, d'a-
journer, tout au moins ; de simuler une entorse,

une sciatique, que sais-je, une colique de miserere ! (*Miserere* serait bien ici le mot propre.)..

Mais on n'entend pas de cette oreille ! Monsieur ne peut, dit-il, souscrire à un délai...

Qu'il souscrive alors tout au moins à l'ajournement de la consommation ? — Sur ce point, en
général, il est d'humeur plus facile ; il est le premier à promettre de ne rien tenter ; il *se regar-*
derait comme le dernier des hommes si pour un
instant de plaisir, etc., etc. Hélas ! Je ne me fie
à ces belles assurances que dans la mesure non
pas du caractère, mais du tempérament de celui
qui me les prodigue. Sa lésion, nous le savons, est
indolente. L'*occasion* qui va le tenter n'a rien,
absolument rien de la calvitie sous laquelle la
mythologie nous peint la fuyante Divinité. Cette
occasion-là, d'ailleurs, il a toute une longue nuit
pour la saisir aux cheveux. Et puis, enfin, *péché*
caché, dit-on, *est à moitié pardonné !* Et je n'entrevois que trop où le traître compte bien, le moment venu, se blottir lui et son crime !

Pour ces divers motifs, tout en enregistrant la
promesse qui m'est faite, tout en feignant d'y
ajouter foi, tout en montrant au client l'horrible
et certaine conséquence d'une infraction, je
prends, en fait, mes sûretés contre cette infra-
tion trop probable. Deux couches superposées de
bon collodion, mises sur l'ulcère, une heure
avant de se coucher, réalisent un degré notable

de sécurité. Mais vais-je être assez naïf pour recommander au client ce pansement comme capable de rendre le coït inoffensif!... Non certes.
« Puisque j'ai un bon préservatif, se dirait à coup
sûr notre homme, pourquoi me gêner? » Et il ne
me ferait pas regretter moins de trois ou quatre
fois, dès sa première escarmouche, les effets de
ma maladroite confidence. Je lui présente donc
les choses ainsi : « Quoique vous ne deviez avoir
aucun rapport avec votre femme — et je compte
sur votre promesse — comme vous êtes obligé de
partager son lit, il se pourrait que, rien qu'en la
touchant, le mal vînt à se communiquer. On en a
observé de nombreux exemples! » — Et c'est seulement en vue de parer à cette chance accidentelle que je lui indique l'usage du collodion.
Dans ces termes, du moins, je suis à peu près assuré, que si l'époux s'oublie, il ne s'oubliera
qu'une fois ; que même, combattant irrésolu, il
se bornera probablement à une reconnaissance
sans compromettre dans l'assaut qui force les
places, l'intégrité des frêles armes défensives dont
je l'ai muni.

Quelques-uns moins pudibonds ne se gênent
pas pour transporter au lit conjugal les immondes mais imperméables usages d'autres lieux.
Avant de se coucher ils se coiffent de nuit, et ne
se coiffent pas seulement la tête... N'insistons
pas ; et de ce sale objet comme de son mécanisme

et de son emploi, bornons-nous à dire : *qui potest capere capiat !*

Bien entendu, le médecin a dû, et dès les premiers indices du chancre, instituer un traitement mercuriel, et le pousser aussi activement que le permet la tolérance gastro-intestinale et gingivale du malade. Rien ne hâte la guérison du chancre comme l'hydrargyre ; et nulle lésion ne ressent autant que le chancre le pouvoir curatif de l'hydrargyre. — D'après ces deux axiomes cliniques administrez-donc d'emblée, comme dose quotidienne, 15 centigr. de proto-iodure. Et continuez-le de quatre à six semaines (1).

(1) Au lieu de s'ingénier ainsi à rendre le chancre inoffensif, assurément il vaudrait mieux le supprimer. Et jadis, en supposant qu'on eût un délai suffisant pour que la cicatrice fût achevée et solide le jour de la noce, on n'aurait pas manqué de *cautériser* l'ulcère, de même que quelques-uns proposeraient aujourd'hui, en pareil cas, d'exciser la sclérose initiale. — J'ai prouvé par des faits que la cautérisation abortive, même pratiquée au bout de 24 heures, laisse la vérole suivre ultérieurement son libre cours. — Je laisse les promoteurs de l'excision prouver par des faits que leur méthode donne de meilleurs résultats, et — ce qui paraît leur être moins facile — qu'elle sait à quelles conditions elle peut promettre ces résultats. Mais, jusqu'à nouvel ordre, je rejette — comme les clients eux-mêmes, d'ailleurs, que dans mon cabinet, je vois tous donner l'exemple avec un rare entrain, — je rejette cette méthode de mon manuel d'hygiène ante-matrimoniale. Je la rejette surtout à cause de la fausse sécurité qu'elle inspire. Ainsi un fiancé, je suppose, a subi cette opération et la plaie vient de guérir. Eh bien, n'est-il pas à craindre, si quelque *accident successif* apparaît au voisinage, qu'il ne l'attribue au travail même de la cicatrisation, et qu'il ne soit par conséquent porté à regarder comme innocente, comme incapable de contagionner, la petite érosion qui se développe au voisinage de la cicatrice ; érosion

Pourtant le succès de sa première nuit a mis Monsieur en confiance et en appétit. Et quand on est affriandé d'un plat, on ne voit qu'une chose, y revenir ! — Naturellement il vous fait une nouvelle visite.

Et naturellement il vous fait, quoique sans contrition, l'aveu complet de sa faute, vous demandant non l'absolution, mais les moyens d'y retomber sans plus de péril que la première fois ! Armez-vous sur l'heure de cet aveu, non pas tant pour gronder, tempêter, fulminer à vide que pour lui donner une explication paisible mais nette et claire : « Si grâce au collodion, vous avez pu réaliser impunément un simulacre ou même un premier temps de prise de possession, ce secours, à peu près suffisant pour commencer, ne servirait plus de rien pour continuer, pour achever surtout. Votre compagne est infectée à coup sûr, je répète à coup sûr, si, dans l'état où vous êtes, vous la rendez complètement votre femme ! »

Et afin que cette interdiction soit observée, ne l'imposez pas, dès à présent, pour un temps trop long. Demandez au client quinze jours d'abstention, sauf à imaginer ensuite quelque complication qui oblige de reculer ce terme au delà du délai fixé. Mais exigez surtout qu'on vienne de nouveau subir votre examen avant de recommencer ; et lors-

dont le malade se serait à coup sûr défié, si elle s'était développée au voisinage d'un chancre ayant suivi son cours naturel ?

qu'il s'agira de donner l'autorisation définitive, atermoyez de nouveau si la cicatrice vous semble susceptible de se déchirer durant les approches. Car le sang d'un syphilitique est contagieux ; et celui qui coulerait d'une déchirure de sa cicatrice aurait d'autant plus de chance d'effectuer dans ce cas la contagion, que le nouveau marié ne peut guère s'écorcher sans écorcher sa femme, et que l'érosion de Monsieur fournissant le contagium tandis que celle de Madame fournit la surface absorbante, le résultat devient pour ainsi dire forcé.

Rappelez-vous aussi, et rappelez au client, ce que j'ai dit de l'insidieuse nocuité des accidents *successifs*. En fait de lésion, tout ce qui survient d'anormal au voisinage du chancre est dangereux, doit par conséquent être tenu pour suspect, interdisant absolument le coït, les préludes même du coït. Que le bobo soit seulement une papule, une superficielle rougeur ; qu'il puisse être attribué à une violence mécanique (succussion, décalotement brusque, frottements fonctionnels, section par un poil), toutes causes dont l'optimisme des malades ne demande qu'à s'exagérer le pouvoir pathogénique, ayez-le en égale appréhension. Songez que ferme, solide, invulnérable en apparence à l'heure du repos, cette surface simplement érythémateuse va devenir du premier coup saignante, sécrétante peut-être avant que le coq ai chanté trois fois! Et à l'instar d'illustres chefs de corps, repliez-vous alors en bon ordre sur vous-même.

Le chancre en pareil cas, on le sait trop, n'est qu'un prélude : mais, mes conseils pour le moment, doivent s'arrêter là. Le cours ultérieur de la maladie fournirait sans doute sujet à une étude non moins importante : mais cette étude appartient à une section ultérieure du présent livre, à l'histoire ds la syphilis *des époux*. « Il faut considérer, dit Sterne dans un consolant chapitre sur la vanité des craintes qu'inspire le moment suprême, il faut considérer que tant que nous sommes là, la mort n'y est pas encore ; et que quand la mort est là, nous n'y sommes plus ! » Pour un tout aussi bon motif, on est autorisé à dire que les accidents secondaires contagieux, que les plaques muqueuses ne concernent point le *fiancé* dont nous nous occupons, celui qui a été tout récemment infecté. Car l'état de *fiancé* durant au plus deux mois, tant que notre malade n'est que fiancé, les plaques muqueuses n'ont pas encore apparu ; et quand les plaques muqueuses apparaissent, le malade est devenu *époux*.

Tout néanmoins ne se conforme pas invariablement aux prévisions de cette dichotomie fondée sur l'observation générale. Les exceptions sont rares. je l'accorde ; mais il en est de foudroyantes.

En voici une, que je suis loin de citer avec orgueil, mais que je raconterai telle qu'elle ne se rappelle que trop à mes plus amers souvenirs.

J'avais soigné, en 1862, d'une blennorrhagie M. X... Fils de famille, d'une grande famille, il tenait de sa race un caractère rebelle à la persuasion, une indomptable ténacité de résolution. Mais tandis que ses ancêtres avaient déployé ces qualités traditionnelles sur nos champs de bataille historiques, il les appliquait, lui, aux épopées du turf, du lansquenet, de la salle d'armes, du malsain boudoir. Ses amis en citaient des traits pétrifiants. Il lui était réservé d'en donner, à ses dépens, un dernier exemple.

En février 1863, je reçois de lui ce télégramme : « Arrive à 4 heures, soyez prêt à tout. » Il m'apparaît, à l'heure dite, pâle, anxieux, la figure bouleversée... et non pas bouleversée d'émotion seulement. Car voici le fait. Fiancé par ses parents, et seulement par correspondance, à une aimable héritière, il se rendait à Paris, pour lui être présenté. Il repartait de Lyon, le soir même ; et l'entrevue était fixée au lendemain.

Or, sept semaines auparavant, M. avait eu un chancre du gland. Et depuis 12 jours, il était en proie à une syphilide *ecthymateuse* générale. Sur la face notamment, trois pustules croûteuses, chacune d'un centimètre environ de diamètre, occupaient l'aile du nez et le pli labio-mentonnier.

Oncques ne vis un prétendu moins présentable ; et pourtant il voulait se présenter ! Malgré le sombre pronostic que m'inspirait le début de cette véritable syphilis galopante, en dépit de mon insistance, de l'effrayant tableau de l'avenir que je déroulai devant lui sans ménagement, il n'en démordit pas, il se fit une sorte de point d'honneur de n'en pas démordre !

Donc réduit à exécuter *au mieux*, je ne dis pas l'indication médicale mais l'ordre du client, je détachai les croûtes faciales, et mis à découvert sous chacune une ulcération à fond pultacé, à bords décollés ! Séance tenante je portai vigoureusement sur l'ulcère, surtout sous ses bords, un pinceau imbibé de nitrate acide de mercure ; je prescrivis un traitement mixte (qui d'ailleurs avait été commencé dès le début), et j'embarquai, ainsi pansé, mon homme dont le dernier mot, en me serrant la main, fut : « Merci, docteur, vous avez fait le possible. Le reste me regarde, soyez sans inquiétude : je réponds de tout ! »

J'appris en effet, que dûment collodionné et bandeletté, il avait fait une entrée brillante, en accusant un accident de chasse, une chute de cheval ; et surprenant les sympathies aussi bien que l'amour, avait même trouvé moyen de se faire plaindre par sa future belle-mère.

Hélas ! la suite répondit peu à ces vaines espérances. Malgré les précautions les plus minutieuses, disait-il, il avait, au bout de quatre mois, infecté sa femme, une fleur de beauté, un ange d'innocence. Et, lui-même quoique soigné sans interruption par deux sommités parisiennes dont il exécutait les prescriptions avec la plus entière docilité, il succomba au bout de trois ans, après avoir offert une série de lésions spécifiques du caractère le moins équivoque et d'une intensité croissante, à des accidents apoplectiformes de nature syphilitique.

Il faut encore, avant de quitter ce sujet, mentionner le cas du chancre à l'état d'incubation chez un fiancé. J'ai émis, dans ma *Thérapeutique des maladies vénériennes*, ce précepte : « Avant de couper une blennorrhagie qui paraît être mûre, il faut être certain que le dernier coït — qui pourrait avoir contagionné le malade à nouveau — remonte à plus de cinq ou six jours. »

Pour la question de chancre ante nuptias, ce précepte est aussi bien justifié ; car le cas est le même, sinon que l'incubation ici est beaucoup plus longue. En effet, le chancre n'apparaît presque jamais avant le quinzième jour à partir du coït infectant. Fort souvent, ce terme est doublé, plus que doublé : les incubations de quarante jours ne sont point des exceptions. Tout en étant fort rares, celles de cinquante jours méritent créance entière ; j'en ai observé dans ma clientèle une de cinquante-quatre jours, dont l'authenticité ne laissait prise à aucun doute.

Or, mettons-nous à la place d'un fiancé qui a une faiblesse récente à se reprocher. Quelque scrupuleux, timoré même qu'on le suppose, n'a-t-il pas rempli les devoirs de la plus grande prudence, selon le monde, lorsque, s'examinant attentivement tous les jours depuis plus d'un mois, il n'a rien, absolument rien découvert au pénis ni dans ses environs ?...

Encore les choses sont-elles loin, le plus ordinairement, de se passer ainsi. Le fiancé *qui s'est oublié*, s'observe attentivement pendant une semaine environ, plus ou moins. Puis n'ayant rien vu, ne sentant rien, il oublie... cet oubli de ses devoirs ! Distrait par d'autres soins, il a complètement perdu de vue l'antécédent suspect, et se marie non seulement plein de sécurité, mais sans que l'ombre d'un souvenir effleure sa mémoire.

Il se marie donc, et vous allez juger à quel point il est alors oublieux. Huit ou dix jours après la noce, le chancre apparaît, à son heure, sous la forme insidieuse que je me suis plu à décrire avec des détails qui demandent à être relus. Le jeune époux ne s'en affecte point ; que dis-je, son amour-propre y trouve son compte. « C'est une écorchure ; Hum ! c'est tout naturel ! » Mais enfin le mal s'étendant, s'aggravant, Monsieur vient consulter. Et quand on lui dit : « C'est un chancre », savez-vous sa première idée, savez-vous ce que me répondit, il y a trois ans, un de ces insouciants : « Tiens! c'est donc ma femme qui m'aura donné du mal ! »

Leur illusion dure peu : je la dissipe, séance tenante, en mettant sous leurs yeux la première page du premier auteur classique où la durée de l'incubation chancreuse soit nettement spécifiée. Mais mesurez de quels maux cette illusion peut être cause, lorsque, porteur d'une lésion dans toute la sève de son pouvoir contagieux, le jeune mari, qui en ignore la nocuité, l'avait mise à toute minute en rapport direct, intime, prolongé, forcé, avec le tégument excorié, garanti excoriable, de la nouvelle épouse!

Aussi ces sortes de transmissions, qui pour être innocentes n'en sont pas moins dangereuses, méritent-elles une attention toute particulière. M. Fournier, qui les a le premier signalées, en rapporte un exemple bien propre à faire réfléchir. J'en pourrais citer, moi, un dont les circonstances furent lamentables, où l'horrible imprévu fut ressenti d'une façon atroce par un mari de trente ans ; homme à ce point honnête et loyal que j'ai vu, en huit jours, ses cheveux blanchir sous le coup de cette indicible angoisse ! Et encore avions-nous eu le bonheur, par une intervention, moi, lui par une abstention inégalement méritoires mais également efficaces, d'épargner à sa pauvre femme la contagion.

Je tirerai de ce fait une conclusion à laquelle on s'attend bien, mais qu'il importe d'énoncer sous forme de précepte :

Lorsqu'un client vient vous consulter en vue d'un mariage prochain, imminent, vous explorez toutes les régions de son corps ; puis vous scrutez les circonstances héréditaires et personnelles de sa santé capables de motiver de votre part quelques soupçons ou quelques réserves. Et cet examen fait, s'il s'est terminé à son avantage, vous vous croyez autorisé à lui délivrer patente nette.

Ajoutez, il le faut, à cet interrogatoire une dernière question. Informez-vous d'un passé moins ancien. Provoquez une confidence explicite sur toutes les récentes étapes de sa vie de garçon. Y découvrez-vous quelque escapade en lieu prohibé, dépôt possible d'un germe infectant? Signalez-lui ce danger. Et si vous ne pouvez obtenir l'ajournement du mariage au terme extrême de l'incubation possible, insistez du moins, avec la précision d'un calendrier, avec la clarté d'un photographe, insistez et sur la date jusqu'à laquelle le mal peut éclore, et sur les premiers linéaments par lesquels ce mal se manifeste, fera reconnaître sa nature et commandera l'abstention.

§ III. — **L'époux.**

Passons en toute hâte à cette dernière section. Elle n'est, on s'en est bien aperçu, qu'une continuation de la précédente. Et celle-ci empiétait même déjà sur la présente ; car le mot légal qui investit le fiancé de nouveaux droits ne change rien à sa situation sanitaire, disons plutôt à ses apports pathologiques. Aurions-nous donc pu sans remords l'abandonner, ne fût-ce qu'un instant, au seuil d'un chapitre au moment où il va franchir le seuil de l'alcôve?

L'homme qui, ayant la vérole, a pris femme, ou qui ayant une femme prend la vérole, a trois intérêts à satisfaire, disons mieux trois devoirs à remplir. Il doit :

1° Faire en sorte de ne pas infecter sa femme ;

2° Faire en sorte de ne pas infecter ses enfants (1) ;

3° Faire en sorte que, autour de lui, on ne s'aperçoive de rien, l'on ne soupçonne pas sa maladie. — Et manœuvrer dans ce sens, nous le montrerons, n'est pas faire acte d'égoïsme ; ce n'est pas seulement, selon le langage de l'école sociale moderne, remplir un *devoir envers soi-même :* le bonheur des innocents en dépend autant que celui du coupable.

Reprenons cette division.

(1) Ce sont là deux indications connexes, inséparables, puisque si cet homme infecte sa femme, les enfants seront infectés presque à coup sûr ; et puisque, d'autre part, s'il procrée un enfant infecté, sa femme peut être par là infectée elle-même (*syphilis par conception*).

1. *Faire en sorte de ne pas infecter sa femme.*

Par quels contacts et comment un mari infecte-t-il sa femme ?.. Par les rapports d'appareil génital à appareil génital, et par les rapports de bouche à bouche.

Eh bien ! je me fais fort de démontrer que *s'il le veut, s'il peut le vouloir*, un mari syphilitique est parfaitement maître, tout en remplissant son rôle de mari, d'épargner à sa femme toute chance de contagion. — Veuillez suivre mon raisonnement.

L'acte conjugal se compose du *principal* et des *accessoires*, n'est-il pas vrai ?

Or *le principal* est réalisé de la part de l'homme, par un organe aisé à examiner dans toute sa surface, qui ne saurait par conséquent avoir aucune lésion sans que cette lésion soit aperçue par le malade, s'il a été convenablement initié, et lui impose une continence, qui d'ailleurs, ne sera que momentanée, — l'appareil génital.

Les accessoires sont réalisés de la part de l'homme, par un appareil creux, sinueux, profond, à replis multiples ; c'est-à-dire explorable en grande partie sans doute, mais de l'intégrité totale duquel, dans certaines circonstances, ni le malade, ni le médecin ne sauraient répondre avec pleine certitude, — la bouche.

En somme, le *principal...* est le principal : c'est-à-dire, qu'il ne pourrait être indéfiniment

suspendu sans péril pour la paix du ménage !...
Eh bien ! la configuration de son organe exécutif
permet de pourvoir sans danger à ce desideratum.

Inversement, l'organe exécutif des *accessoires*
recèle dans quelques cas un danger contre lequel
rien ne peut mettre en garde !... Mais les accessoires ne sont que des accessoires. Et le créancier
qui vient de recevoir son capital en bonnes espèces
sonnantes se plaint-il jamais de ce qu'on lui re-
tient les centimes ! Eh mon Dieu ! la *créancière*
ne se montre guère plus exigente. Le tout est de
savoir la prendre !

Ceci posé, il s'agit maintenant d'expliquer comment on reconnaîtra, soit sur l'*appareil génital*,
soit sur l'*appareil buccal*, les lésions contagieuses
qui peuvent y apparaître à tout instant de la période secondaire. Mais cette description ce n'est
pas pour le médecin qu'il faut la tracer. Le médecin connaît ces lésions ; il sait les diagnostiquer
quand on vient les lui soumettre. C'est pour le
malade que je dois écrire, que je vais écrire.
M. Fournier a dit excellemment : « Renseignez
exactement le mari sur les dangers de cette contagion, dangers qu'il peut bien ne pas connaître,
au moins d'une façon suffisante. Ne vous bornez
pas à lui dire (comme on le fait généralement)
qu'il peut être contagieux et qu'il devra s'abstenir de tout rapport avec sa femme au cas où il serait affecté de quelque symptôme syphilitique.

Cela est trop vague. Insistez près de lui ; ne crai-
gnez pas d'entrer dans les détails, car la chose en
vaut la peine... »

Certes, effectivement la chose en vaut la peine ;
et tellement que, même écrit de son habile main,
le précepte de M. Fournier ne saurait, s'il n'est
pas développé ainsi que je vais le faire, y pourvoir de façon suffisante. Le meilleur et le plus
complaisant des praticiens y perdrait son temps.
Ce n'est pas en un quart d'heure de consultation
qu'on parviendra à décrire au malade tous les
endroits où une lésion nuisible peut se produire, et
lui indiquer à quels signes il reconnaîtra le caractère contagieux ou inoffensif de chacune d'elles.
Et même prît-il la peine de faire un tel exposé, le
médecin est sûr que, au bout d'une demi-heure,
celui à qui on vient de le faire entendre en aurait
entièrement perdu le souvenir ou n'en retien-
drait que des bribes propres à lui constituer un
fond de savoir plus pernicieux que profitable.

Donc ce tableau doit être écrit, écrit à cette
place, et écrit pour le client, en un style que le
client le moins lettré soit apte à comprendre. Ne
craignons pas d'abaisser la dignité de la science :
ce n'est que sous un vêtement vulgaire qu'elle
peut ici rendre service. Laissons, si vous voulez,
les *cellules endothéliales* en compagnie des *cellules
rondes migratrices*, — si elles ont pu les rejoindre
dans leur course, eût dit mon vieux Jean Paul, —

et causons, pour le moment simplement plaques, croûtes, boutons, voire *humeur* et *enflure*, si l'occasion s'en présente.

Parties génitales. — En *plein gland*, tout ce qui chez un syphilitique est *écorché*, tout ce qui *donne de l'humeur* ou *de l'eau* interdit absolument, tant que cela dure, de voir sa femme. Quelques personnes sont sujettes à des *boutons d'échauffement*, et se rassurent parce que ces boutons viennent à intervalles réglés ; parce qu'ils passent d'eux-mêmes, sans remèdes, en 5 ou 6 jours ; enfin parce qu'ils existaient déjà, avaient déjà l'habitude de paraître, et de la même manière avec les mêmes caractères, avant que le malade eût la syphilis... Rien de tout ceci ne mérite absoulument de rassurer. Depuis que la syphilis existe chez ce malade, ses lésions, qui se manifestent à chaque instant, peuvent fort bien être prises pour ce mal bénin. Dans tous les cas, ses lésions peuvent mêler leur produit contagieux au produit non contagieux des *boutons d'échauffement*. Donc, obligatoirement. dans le doute il faut s'abstenir.

Qu'il en soit de même, pour de toutes petites *lentilles*, à couleur cuivrée, sans douleur, sans démangeaison, qu'on aperçoit au nombre de 3 ou 4, groupées ou non groupées, sur le gland. Elles sont *sèches*, cela est vrai, et comme telles ne peuvent rien donner. Mais, prenez garde : en une

nuit, que dis-je en *quelques heures*, il arrive
parfois qu'elles deviennent humides, et, comme
telles, empoisonnent la femme avec laquelle,
trompé par l'aspect rassurant de ces lentilles, un
mari croyait pouvoir avoir des rapports en toute
sécurité. — Voyez, à ce sujet, dans l'ouvrage de
M. Fournier, page 170, une histoire vraiment effrayante. Si je ne l'analyse point ici, c'est parce
que je veux que chacun de ceux qu'elle intéresse,
c'est-à-dire vous tout le premier, mari ou fiancé
syphilitique qui me lisez, vous en méditiez l'avertissement pris dans le texte même du livre de notre savant confrère !

Les *bords de l'ouverture de l'urèthre* sont quelquefois enflés, durs. Quoique cette enflure soit
sans douleur, il se peut que, en serrant cet endroit entre les doigts, on détermine un léger
écoulement de sang. Or, tout ce qui saigne est
contagieux : ne l'oublions pas pour ce faible engorgement, qui ne résulte en général que du trouble
apporté à la circulation par une induration ambiante.

La *rainure du gland*, par les fréquents mouvements dont elle est le siège, donne sujet à la
même remarque. Rien de plus commun que de
voir cette région se *couper*, *se déchirer* par l'effet
du coït. — En outre, on y observe, soit des plaques circonscrites arrondies, suintantes, soit de
simples dépolissures, soit de petites ulcérations,

soit des saillies végétantes. Toutes ces variétés de la plaque muqueuse, quelle que soit leur bénignité apparente, rendraient les rapprochements dangereux. — Plus grand encore serait le danger si cette disposition à se gercer, ou si ces lésions existaient au *filet*, partie qui, dans le coït, subit la principale distension.

Le *limbe* du prépuce, en d'autres termes le contour de l'ouverture préputiale, n'est guère exposé qu'à se fendiller dans les efforts que ce contour, quand il est trop étroit, a à subir durant les efforts de certains coïts. Or le moindre fendillement est périlleux, chez un syphilitique, quand il donne lieu à du saignement.

Entre la racine de la verge et la naissance des bourses, il est un endroit où se voit assez souvent une plaque cuivrée, couverte d'une mince croûte. Et comme cette croûte se détache très aisément, presque fatalement par le frottement du coït, et que la partie que cette croûte recouvrait se trouve alors en contact avec la *fourchette*, partie très vulnérable des organes génitaux féminins, il s'en suit que cette petite plaque, qui semble se cacher sous la verge, est souvent l'agent méconnu de la transmission syphilitique du mari à la femme.

Il en est de même de petits *boutons d'humeur* (acnés syphilitiques) qu'on voit parmi les poils du pubis. La pression qu'ils éprouvent durant le coït, en crève le sommet, ou, si une croûte s'est déjà formée, détache cette croûte, et le liquide contagieux, ainsi mis en liberté, peut opérer la contagion sur les organes de la femme.

Les lésions syphilitiques les plus communes des *bourses* sont de toutes petites et toutes superficielles plaques, de quatre à cinq millimètres, bien circonscrites. On les observe tantôt à vif, l'épiderme seul manquant, tantôt recouvertes d'une mince pellicule à peine croûteuse, assez peu adhérente. On les distingue de l'eczéma en ce que les plaques de celui-ci sont larges, diffuses, non circonscrites, sans contour régulier ; offrant des traces de coups d'ongle (signe du prurit qui les accompagne) ; reposant sur une peau épaisse hypertrophiée, pour peu que l'affection soit ancienne. Enfin l'eczéma des bourses coïncide ordinairement avec un eczéma anal, son compagnon obligé et frère aîné. Je n'ai pas à dire le risque contagieux qui s'attache à ces presqu'imperceptibles plaques des bourses, qui ne sont en général qu'au nombre de deux et occupant chacune l'un des côtés, droit et gauche, là où la pression contre les vêtements est la plus forte.

Voici, pour les parties génitales, le signalement des lésions secondaires les plus ordinaires et les plus dangereuses sous le rapport de la transmissibilité. Examinons maintenant celles, assurément beaucoup plus nombreuses, qu'on

trouve dans l'autre foyer de la contagion syphilitique des ménages.

Bouche. — Défiez-vous d'abord de certains
boutons *du menton*, surtout quant ils occupent le
pli qui sépare le menton de la lèvre. Que l'humeur se voie en nature à leur sommet, dans une
pustule, ou qu'elle soit desséchée sous forme de
croûte à leur surface, ces boutons peuvent donner du mal lorsque, étant pressés sur les alentours de la bouche de la femme dans un baiser
prolongé, l'humeur qu'ils laissent échapper se
met en contact soit avec quelque acné excoriée
de la femme (acnés si communes dans cette région), soit avec quelque déchirure de la lèvre.

Les *lèvres* sont dangereuses par leurs bords,
par leur angle (commissure), par leur face interne.
Sur *le bord*, ce sont des fendillements soit à vif,
soit saignants, soit écailleux ou croûteux, qu'on
se plaît à attribuer au froid, et qui doivent éveiller
le soupçon et conseiller l'abstention s'ils apparaissent l'*été*, *chez un syphilitique*, et s'ils durent *plus
de dix jours*, quoique le malade ne les irrite ni avec
les ongles, ni du bout des dents.

Quant *à l'angle des lèvres*, c'est une région où,
à part chez les enfants lymphatiques et malpropres, il ne vient guère de bobo, même des plus
petits, sans qu'on soit autorisé à le regarder
comme syphilitique. Quand je vois partir de chaque commissure une fente transversale, ou trois

fentes qui divergent en s'avançant du côté de la
joue, ces fentes là ont beau être linéaires, sans
profondeur, sans coloration caractéristique, mon
œil y lit la syphilis aussi clairement que sur la
papule cuivrée classique. On peut le dire sans
exagération : ici, c'est la région qui fait le diagnostic. Et j'ajoute que ces gerçures situées de
manière à s'entrouvrir au moindre mouvement
des lèvres recèlent une source de contagion incessamment menaçante.

La *face interne des lèvres* offre souvent des
plaques tantôt absolument planes, tantôt à peine
saillantes, rondes ou ovales, de 5 à 8 ou 10 millimètres, de coloration tantôt blanchâtre, tantôt
d'un rouge vineux. Elles siègent de préférence au
niveau *des dents canines*, ou bien de toute autre
dent dont la *couronne ébréchée* est une cause
adjuvante pour la production de cette lésion. On
comprend que, n'étant pas recouverte par de la
salive, que s'appliquant avec force durant les
baisers sur une partie, sur des tissus exactement
similaires de la femme, ces plaques engendrent
aisément le chancre labial, lequel est en effet le
plus commun des chancres buccaux.

Un syphilitique prudent doit examiner de sa
langue la pointe, les bords, le dos et le filet. —
Quant au premier de ces quatre endroits, on n'y
voit parfois qu'une légère saillie encerclant trans-
versalement la pointe de l'organe, sous forme de

crête, ou même seulement d'une série d'aspérités fort peu perceptibles, d'un rouge à peine distinct de la couleur des parties voisines. Mais le malade interrogé vous a-t-il répondu que le contact d'une feuille de salade éveille en ce point une cuisson sensible? Eh bien! si en y passant vivement le bout du doigt vous déterminez quelque chose d'analogue à cette sensation, alors méfiez-vous : la vérole ne peut se voir là, mais elle s'y devine; elle y est.

Sur les bords de *la langue*, je signale deux ou trois fissures verticales, le plus souvent n'existant que d'un côté, simplement rouges, ou plus ordinairement ulcérées superficiellement. Elles sont en général un peu érosives, et quand elles ont duré quelque temps, le contour des bords linguaux, contour net et sans interruption à l'état normal, paraît avoir subi sinon une perte de substance, du moins une dépression qui, restant souvent ineffaçable malgré la guérison de la lésion, constitue un bon signe de l'existence d'une syphilis ancienne. Ces fissures correspondent souvent, elles aussi, à quelque rugosité dentaire, à quelque racine proéminente.

Sur le *dos de la langue*, on observe quatre sortes de lésions : *a*, sept ou huit plaques disséminées, larges de 4 à 6 millimètres, de couleur framboisée, sans profondeur, à surface lisse, dépourvue des papilles qui donnent au dos de la

langue son aspect velouté (lésion très commune) ;
— *b*, quelques petites ulcérations ayant la forme
et la profondeur d'un *coup d'ongle*, à fond d'un
blanc de suppuration ; — *c*, de larges cercles co-
lorés en rouge, le centre restant intact (syphilide
érythémateuse annulaire) cercles qui assez souvent occupent à la fois le dos et un bord de la
langue ; — *d*, en arrière et au milieu de l'organe
(lieu d'élection pour cette lésion) une surface
d'un centimètre environ de diamètre occupée
par des couches d'épiderme stratifiées, formant
là une saillie aplatie dont l'aspect lobuleux, ma-
melonné, rappelle celui des végétations.

Le *filet de la langue* a assez souvent une érail-
lure transversale, superficielle, unique, qu'on
reconnaît surtout à une turgescence presque constante de ses bords. Là, comme pour les fissures
de l'anus, l'enflure ambiante qui, au premier
abord, masque la plaie à l'observateur est justement ce qui lui en fait soupçonner l'existence et
découvrir le siège, tant elle constitue un indice
pathognomonique de sa présence.

Sur *la voûte du palais*, quelques points, soit
rouges, soit un peu exulcérés, sans siège de pré-
dilection ; en général superficiels tant qu'on n'en
est qu'à la période secondaire, mais que le malade ne méconnaît point à cause de la sensation
que les aliments déterminent en passant sur le
point entamé.

Les lésions qui se développent autour de la *dent de sagesse en voie d'évolution*, ne sont que rarement syphilitiques. Mais dans le doute, il est néanmoins prudent de les considérer et de les traiter comme telles, lorsqu'elles se développent chez un syphilitique et surtout lorsqu'elles coexistent avec d'autres lésions syphilitiques de la bouche.

Toutes les lésions que je viens d'esquisser, génitales comme buccales, ont ce caractère commun de tomber sous les sens. Quelque peu habitué qu'il soit aux choses médicales, le malade peut donc les apercevoir, en reconnaître la nature, et ordinairement leur appliquer lui-même la médication locale.

Il n'en est plus ainsi de celles qu'il nous reste à décrire, des lésions de l'arrière-bouche. Ce n'est pas que leur signalement offre de grandes difficultés. On peut le tracer d'un mot ; car ce signalement, comme celui de nos anciens passe-ports, comprend son *signe distinctif*. En dehors de certaines *ulcérations*, d'ailleurs très aisées à diagnostiquer, toutes les fois que vous verrez sur les bords du voile du palais, sur la luette ou les amygdales, soit en plaques, soit diffuse, une *coloration opaline*, rappelant par sa nuance celle de la vessie natatoire des poissons ou de l'épiderme macéré par l'application prolongée d'un cataplasme chaud, toutes les fois, dis-je, que vous verrez cette coloration prononcez, sans hésiter, qu'il y a là une lésion syphilitique, et par conséquent le foyer d'une contagion possible.

Mais telle qu'elle se manifeste ainsi au médecin, cette lésion se dérobe très aisément au malade. L'examen de la région lui donne, il est vrai, de meilleurs résultats lorsque, pour le faire, il s'est assis sur un tabouret, le dos tourné à une croisée, d'une main tenant le miroir, d'un doigt de l'autre main abaissant la langue. Le plus souvent, placé ainsi, il découvre la lésion qui existe. Mais quand il n'en découvre point, peut-il affirmer qu'il n'en existe pas, et se conduire en conséquence, c'est-à-dire *en mari ?...* C'est là le point important, on ne peut plus important pour la sécurité des familles. Certaines plaques érosives qui siègent au-dessous de la loge amygdalienne échappent absolument par leur situation profonde à l'exploration telle que nos clients peuvent la pratiquer. Ce qui augmente encore, en pareil cas, l'illusion du malade, c'est que la douleur, dans cette région-là, n'est qu'un guide très infidèle pour lui donner l'éveil sur la présence du mal, pour le renseigner sur l'endroit où ce mal existe. Rien de moins douloureux que les plaques muqueuses amygdaliennes : quelques-unes ne le sont pas du tout, à aucun degré. Et rien de plus confus que le genre de sensibilité qu'elles provoquent, quand elles en provoquent, chez ce-

lui qui en est atteint. On commettrait d'aussi sin-
gulières que fréquentes méprises si l'on se fiait à
l'indication que le patient vous donne d'après ce
qu'il éprouve. J'en vois communément m'affirmer qu'ils souffrent de l'amygdale gauche, quand
c'est sur la droite que je vois la lésion (l'amygdale
gauche étant saine) ; et en réalité, — preuve manifeste qu'ils se trompaient, mais preuve qui ne
se recueille qu'après coup — être soulagés après
que j'ai cautérisé l'amygdale droite.

Le malade sachant maintenant dans quels lieux
et sous quelle forme se présente ordinairement la
lésion, agent possible de contagion, comment doit-
il faire pour échapper au danger qui en résulte ?
Deux choses :

1° Traiter ces lésions de façon à les guérir le
plus vite possible, et, en attendant, à les rendre
encore plus vite inoffensives pour la personne qui
est exposée à en subir le contact ;

2° Simultanément prendre toutes les précautions nécessaires pour que ce contact n'ait pas
lieu, ou, si l'on ne peut l'éviter, pour le rendre
le moins prolongé, le moins intime que possible.

Et d'abord, quant à la thérapeutique, beaucoup
de médecins regardent comme nécessaire et quelques-uns comme suffisant d'instituer un traite-
tement mercuriel interne.

Si ce traitement est nécessité par la coexistence
de quelques autres lésions, je ne refuse pas de le
prescrire ; mais je déclare ici de nouveau que
cette médication, par quelque voie, à quelque
dose qu'elle soit administrée, ne m'a jamais montré par des résultats appréciables qu'elle eût le
moindre pouvoir soit pour abréger le cours des
plaques muqueuses, soit pour en empêcher l'extension, soit pour en prévenir les retours. Sur ce
point, mon affirmation, jadis traitée d'hérésie,
est restée, à mes yeux, ce qu'elle était déjà il y a
trente ans, l'expression d'une vérité désolante
mais incontestable. Et je vois avec plaisir qu'elle
commence à recueillir quelques adeptes de haute
valeur (Cornil, Jullien) aussi convaincus que moi.
Dans tous les cas, on n'en est plus au vieux précepte qui florissait encore au temps de mon entrée
dans la pratique : « Bornez-vous au traitement
interne, disait-on ; gardez-vous d'y ajouter des topiques. Car ils opéreront une prompte guérison ;
et, l'accident local ayant disparu, vous n'aurez
plus de guide pour savoir combien de temps le
traitement interne doit être continué ! »

La médication locale, au contraire, est toute-
puissante contre cette classe d'accidents. Sans
vouloir en détailler ici les agents, disons que,
pour réussir, ils doivent s'adapter à la constitution
anatomique du tissu qui sert de support à la lésion. En effet les agents varieront suivant que le

siège des plaques muqueuses est, soit la peau, soit une membrane muqueuse, soit un segment du tégument tenant le milieu entre ces deux systèmes organiques (aine, bourses, rainure du gland, pli génito-crural).

Dans le premier cas, après avoir, s'il y a lieu, détaché les croûtes, on pratique sur la surface dénudée des frictions avec une pommade mercurielle, jusqu'à ce que les frictions aient produit un peu de cuisson : alors on les cesse, et la guérison ne se fait pas attendre.

Dans le second cas, on touche avec une allumette ou un pinceau imbibés de nitrate acide de mercure. Si, au bout de 5 ou 6 jours, la plaque n'est pas guérie, on réitère, sans plus attendre, cet attouchement.

Pour le troisième cas, rien d'efficace, d'expéditif, de merveilleux comme la classique formule de Ricord : deux lotions par jour avec la liqueur de Labarraque, chacune immédiatement suivie de l'application de poudre de calomel.

Les lésions secondaires de l'arrière-bouche méritent une mention spéciale. J'ai dit que le malade n'est point en mesure de les découvrir. Il n'est pas moins hors d'état de les traiter, de les cautériser lui-même. Aussi, s'il est prudent, s'il est simplement honnête homme, le mari qui a été une fois touché par la syphilis gutturale devra-t-il fréquenter son médecin avec une assiduité dont celui-ci fera bien d'adoucir les conditions pécuniaires afin de la rendre plus effective en la rendant moins onéreuse. Avoir un médecin attaché à sa personne — et ce serait presque le cas pour l'époux syphilitique jaloux de remplir tous ses devoirs — ne rentre pas dans le budget de tous nos clients. Si donc l'*augusta res* les empêche parfois, malgré leur bon vouloir, de venir à nous, ne soyons pas plus formalistes que Mahomet et faisons la moitié du chemin.

Deuxième indication : Tant que le mal existe, éviter les occasions de mettre la surface contagionnante en rapport avec la surface absorbante féminine.

Quelques maris, sur ce point, sont timorés à l'excès... pour tant d'autres qui ne le sont que tout juste. Ils croient pouvoir infecter leur femme, simplement en passant la nuit côte à côte avec elle. Ils vous demandent sérieusement s'ils peuvent quitter leur caleçon. Ils pensent l'exposer en l'embrassant sur le front !...

Tenons-nous-en aux réalités : il y a bien assez de besogne. Le danger n'existant que par le contact intime, prolongé, soit des lésions génitales, soit des lésions buccales, il y a lieu de dédoubler ce chapitre, de déterminer le régime, le rôle, les privations à imposer au mari relativement au fonctionnement de l'un et de l'autre de ces deux appa-

reils, lorsqu'ils sont atteints de lésions syphilitiques.

1° Les organes génitaux de l'homme ont été
créés pour engendrer. Ils n'ont aucune attribu-
tion connexe. Aussi est-ce l'acte reproducteur lui-
même qu'il faut supprimer tant que ces organes sont
malades. Il faut s'abstenir du coït, du coït même
incomplet. Toute tentative, tout simulacre, durant
lesquels les endroits malades de l'appareil génital
masculin risquent de rencontrer, non seulement
l'intérieur, mais même les alentours de l'appareil
génital féminin, doivent être sévèrement pros-
crits. Car d'abord un simple contact entre ces
points-là peut causer l'infection. Puis, une seule
cartouche brûlée, le soldat se grise de l'odeur de
la poudre. Qui ne sait par quel invincible instinct
on est conduit, une fois les parties en présence, à
convertir en acte complet et *complètement dangereux* l'attouchement qu'on avait bien résolu,
qu'on s'était juré à soi-même de renfermer dans
les innocentes limites d'une insignifiante ca-
resse !

Donc abstenez-vous ; et abstenez-vous non pas
jusqu'à ce que vous vous jugiez-vous même guéri,
mais jusqu'à ce que le docteur ait prononcé après
examen minutieux, et renouvelé s'il le faut, que
la guérison est solide, qu'elle peut braver toute
épreuve.

Quelques personnes regardent le rapprochement sexuel comme inoffensif pourvu qu'il soit infécond : préjugé absurde mais assez répandu. N'attendez pas, pour le réfuter, qu'il se produise. Allez au devant, et tout en restant décent, soyez technique, soyez clair dans cette explication nécessaire. Ne la terminez point sans vous assurer qu'elle a été comprise.

2° L'appareil buccal, lui, sert à toute autre chose qu'à embrasser. Mais, j'y pense : honni soit qui mal lui prête ! Nous sommes *en ménage*, ne l'oublions pas, en légitime et pur ménage. Personne ne me soupçonnera donc de faire allusion à d'autres usages qu'aux actes naturels de boire, parler, fumer, serrer entre les lèvres un objet quelconque que quelqu'un va ensuite porter aux siennes...

Avant tout, le mari qui *a mal à la bouche, en un point quelconque de la bouche*, ne doit plus embrasser sa femme qu'avec ménagement. Et voici comme je l'entends. Si les plaques n'occupent que la langue, à plus forte raison que l'arrière-bouche, je tolère le baiser *sur* les lèvres, mais passager et, bien entendu, seulement de lèvres à lèvres. Le mari, au contraire, a-t-il une plaque sur le bord ou en dedans de la lèvre ? La joue, le front, le cou de Madame lui sont seuls permis.

Dans ce même cas de plaque muqueuse de la lèvre inférieure, à table, un petit artifice est nécessaire, et heureusement très aisé à exécuter, afin d'éviter la contagion accidentelle. Au lieu de boire, comme on le fait d'habitude, en tenant le bord du verre, de la tasse, appliqué contre la face *interne* de sa lèvre inférieure, que le syphilitique appuie ce bord de l'ustensile contre la face *externe* de sa lèvre. De cette façon la lèvre, que nous supposons être malade, ne porte pas contre le verre ; elle plonge dans le liquide qu'il contient. Et le verre n'ayant pas été en contact avec la lésion contagieuse ne peut devenir l'agent d'une contagion.

Ne laissez traîner rien de ce que vous avez tenu entre vos lèvres. Un enfant peut vouloir essayer, après vous, le piston, la clarinette de papa. Votre jeune femme aperçoit une cigarette inachevée : la tentation est forte, car l'exemple est contagieux. Hélas ! il ne le serait pas seul.

J'ai été obsédé, quatre mois durant, par les visites d'un colonel de mes clients. *Il croyait bien avoir vu* sa toute jeune épouse prendre et porter, en cachette, à ses lèvres une tige de jasmin qu'il venait, lui, d'ôter de sa bouche encore mal guérie, Cet honnête homme pliait, littéralement courbé sous le poids du remords.

Il me faisait professer un cours quotidien de chronologie syphilitique ; m'interrogeait sur la date, la physionomie, la succession des premiers symptômes. N'osant m'amener sa femme, — ce que j'avais d'ailleurs positivement refusé, — il me

ménageait avec elle, sans qu'elle s'en doutât, des
entrevues, des rapprochements journaliers, à la
promenade, au théâtre, ne laissant pas passer
un entr'acte sans vite venir me demander : « Docteur , n'avez-vous rien vu ? » — Tant que dura
mon observation, je le déclare, je n'aperçus rien,
ne soupçonnai rien... de pathologique. Mais,
sous d'autres rapports !... je n'eus pas besoin de
dévisager plus d'une fois l'avenante personne
pour comprendre que si le jasmin était resté stérile quant à la prolifération morbide, le cas
aurait bien pu se présenter où il eût dû servir
entre les deux époux de branche d'olivier !
Aussi que de fois, par la suite, ne fus-je pas
tenté de répondre à l'incessante question du
pauvre mari : « Et vous, colonel, avez-vous tout
vu ? »

Le mari en possession d'une syphilis buccale
ferait sagement de ne plus fumer. A défaut du
médecin, sa femme lui en saurait gré ; et ce serait là la moitié, la bonne, la plus efficace moitié
du traitement. C'est ce que depuis tantôt quarante
ans, je répète, à chaque visite, à tous mes clients.
Quelques-uns me promettent : mais tous reviennent armés de cet argument devant lequel il
faut bien s'incliner : » Eh ! docteur, que voulez-
vous que je fasse en voyage ? » Je dois cependant
avouer que, depuis quarante ans, j'en ai vu sept
ou huit faire honneur à leur parole.

II. *Faire en sorte de ne pas infecter ses enfants.*

Il est bien entendu que si l'on interdit à un mari de cohabiter avec sa femme pendant qu'il est porteur de lésions contagieuses, c'est parce que, dans cet état, il est exposé à infecter à la fois sa femme qu'il touche et l'enfant qu'il engendrerait.

Lorsque le mari n'a plus de lésions, l'un de ces motifs cesse d'avoir sa raison d'être, mais l'autre subsiste entier ; car nous savons que, chez un homme syphilitique, l'aptitude à procréer des enfants infectés persiste durant un certain temps après la disparition des manifestations spécifiques.

Que faire, en pareil cas, ou plutôt quel conseil donner aux malades qui sont dans cette situation bien déterminée, c'est-à-dire qui, ayant encore eu récemment — mettons il y a quatre mois, — des symptômes de syphilis, n'en ont point actuellement, et veulent avoir des rapports, nous montrant bien par leur attitude que, s'ils s'engagent devant nous à observer la continence, ils ne tiendraient vraisemblablement pas leur promesse ? Que faire ?

D'abord leur recommander le coït infécond (1)

_____

(1) A ce mot seul, une curieuse catégorie de clients, celle des syphilitiques bien pensants, se récrie et refuse. « N'insistez pas, docteur, me disent-ils : j'ai été élevé dans des principes religieux ; et ce serait pour moi un cas de conscience de vous céder sur ce

et leur en indiquer le mécanisme ; mécanisme que je ferai suffisamment apprécier en disant qu'il donne des garanties de moins en moins sûres, selon que l'époux se résigne à en faire soit une question de lieu, — soit une question de contact médiat, — soit seulement une question de temps, ou pour mieux dire d'*époque*.

L'épouse ordinairement ne remarque pas ces petits stratagèmes. Mais quelques-unes, éclairées par leur mère ou par leur confesseur, s'en inquiètent et posant franchement la question, font parfaitement comprendre qu'elles désireraient une attitude plus correcte !... Dépister ces indiscrètes ne sera qu'un jeu pour le mari le moins retors : « De quoi vas-tu t'occuper, pauvre petite ? Et qu'y connais-tu, je te prie ? » — « Tu te trompes, ma bonne, va, je t'assure que je fais de mon mieux ; ce doit être ta faute à toi ! » — « Crois-moi, ma chérie, profitons de notre jeunesse ; vivons d'abord pour nous, en attendant que nous vivions bientôt pour nos enfants ! » — « Tu sais que nous garderions le bébé. Commence donc par te forti-

point. » Sans pouvoir toujours cacher ce que j'éprouve de surprise à voir invoquer ces principes par une bouche qui en exhale de tout autres : « Libre à vous, Monsieur, leur réponds-je. A côté du danger, j'avais cru bien faire de vous indiquer le remède. A votre aise : mais en repoussant celui-ci, n'oubliez pas que celui-là ne vous menace pas vous tout seul ; et que s'il y a péché à *vouloir du mal à son prochain*, il y en a bien peut-être aussi, autant que j'en puis juger, moi profane, à donner du mal à ses enfants ! »

fier, si tu veux pouvoir le nourrir. » — « Y penses-tu, ma mie ? Nous sommes au printemps : tes couches seraient en plein hiver, gare les rhumes pour le pauvre petit ! » Bref, le calendrier de nos invalides n'est pas moins riche que celui des vieillards ; mais rassurez-vous, ce n'est pas un calendrier perpétuel.

C'est au médecin, au médecin seul qu'il appartient de décider, après appréciation attentive des circonstances de la maladie, combien de temps ces précautions doivent être mises en œuvre : et ce temps nécessairement varie pour chaque client.

Mais, lorsque le moment est enfin venu d'y renoncer, lorsque d'un commun accord le malade veut aussi et le docteur permet, qu'il se hasarde à devenir père de famille, il y a encore des règles à observer pour entourer du plus grand nombre de garanties possible la procréation ; et ces règles, la spécialité heureusement alliée à la physiologie, est en mesure de les tracer avec une régularité presque mathématique. D'après les données que ces sciences nous fournissent, voici comment je prendrais sur moi de légiférer en cette matière :

Madame étant, je suppose, menstruée régulièrement, j'ordonne à Monsieur un traitement de 2 pilules de 0,05 de proto-iodure de mercure par jour : traitement à commencer en même temps que commencent les règles, soit par exemple le 3 avril. L'époque suivante reparaît au bout de 28 jours, n'est-ce pas, soit le 25 avril ? Elle dure cinq jours, jusqu'au 30? — Jusqu'à ce moment, Monsieur à dû garder la continence et prendre ses pilules. Eh bien ! si, à ce moment précis, il rompt l'une, il aura, tout en cessant les autres, toute chance d'avoir un enfant, et s'il l'a, de l'avoir sain (1).

Ajoutons que la santé d'un premier né répondant de celle des enfants subséquents, il n'y aurait lieu ni de craindre pour le second, ni de recommencer en conséquence ce traitement préventif, si, entre le premier né sain et le moment choisi pour une seconde grossesse, le père n'avait eu aucun nouveau symptôme de syphilis.

Rappelons aussi — il vaut mieux le dire trois fois qu'une — rappelons que si la femme, la *mère future*, a eu la syphilis, et alors même qu'elle n'en aurait alors nul signe, elle devra se soumettre, en même temps et pendant le même temps que son mari, à un traitement mercuriel.

III. *Faire en sorte qu'on ne soupçonne pas sa*

(1) « Bien combiné ! me disait plaisamment à ce propos, un confrère, vieux syphilitique et jeune époux lui-même, bien combiné, cher maître ! Avec cela, on est sûr au moins de ne pas manquer son coup ! »

maladie. — Ceci n'est pas seulement un conseil ; c'est un précepte, et des plus impératifs. Au reste, le malade n'a pas besoin qu'on lui en fasse une obligation. Il sait, il a compris avant vous quelles conséquences la divulgation de sa faute exercerait sur le présent et l'avenir de son ménage. Et c'est pour nous à la fois remplir un devoir et rendre à notre client le plus signalé service que de lui indiquer les moyens de dissimuler : 1° son mal ; 2° les changements d'habitude que ce mal entraîne ; 3° les remèdes qu'il nécessite.

Mais si le but est le même pour tous les malades, il y a une grande différence dans la facilité de l'atteindre, selon que le mari avait la vérole en se mariant, ou que, au contraire, il l'a contractée après quelques mois ou quelques années de ménage.

En effet, dans le premier cas, le mari, en mesure de tout prévoir, a toute liberté pour organiser de bonne heure autour de lui des habitudes compatibles avec le mystère dont il doit couvrir une partie de sa vie conjugale.

Et d'abord, il n'acceptera point le médecin de sa nouvelle famille. Je plains, en ce cas, le pauvre confrère recommandé par la belle-mère. En vain a-t-il vu naître la chère Emma ! En vain la pauvre petite plaide-t-elle elle-même la cause de son bon vieux docteur qui soignait si bien ses maux de gorge avec des boules de gomme !...

« On témoignera les mêmes égards que par le passé à cet excellent homme, répond Ferdinand. Il sera, certes, toujours le bienvenu chez nous, l'ami de la maison. Mais tu dois comprendre, ma bonne amie, que ta nouvelle position peut t'amener à consulter sur certaines indispositions, à révéler certaines particularités intimes, à faire en un mot des confidences de telle nature que le bon docteur serait lui-même embarrassé de les provoquer, confus de les recevoir. » Bref, le médecin de Madame est poliment remplacé par celui de Monsieur. J'en suis bien fâché, mais ceci est une première sûreté indispensable.

Il y a aussi dans les soins de toilette et dans tout ce qui concerne l'habiller et le déshabiller, il y a, pour le mari, un modus à établir dès les premières heures. La réserve qu'il pratiquera sous ce rapport est trop dans les mœurs, dans les goûts de la jeune épousée pour qu'elle la remarque autrement que pour s'en applaudir, puisque, en lui en donnant l'exemple, son mari l'autorise et l'engage à en user pour son propre compte à elle.

Ces habitudes de décence, que le mari peut exagérer sans encourir le moindre soupçon, lui permettent de réaliser en toute sûreté un objectif précieux : la possibilité de se procurer deux ou trois fois par jour quelques instants de solitude, de solitude admise et respectée par sa femme. Que de malheureux n'ai-je pas vus, en de telles conjonctures, *ne savoir où se mettre* pour faire en liberté un remède indispensable ! « Et ma femme qui est toujours sur mes talons ! » répond invariablement le trop heureux mari aux amers reproches sur une prescription inobservée. « Docteur, elle ne me quitte pas ! elle me suit jusque… jusqu'au *sonnet d'Oronte* ». Résistez, vous les premiers, invalides du mariage, aux allèchements de cet abandon sans réserve. Et Madame, suivant votre impulsion, loin d'être un observateur gênant, se fait votre meilleur auxiliaire. « N'entrez pas, Claudine, entendrez-vous parfois crier à la porte, pendant que vous avalez votre iodure, n'entrez pas, Monsieur change de chemise ! »

Quant aux *choses conjugales* proprement dites, on sait qu'il faut parfois y renoncer. J'ai dit plus haut quels motifs dictent ces suspensions, et à quel prix ainsi qu'à quelle date l'interdiction sera levée. Mais qu'on ne m'en demande pas davantage. C'est affaire au mari de savoir comment il va s'y prendre pour *amuser le tapis*, pour remplir sans trop de désavantage l'intermède pendant que l'acteur principal est en congé forcé. Chaque ménage, sous ce rapport, ou pour ces *rapports*, a ses habitudes, ses exigences et ses tolérances, — à côté des paiements comptant, l'usage des billets à échéance, renouvelables, — les supercheries qui ne trompent personne à côté de celles par lesquelles on est trop heureuse d'être trompée. A moins de fouiller dans le carnet de Balzac, où trouver le crayon qui rendra claire cette pédagogie, ou *andragogie*, sur laquelle nul candidat au mariage ne subit d'acte probatoire ? Heureusement — l'adverbe n'est de mise que pour ce cas — heureusement une presse toute spéciale, et de plus en plus goûtée à mesure qu'elle se fait de plus en plus technique, se charge de réaliser sous ce rapport le bienfait de l'instruction publique universelle. Prenez seulement un abonnement de trois mois à la plus chaste de ces feuilles, et vous en saurez plus qu'un vieux médecin ne pourrait vous en apprendre par les révélations explicites de toute sa carrière professionnelle !

Quelques mots cependant sur l'un de ces us conjugaux que les *cours d'amour* s'arrogeaient seules le droit de réglementer, mais dont la Faculté a bien quelque compétence pour connaître ; je veux dire sur *le baiser*. Selon qu'il se pratique et comporte, cet acte est, au point de vue médical, ou un contact absolument sans danger ou bien l'une des occasions les plus efficaces de la transmission syphilitique. Eh bien! ici encore le mari coupable — et c'est sa plus rude pénitence — aura à styler, disons plutôt à rationner sa jeune femme. Elle ne sait, elle n'imagine, l'innocente, que ce qu'on veut bien lui apprendre. Ce n'est donc pas de son côté que viendra l'écueil ; car une initiation même partielle, temporaire, épidermique plutôt qu'épithéliale lui semble chose douce, et elle n'entrevoit rien au delà. Mais le professeur saura-t-il résister à l'entraînement qu'il crée et qu'il partage ? Qu'il se surveille : l'éloquence a ses charmes, mais elle a ses dangers. Les éléments de la science, voilà tout ce qu'on demande et tout ce qu'on permet à son zèle. Quoiqu'il lui en coûte, qu'il s'en tienne pour le moment au programme de cet enseignement-là : il n'est que trop en mesure de donner le *secondaire !*

Si l'homme qui a pris femme, se sachant vérolé d'ancienne ou fraîche date, a bien de la peine à cacher son mal, que dire de celui que ce mal vient assaillir après quelques mois ou quelques années de ménage? Là les habitudes, de part et d'autre, sont prises, la vie conjugale dans ses rapports intimes de toute nature est depuis longtemps organisée sur un certain pied. Cette organisation n'a pas été arrêtée par un acte en règle; elle résulte des goûts, des convenances, des petites concessions mutuelles des deux époux : c'est leur état naturel, le plus agréable qu'ils soient parvenus à créer pour leur satisfaction réciproque...

Et, presque subitement, il faut changer tout cela, sans que personne s'en doute, ni Madame, ni les enfants — parfois en âge de deviner — ni les domestiques !

Disons tout cependant, et sachons remonter aux origines. A part d'infiniment rares exceptions, la syphilis ne tombe pas sur un homme comme une intempérie qu'on ne saurait ni éviter ni prévoir. Qui la prend l'a bien voulu. Donc lorsqu'un mari en est frappé, ce n'est pas sans s'y être volontairement et en général plusieurs fois exposé.

Or, remarquons-le, un époux ayant ces mœurs-là ne réalise point le type du Philémon classique. En ayant besoin, il a dû de bonne heure se créer dans son ménage une certaine indépendance. Il a ses heures réservées, ses sorties sans explication, ses défaites toutes préparées en réponse aux questions trop directes.

D'ailleurs on n'en est plus, dans ce ménage, à l'impétueuse ardeur des premières semaines. Un peu de calme, quelques atermoiements se comprennent et s'excusent. On commence à admettre le *relâche pour cause d'indisposition !*

Mais encore faut-il que l'indisposition soit constatée, médicalement constatée. Ici, grave difficulté. Monsieur n'a pu, sous ce rapport, dresser à temps ses batteries. Et s'il allègue une maladie, le médecin qu'on va faire venir, ou du moins qu'on s'étonnerait de voir refusé par Monsieur, ce médecin parfois est le médecin de Madame. Que faire ?

Je n'ai jamais hésité en pareil cas. Confiant dans la discrétion professionnelle, faisant fond sur le sentiment naturel qui fait du médecin l'allié de quiconque s'en remet à sa loyauté, et tenant compte aussi de certaines faiblesses doctorales dont nous ne saurions bien sérieusement reprocher aux clients de s'armer envers nous, voici le conseil que je donne aux maris : « Prenez les devants. Puisque c'est au médecin de la maison que vous aurez affaire, allez le trouver et tenez-lui ce langage : « Mon cher docteur, vous êtes homme, « et vous saurez, je l'espère, excuser un moment « d'oubli dont je me repens amèrement. Voyez ce « qui m'arrive. Aidez-moi à guérir : mais faites « surtout que je sois seul à en souffrir. Je m'en « rapporte entièrement à votre discrétion. Insister « serait vous faire injure. ». Sur ce, il formule, explique de quel nom fictif seront étiquetés les remèdes, cherche de concert avec vous quelle maladie, le cas échéant, vous aurez à simuler pour n'éveiller chez Madame ni soupçon, ni inquiétude. Bref, tout est convenu ; le voilà lié par son devoir, par votre confiance, par la petite diplomatie même dont vous venez de combiner ensemble les moyens ; et vous vous séparez également satisfaits l'un de l'autre,… surtout si, au moment de prendre congé, vous avez fait résonner d'un double petit bruit sec bien connu le marbre de sa cheminée, en ajoutant : « Permet-

tez, docteur : ceci est en dehors des consulta-
tions ordinaires ! »

Malgré ce secours décisif, néanmoins, que d'é-
cueils, que d'impasses attendent le malheureux
contraint de changer toutes ses habitudes sans
en dire, sans en laisser soupçonner le motif ! Et,
parmi les privations qu'il va s'imposer, les plus
fortes, les abstentions radicales, ne sont pas celles
qui coûtent le plus cher. On peut en effet justifier
par une indisposition, ou par une mauvaise disposition la suspension temporaire de l'acte conjugal. Plus tard, lorsque le danger d'empoisonner sa femme ayant cessé, on n'a plus à craindre
que pour la progéniture, si Madame remarque
dans les rapports une omission finale insolite :
« Ah ! c'est que nous avons bien assez de famille
comme ça ! » s'écriera le mari. Ou bien : « C'est
dans ton intérêt, ma bonne ; je ne voulais pas t'en
parler. Mais je vais quelquefois voir le docteur en
cachette ; et il m'a bien averti que tu n'es pas encore assez remise de ta dernière couche ! »

Mais La Fontaine nous l'enseigne,

> Aux grands périls tel a pu se soustraire,
> Qui périt pour la moindre affaire.

Le baiser, oui le simple baiser du coucher,
un mari qui le refuse, l'élude ou seulement le
mesure se compromet bien plus grièvement
que par une infraction au *devoir* proprement dit.

Car, bonnes ou mauvaises, il a vingt raisons pour s'exonérer du gros tribut conjugal. En a-t-il une présentable pour fuir l'accolade usuelle qu'on vient lui offrir, au-devant de laquelle jadis lui-même allait chaque soir ? Telle est cependant son obligation stricte. — Et voyez l'humiliante situation ! S'il veut échapper au remords, il ne lui suffit pas de rester sur la défensive. De quoi aura servi sa pruderie d'occasion si elle n'a pas en même temps glacé l'adversaire, si elle le laisse encouragé à risquer la plus timide pointe ? car la moindre avance repoussée, en dévoilant votre impuissance, dévoile votre faute !

Or, conduit par le plan de ce livre à creuser les plus ardus problèmes de la syphilis familiale, je mc'avoue déoncerté, sinon vaincu par celui-ci. Je l'ai énoncé ; je le pose aux intéressés. Que chacun le résolve selon ses lumières ou plutôt selon la circonstance. Je ne verrais, quant à moi, pour la mari qu'une manière de s'en tirer : c'est de se rendre, sauf revanche ultérieure, de se rendre momentanément assez odieux ou répulsif à sa femme pour étouffer en elle l'idée d'une étreinte conjugale. Et pour que le remède ne fût pas pire que le mal, peut-être faudrait-il justement mettre en œuvre un vrai remède. Peut-être — c'est là une concession dont je crains qu'on me félicite — peut-être, puisqu'il s'agit de faire du mari un objet de dégoût, ne saurait-on mieux

s'y prendre qu'en le soumettant à une mercurialisation poussée jusqu'à la stomatite! Du même
coup guérir le mal et indirectement prévenir sa
diffusion, n'est-ce pas là la solution toute trouvée?
Qu'en pensent mes hydrargyrophiles confrères?..

Ne restons pas sur cette boutade. Tout ne se
borne pas, pour tous les époux syphilitiques, à
cacher ses pilules et ses papules. D'autres soucis
savent atteindre d'autres cœurs. Pour plusieurs,
porter à la fois le poids du remords, la honte de
le dissimuler, la terreur de garder jointe à celle
de répandre un mal réputé incurable, c'est une
charge au-dessus de leurs forces. Que le médecin sache les deviner, ceux-là ; qu'il les assiste
surtout, car leur désespoir les trahirait plus sûrement que l'éruption la plus ostensible. Répétez
d'abord, démontrez à ce malheureux que ses
épreuves n'auront qu'un temps ; qu'il guérira indubitablement ; que, avec un peu d'empire sur
soi-même, on prévient assurément la propagation
du mal. Allez plus loin : pénétrez au fond de cette
âme qui, parfois, refoule ses pudeurs comme un
ridicule doublé d'une honte. Soyez sérieux avec
lui : qu'il sente par le ton de votre conversation
que, à vos yeux, ses tourments ont racheté sa
faute ; et s'il paraît attacher qnelque prix à l'estime de celui qui connaît le mieux l'étendue de
cette faute, ne lui en marchandez pas les récon-
fortants témoignages. C'est encore là de l'hygiène.

Souvent, pour l'un de ces volontaires parias de la vérole, la franche et spontanée poignée de main du docteur a eu toute la valeur d'un spécifique !

Quelques-uns portent le scrupule plus loin, beaucoup plus loin, au delà des choses d'ici bas. En voici un exemple, unique ce me semble. Si je le cite, d'ailleurs, ce n'est point pour le critiquer. Un ancien syphilitique, exempt de symptômes, se marie un peu plus tôt que je ne l'eusse voulu. Néanmoins, sa femme resta saine ; et peu après, il eut un fils sain. Malgré ce double succès, il me visitait à tout le moins cinq ou six fois l'an, toujours timoré, partant toujours questionnant. C'était un de ces clients à qui il faut, chaque fois, faire un cours de pathologie spéciale ; et je ne lui marchandais pas les leçons. Un jour, cependant, ce bon disciple me démonta. Il est vrai qu'il sortait de mon domaine ; car, à brûle-pourpoint je l'entends me demander de le renseigner sur la rédaction de son testament ! — « Votre testament, mon cher client ! lui dis-je tournant la chose en plaisanterie. Et en quoi un testament regarde-t-il les docteurs ? N'en profitant jamais, nous y poussons le moins possible. » — « Eh bien ! voilà, docteur, me répondit-il du ton le plus posé : Vous m'avez dit qu'un syphilitique n'est jamais absolument certain d'être guéri. D'autre part, j'ai parfaitement retenu les exemples de syphilis héréditaire *tardive ;* que vous m'avez racontés. Or, tant que je vivrai, si mon fils vient à être un jour atteint de l'une des suites, souvent difficiles à diagnostiquer, de cette affreuse maladie, je serai là pour renseigner le médecin. Mais si j'étais mort quand elle le frappera !... C'est donc mon devoir, et je veux le remplir quoiqu'il m'en coûte, de déclarer dans mon testament ou dans une lettre qui y sera annexée, la maladie que j'ai eue, ainsi que les conséquences qui peuvent en résulter. Ainsi prévenu, quelque tardifs et quelque obscurs que puissent être les symptômes, mon fils sera sur ses gardes et trouvera dans ma confession un guide utile pour le médecin qui aurait à le soigner. » Il le dit ainsi, et, à la visite suivante, m'apprit qu'il l'avait fait.

FEMME. — A-t-elle à espérer du Code Ricord plus que du Code Napoléon l'émancipation qui doit la rendre notre égale ?... Non ; et à cette heure il n'est plus besoin de le démontrer ; je n'ai, après les développements contenus dans les précédents chapitres, qu'à le rappeler en quelques mots.

La femme *doit soumission* à son mari. — Aussi tandis qu'il prend, lui, la vérole quand il le veut, elle la prend, elle..., quand *il* le veut !

La femme est ignorante... notamment en ces

sortes de matières (1). — Aussi ignore-t-elle en général où et comment elle peut prendre la vérole et lorsqu'elle l'a prise, ignore-t-elle très-longtemps qu'elle l'a.

La femme est mère et nourrice. — Deux occasions pour elle de plus que pour l'homme de prendre la vérole.

La femme est *femme*. — Aussi les accidents nerveux du début, l'anémie concomitante et consécutive, la participation du système lymphatique occupent-ils, chez elle, dans l'évolution de la diathèse, une place fâcheusement prédominante.

Enfin, ô femme, ton nom est *pudeur !* — De là des retards, des résistances aussi préjudiciables en fait que louables en droit, d'abord à déclarer sa maladie, ensuite à accepter les médications nécessaires.

Quelle influence exercent de telles conditions sur la manière dont la syphilitique parcourt les étapes du mariage? Disons-le brièvement.

§ I. — La future.

Je suppose ici une femme qui a eu la syphilis, qui l'a su, qui connaît les conséquences de cette

(1) Toutes les demoiselles n'ont pas l'éducation de sainte Praxède, vierge; laquelle, nous dit l'histoire, était « très instruite de *tout ce qui concerne la chasteté* ». MARTYROLOGE ROMAIN, Lyon, 1866, page 325.

maladie, sait qu'on ne peut jamais se dire absolument à l'abri de ses atteintes, et qui cependant songe à se marier.

Toute femme désirant, et espérant se marier, un jour ou l'autre, nous devrions compter dans cette catégorie plus de consultantes que de consultants. Mais la rareté de la syphilis dans la classe des *femmes mariables* fait beaucoup plus que rétablir sous ce rapport l'équilibre entre les deux sexes. Aussi n'est-ce que clairsemées qu'on voit des femmes placées dans de telles conditions venir nous demander conseil pour l'avenir et nous poser la question : « Suis-je en état de me marier, sans danger pour mon mari, ni pour mes enfants? »

Pour le mari?.. pour les enfants?... La question est double. Mais elle devrait être triple ; car, même ne lui communiquât-elle rien, cette femme n'en sera pas moins compromise aux yeux de son mari si, après la noce, il lui vient sur le corps quelque signe visible et reconnaissable de son ancienne maladie.

Interrogeons donc cette cliente et, pour la bien conseiller, informons-nous d'abord si elle est veuve ou si elle est célibataire.

1° *Veuve*, sa situation est excellente. Car sur tout ce qui pourrait lui survenir, à tout ce qu'on pourra lui reprocher, elle a une réponse péremptoire : « Cela vient de mon premier mari. » Et ce qu'il y a de particulièrement avantageux pour elle, c'est que cette réponse n'est point un simple moyen de se tirer d'affaire, une défaite dont la science démontrerait au mari l'inanité. Tout au contraire, c'est la science elle-même, et la science la plus avancée qui fournit à cette femme ses moyens de défense, qui, au nom des observations pathologiques et physiologiques les plus positives, consciencieusement lui donnera raison, quand elle répondra :

« Si je reprends parfois des boutons contagieux aux lèvres et dans la bouche... cela vient de mon premier mari ! »

« Si j'ai des étourdissements, maux de tête, vertiges, syncopes, paralysies qui m'empêchent de m'occuper de mon ménage, de gagner ma vie.... mon premier mari ! »

« Si je porte des marques trop réelles de syphilis ; si je deviens névralgique, chauve, croûteuse, punaise, édentée, nasonnante... encore mon premier mari !

« Si mes enfants du premier lit sont rachitiques, malingres, ont les humeurs froides, des convulsions... toujours mon premier mari ! »

« Si mes derniers enfants — et cela malgré ma bonne santé actuelle et celle de leur père — sont dans le même état, ou même offrent des accidents syphilitiques caractérisés...., plus que jamais mon premier mari ! » (Faits et analogies de Vidal, Mayo, Giles, Ogive, Gillivray, Fournet.)

De telles immunités couvrant de pareils vices rédhibitoires — encore si elles ne couvraient que ceux contrôlés par la Faculté ! — ne sont pas pour déplaire aux dames. Elles les ont devinées et ne se font pas faute d'en user. — Mais elles font un tout autre effet aux hommes. Ils les pressentent probablement et ne laissent pas que de s'en inquiéter. Serait-ce point de motifs de ce genre que provient la rareté des mariages de veuves, comparés aux mariages de veufs?...

Que les *futures* eussent ou non la notion des accidents qui les menacent, c'est au médecin de les leur révéler ; de les révéler dans toute leur portée, dans tous leurs détails. Disons-leur bien ce qu'en souffriraient leur mari, leurs enfants à venir. Disons leur aussi ce qu'elles en souffriraient elles-mêmes, non seulement dans leur santé, mais dans leur considération et leur repos, si elles tombaient sur un mari peu disposé à payer les dettes de son prédécesseur. Ne craignons pas de leur faire un peu peur, soit pour les détourner du mariage tant qu'elles resteront exposées à des récidives, soit pour obtenir d'elles la docilité nécessaire au succès d'un traitement qui, en pareil cas, est toujours aussi difficile à suivre régulièrement qu'il a besoin d'être actif et prolongé.

2° *Célibataire*, la cliente demande à être confessée plus à fond. Elle le demande…. comme le lapin demande à être écorché vif! Et cette figure n'est pas juste qu'à demi ; car il faut ici, pour la pouvoir servir utilement, il faut, comme on dit au théâtre, que le médecin *entre dans la peau* de sa cliente. Cette femme qui a eu la syphilis, qui par conséquent n'est célibataire que dans le sens légal, cette femme a l'intention de se marier. Eh bien! quels sont ses projets? Ses projets et ses espérances? Que veut-elle avouer de son passé? Que compte-t-elle parvenir à en cacher?….

Ce n'est qu'au prix d'une entière confidence que le médecin peut lui venir en aide. Et notre expérience personnelle du caractère masculin, nous sent pour le moins autant dans cette tâche que notre expérience de clinicien. *Avant le mariage*, une personne aimée peut impunément ou avouer ou laisser entrevoir une foule de choses. Pour obtenir l'indulgence sur un écart de jeunesse, il y a mille moyens que je n'ai pas à décrire et qui, dans le cas peu probable où ils n'ont pas réussi, offrent au moins l'avantage de déblayer la situation, de prévenir par une franche retraite la réalisation d'une union désormais reconnue impossible. Sous ce rapport, fiez-vous à votre cliente ; vous n'avez rien à lui apprendre (1).

(1) Une jeune et *naïve* couturière me donna un instructif exemple de ce que peut l'astuce innée au cœur de la femme. Comme,

Mais à tout prix détournez-la d'une confession anticipée en ce qui concerne la syphilis. Je conviens que, loyalement, elle devrait tout déclarer. En présence de conséquences graves qui peuvent surgir à toute échéance, c'est le devoir d'un contractant de bonne foi d'avertir son associé avant qu'il ne signe l'acte.

Oui, mais alors autant vaut renoncer au mariage ; car le prétendu peut bien fermer les yeux sur une ancienne incartade, sur une faute passée. Mais, le voulût-il, il ne dépend point de lui d'oublier celle dont le souvenir lui sera incessamment représentée en stigmates irrécusables. D'ailleurs il y a plus : c'est plus et pis que de l'animosité qu'engendre le spectacle, le contact journalier de ces maux immondes par leur nom comme par leur nature. Elle est bien vivace la haine qui, née d'une blessure d'amour-propre, se retrempe chaque jour au dégoût !

Reportons-nous, par conséquent, aux principes énoncés ci-dessus à propos de la syphilis de

---

après son mariage, elle racontait à une amie s'être abandonnée à son mari, quelques jours avant le sacrement. « Eh bien ! tu as de la chance, toi, lui dit celle-ci. Il aurait bien pu te planter là. Et puis... s'être compromise à ce point ! » « Compromise, compromise ? répondit la jeune mariée. Écoute donc ! Je l'avais toujours entendu dire que « s'il ne trouvait pas sa femme vierge, il la tuerait » ! Fallait-il donc m'exposer ?.... Et encore, ajouta-t-elle par réflexion ; ah ! ma chère, on a toujours tort de vouloir trop bien faire. Pauvre homme ! si j'avais su comme il prend bien les choses ! .... »

l'homme. Si, chez la cliente qui vous demande avis, les *conditions de recevabilité au mariage* sont remplies, si vous jugez que, avec ou sans un nouveau traitement, elle sera, à présent ou à une époque ultérieure, en état de se marier avec sécurité pour tous, dites-le lui. Et malgré l'incertitude qui, au fond, plane toujours sur les suites de pareilles unions, autorisez ce mariage *sans confession préalable*, de même que vous aviez cru devoir autoriser celui du futur.

Une fois Madame entrée en ménage, s'il lui survient quelque accident, mettez à sa disposition le présent volume, où elle apprendra à reconnaître, à dissimuler, à neutraliser, à rendre inoffensifs les divers accidents qui pourraient survenir; à les mettre, si malgré tout ils se découvrent, sur « le compte de quelque *syphilis insontium* datant, dira-t-elle, de sa première jeunesse, et dont elle, avait perdu le souvenir! »

Mais pour qu'un tel plan s'exécute, il faut à cette femme un allié; il faut qu'elle vous garde pour médecin, ou, si cela n'est pas possible, qu'elle se fasse un ami de son nouveau docteur. La plupart le comprennent ainsi; et nous nous en apercevons bien. Nous nous en apercevons trop parfois, quelque attrayante que soit la complicité avec de pareilles conspiratrices. Jugez-en plutôt sur la véridique anecdote par laquelle je termine ce chapitre.

Il est des *syphiliphobettes* comme des syphili-
phobes. L'espèce est réelle, quoique rare. Les
types que j'en pourrais citer ne le cèdent en rien
aux types du sexe raisonnable. Et jugez des
angoisses, des tourments, de l'agitation maniaque
de ces pauvres femmes, quand, férues d'un projet
d'union, quelque médecin consciencieux à l'excès
vient leur déclarer qu'il n'existe, qu'il n'existera
jamais pour elle nul moyen de savoir si elles sont
guéries, guéries sans retour, d'une ancienne maladie! Jugez des explications qu'elles nous demandent, des questions dont elles nous assiègent :
jugez surtout des garanties que parfois elles
osent exiger de nous, quand nous avons cru
devoir les rassurer!... Mais ici il faut avoir recours à mon latin.

Juvénis adhùc sed satis tamen matura puella
immani metu morbi Gallici laborabatur. Frustra
sæpe numerò ipsius vani et renascentes terrores
cuique nostrûm ludo fuerant. Futuro marito
semper se periculosam putans, crescentibus ter-
roribus unicum ac singulare remedium illa vidit.
Apud medicum — quem ego cognovi — sese immi-
tens, ità fecit ut, volens nolens, miser aut felix
collega sinceritatis sententiæ suæ personale pro-
bamentum supplici puellæ non potuit non adhi-
bere! — Malè tamen geminato probamento per-
suasæ, « Vah! quod potui feci, jocosè clamavit
fessus doctor. Si non tale sufficit, nil mihi nunc

aliud videtur agendum nisi consultationem convocare ! »

A titre d'appendice à ma dissertation ci-dessus sur le *mariage comme modificateur de la syphilis*, je dois dire que, lorsqu'une mondaine, une déclassée, une lorette parvient à se faire épouser, elle réalise ainsi un état des plus favorables à l'entière extinction de sa syphilis. Triomphe d'amour-propre, ou sécurité d'un avenir qui est leur préoccupation incessante et incessamment anxieuse, elles trouvent tout dans le mariage. Et notez que, douées de l'expérience qu'on leur connaît, elles ne prennent jamais un mari pour se donner un maître ! — J'ai observé de nombreux et péremptoires exemples de l'influence décisive qu'un *oui* échangé dans de telles conditions, exerce sur la marche de la syphilis même avoisinant l'état tertiaire.

« Mais ce remède, me dira-t-on, n'est-il donc pas du nombre de ceux qu'un praticien ait couramment à sa disposition ?... On ne nous en demande pas tant. Bornons-nous à faire sentir l'importance de l'indication ; délivrons seulement l'ordonnance et fions-nous à la consultante pour découvrir où cette formule s'exécute.

§ II. — **La fiancée.**

Même exceptionnellement, nous n'avons jamais affaire ici avec le cas, si commun, du *fiancé ;* avec ces véroles contractées *in extremis,* au-devant desquelles celui-ci, va, pour ainsi dire, sous prétexte que « il a encore trois semaines avant de se marier et qu'il ne saurait attendre davantage ! »

Mais la chasteté la plus absolue, cette vertu qui est dans les mœurs du sexe encore plus que dans son organisation, ne défend pas complètement la jeune fille contre les atteintes d'un mal auquel elle ne s'expose presque jamais volontairement. Je ne compte pas moins de quatre causes — de l'effet de chacune desquelles je pourrais citer quelque exemple — capables de lui communiquer cette infection.

D'abord, l'âge nubile tend fatalement sous ses pas un piège inévitable. Sa première passion est l'apprentissage, en quelque sorte, de celle qui plus tard doit lui donner de si douces jouissances. Elle n'aperçoit pas un poupon sans le prendre dans ses bras, se faire sa *petite maman*, le couvrir de caresses et de baisers. Or, dans ces épanchements, le bébé ne rend rien, mais il *donne* parfois quelque chose ! Première source de syphilis, à coup sûr de la plus innocente, mais mot qui n'est point synonyme de bénigne.

Secondement, cet âge est aussi celui des *jeux innocents*. D'autant que je m'en souvienne, il me semble bien que de temps en temps on tire un gage derrière une porte. Cela s'appelait, je crois, le « *portier du couvent* ». Tiens ! « le *dessous du chandelier* » me revient également en mémoire. Tout cela ne va pas sans quelque baiser bien appuyé dans l'ombre pas quelque cousin de vingt-deux ans (1), qu'on laisse faire d'après cette maxime d'Honoré de Balzac : « Un cousin est mieux qu'un frère : il peut être un mari ! »

L'adolescente court d'autres risques. Ses charmes naissants, son ignorance, la mettent en butte à des entreprises, à des attouchements d'autant plus dangereux que, en pareil cas, c'est toujours le libertinage le plus *corrompu* — et souvent sous tous les rapports — qui recherche l'innocence. Inconsciente du péril, elle peut recevoir la vérole par un contact, par un baiser, où elle ne soupçonnait pas plus le virus, que le vice ! (J'en ai observé un cas avec mon bien cher collègue Rollet.)

Enfin l'évolution, ou révolution physiologique qui s'opère à cette période de la vie, y suscite les

---

(1) Une moitié au moins de mes clients spéciaux ont approximativement cet âge. La fréquence des maladies vénériennes chez eux s'explique par cette triple considération : c'est l'époque où la passion est la plus impérieuse ; où le jeune homme commence à avoir plus de liberté ; où il n'a encore que fort peu d'argent, et par conséquent n'a guère les moyens de choisir.

manifestations de la syphilis congénitale *tardive*.
Défions-nous des gourmes, feux, furoncles, boutons de *sagesse* ou *d'échauffement*, qu'on nous présente chez de jeunes personnes de cet âge et sous lesquels, soit bien caractérisées, soit frustes et ébauchées, notre œil reconnaît de véritables syphilides. — C'était le cas d'une intéressante demoiselle de quinze ans, que je vis en consultation avec mon très estimé collègue Chassagny. Ni la malade, ni ses parents, ni nous-mêmes ne pouvions découvrir la cause de cette infection, non plus que la trace d'un accident primitif. Pris à part et confessé à fond, le père de très bonne foi livra le mot de l'énigme.

Ces diverses causes, on le voit, portent leur effet sur des adolescentes plutôt que sur de grandes filles *bonnes à marier*. Mais ce n'est là qu'un danger de plus. Éclose, par exemple, vers quinze ou seize ans, la syphilis — eût-elle même été alors découverte par les parents, — peut encore exister (c'est sa durée ordinaire) à l'époque où l'on songe à marier celle qui en a été atteinte. Seulement le mal, à ce moment, est ancien : on l'a oublié. Il s'est atténué, on peut le méconnaître. Mais nous savons, nous médecins, avec quelle fréquence tôt ou tard il se réveille ! Et nous ne savons que trop quelle influence une syphilis, irrégulièrement traitée — comme c'est ordinairement ici le cas — exerce sur la santé, sur la vie des enfants à venir !

Ai-je besoin de rappeler à mes confrères comment, connaissant le danger, ils auront à agir pour en préserver tous ceux qu'il menace ?

Bien entendu, le péril serait plus grand encore si la syphilis, ce qui est le plus commun, avait, vu l'insidiosité de sa cause, passé complètement inaperçue.

Malgré l'insistance que je mets à les signaler, de tels événements sont fort rares. Et il est bien rare surtout qu'on s'en préoccupe au point d'aller consulter un médecin sur la *santé spéciale* d'une fiancée, comme le fiancé, lui, en a, au contraire, si bien l'habitude. Mais ce qu'on ne nous demande point, c'est à nous de le dire. C'est au *médecin de la famille*, quand il aperçoit à ce moment quelque bouton suspect, ou lorsqu'une série d'accidents équivoques passa jadis sous ses yeux, c'est à lui de donner l'éveil s'il voit qu'on s'apprête à *passer la chose au gros sas ;* et, avant tout avant-projet de mariage, d'éclaircir ce point noir de concert avec la mère.... de l'éclaircir et d'y pourvoir !

§ III. — **L'épouse.**

Elle avait la syphilis *avant*, ou elle l'a prise *depuis* son mariage.

Premier cas. — Qu'elle fût veuve ou demoiselle, que, en conséquence elle soit ou ne soit pas,

comme je l'ai dit, innocentée par un premier
époux, la femme mariée fera toujours sagement
de cacher autant que possible à son mari actuel
ce qui pourrait lui rester et ce qu'il pourra lui
revenir de son ancienne maladie.

Or, pour le cacher, il faut qu'elle sache elle-
même le reconnaître. Qu'elle se reporte donc
d'abord au chapitre de *l'époux* (V. ci-dessus,
p. 304), où je me suis attaché à indiquer tous les
endroits où une lésion contagieuse ou compromettante peut se produire. Il ne me reste pour
compléter ce tableau instructif, qu'à écrire, au
même point de vue, le signalement des lésions de
ce genre, propres à l'appareil génital de la femme.
Je suis heureux, au lieu de ma rédaction, d'offrir
ici celle de mon collègue et ami, le docteur Ach.
Dron, ex-chirurgien en chef de l'Antiquaille, chi-
rurgien titulaire actuel du service des vénériennes
à l'hospice. Frappés, comme je l'ai été à première
vue, par la sûreté de touche, par le sens inné
de diagnosticien que révèlent ces quelques pages,
qu'il vient de me remettre, les lecteurs me sauront gré, je n'en doute pas, d'avoir, pour ainsi
dire, cueilli à leur profit les prémices d'un talent
didactique trop modeste pour se prodiguer, mais
trop universellement pressenti pour ne pas donner
la tentation de le forcer au moins à se produire.

Les organes génitaux de la femme atteinte de

syphilis sont le siège le plus fréquent des manifestations de cette maladie.

Notons-y d'abord *le chancre*. Il peut siéger sur tous les points de la région, *intus* et *extra*. Sur les organes génitaux externes, on l'observe souvent avec tous ses caractères cliniques : ulcération arrondie, ordinairement superficielle, et dont les bords se continuent insensiblement avec le fond rouge et uni. Cette ulcération peut reposer sur une base indurée plus ou moins épaisse. Même le tissu environnant participe souvent à cette sclérose et la grande lèvre par exemple, quand elle porte le chancre, est tout entière dure et hypertrophiée ; œdème solide qui persiste après la cicatrisation et devient ainsi un précieux élément de diagnostic posthume.

Mais au lieu de ce chancre aux symptômes classiques, l'accident initial de la syphilis peut manquer de ses principaux caractères. Ainsi en arrière de la fourchette, dans la fosse naviculaire, l'induration fait défaut ou ne peut être perçue. A l'anneau vulvaire, entre les caroncules, il a une forme allongée, fissurale ; on pourrait l'y prendre pour une écorchure suite de la défloration ; et de fait c'est quelquefois à ce moment que l'inoculation du virus s'est produite sur la déchirure dont le chancre reproduit alors la forme. Il peut être très petit ; c'est quelquefois une papule érodée, que l'on serait tenté de considérer comme sans importance, d'autant plus que les boutons d'acné ne sont pas rares à la vulve. Enfin il peut se cacher dans le méat urinaire où le dé-cèlent le gonflement des bords de l'orifice, l'induration que reconnaît le doigt pressant la paroi supérieure du vagin, l'érosion que démontre une pince à disséquer introduite dans le canal qu'elle dilate.

Le plus souvent d'une indolence complète, le chancre syphilitique vulvaire est presque toujours ignoré de la femme qui le porte. Il faut le chercher pour le découvrir, car il n'accuse pas lui-même sa présence. Les ganglions de l'aine par leur hypertrophie indurée éclairent sans doute le diagnostic de la lésion vulvaire ; mais le tissu adipeux abondant chez la femme dans cette région masque souvent cette adénopathie.

Le chancre syphilitique, excessivement rare dans le vagin, se développe quelquefois sur le col de la matrice. Tantôt occupant une seule lèvre, il s'y présente sous forme d'une ulcération circulaire n'arrivant pas jusqu'à l'orifice utérin, à bords nettement arrêtés, légèrement bombée, d'une couleur grisâtre mais devenant rouge quand on en a abstergé la surface. D'autres fois il siège sur l'orifice même, pénétrant plus ou moins dans le col, mais remarquable toujours par sa saillie, son fond uni, la précision de sa circonférence, caractères qui le distinguent des ulcérations ordinaires du col, toujours irrégulières dans leur contour et leur surface.

Les accidents secondaires de la syphilis pullulent à foison sur les organes génitaux de la femme malade. On y voit d'abord les plaques muqueuses *érosives*, siégeant sur toute la zone muqueuse de l'appareil. Analogues aux taches de la roséole cutanée, elles ne tardent pas, en raison de l'humidité de la région et des frottements subis, à perdre leur revêtement épithélial qui avait blanchi quelque peu avant de tomber. Le derme est alors à nu, la lésion est humide et ces légères érosions circulaires, indolentes et presqu'imperceptibles sont des plus aptes à donner la syphilis.

Les *papules humides, plaques muqueuses saillantes*, trouvent à la vulve un terrain propice à leur végétation et s'y présentent avec toutes leurs variétés. A l'état simple, la papule humide est une petite tumeur arrondie, convexe, à surface érodée, tantôt lisse, tantôt légèrement grenue, d'une couleur rose, parfois piquetée de blanc, parfois couverte d'un exsudat grisâtre. Mais ces papules peuvent se fusionner entr'elles et donner lieu à de larges saillies à contours festonnés qu'on désigne souvent sous le nom de *condylômes* ou nappes apuleuses. Elles peuvent s'accroître en hauteur, former des tumeurs de 1 et 2 centimètres d'élévation et mériter le nom de papules hypertrophiques ou éléphantiasiques. De même, par le frottement elles sont sujettes à s'enflammer, s'ulcérer, sécréter un muco-pus fétide et devenir très douloureuses.

A côté de ces types ordinaires de papules humides, mentionnons une lésion syphilitique qui s'en rapproche par sa configuration en saillie hémisphérique, mais s'en distingue par son siège anatomique et quelques caractères cliniques bien déterminés : c'est la *folliculite syvhilitique*. Le néoplasme spécifique, au lieu de se déposer entre le derme et l'épithélium, envahit un follicule, y évolue et forme une petite tumeur arrondie qui tantôt est traversée par un poil (indice de son développement dans le follicule pileux), tantôt offre sur sa convexité une dépression avec un petit point qui est l'orifice d'un canal glandulaire. Ces folliculites sont d'un rose terne et indolentes, sauf le cas où elles s'ulcèrent ou même suppurent. Elles peuvent être isolées les unes des autres ou se grouper. Mais dans ce dernier cas elles ne se fusionnent jamais complètement comme les papules humides et on distingue toujours nettement chacune des glandes qui forment le groupe. Il ne faudrait pas confondre les folliculites syphilitiques sèches (non ulcérées, non suppurées) avec l'acné varioliforme qui est l'hypertrophie d'une glande sébacée avec production d'une substance hyaline particulière subissant une transformation cornée. Cette dernière tumeur a une couleur blanchâtre, un aspect lisse, vernissé, une rénitence particulière. Elle se détache davantage de la peau; et pour peu qu'on la presse, on fait sourdre par l'orifice une matière grasse et épaisse.

Les tissus qui sont le siège de ces plaques muqueuses, de ces papules humides, participent aussi dans une certaine mesure à la néoplasie qui les a constituées. Les grandes lèvres sont tuméfiées et plus fermes au toucher. Les petites lèvres sont parfois rigides et offrent la résistance du caoutchouc vulcanisé. Ces symptômes sont importants à signaler parce que, faciles à constater, ils éveillent d'emblée l'idée d'une intoxication syphilitique et provoquent la recherche d'autres signes de la maladie.

La syphilis secondaire se manifeste encore aux organes génitaux externes de la femme par d'autres accidents que les plaques et les papules. On peut voir sur les parties pileuses des pustules d'acné, de l'impétigo avec ses croûtes friables, des pustules d'ecthyma avec leurs croûtes dures et épaisses. Mais quand ces dernières lésions existent sur les muqueuses, les croûtes ne se forment pas et les accidents apparaissent sous la forme d'ulcérations plus ou moins profondes. Elles ressemblent au chancre simple, avec lequel leur non auto-inoculabilité permet souvent seule d'établir la différence. Elles réclament du reste le même trai=

tement local par des agents modificateurs, pulvérulents ou liquides.

Les organes génitaux internes ne sont pas à l'abri des manifestations secondaires de la syphilis et si on n'en voit point sur la partie moyenne du vagin, le spéculum en montre assez souvent dans les culs-de-sac vagino-utérins et sur le col de la matrice. Dans les culs-de-sac, on observe des plaques muqueuses ou de petites papules érosives comme à la vulve. Sur le col utérin, les plaques muqueuses se présentent sous forme d'exulcérations qui peuvent être reconnues pour syphilitiques quand elles sont bien circonscrites et arrondies. Mais la variété papuleuse y est plus fréquente. Ces papules humides sont facilement reconnaissables à leur saillie circulaire et à leur coloration opaline. Elles peuvent être isolées les unes des autres sur les lèvres du col ou se grouper et former un condylôme à contour festonné. Enfin on voit quelquefois sur le museau de tanche des ulcérations circulaires qu'on peut considérer comme des syphilides ulcéreuses secondaires quand elles sont situées à une certaine distance de l'orifice du col, qu'elles sont taillées à l'emporte-pièce et ont un fond grisâtre, ce qui les différencie des lésions granulées si fréquentes en ce point.

Dès que, soit par elle-même, soit grâce à l'intervention d'un médecin, elle a vu, ou senti, ou seulement soupçonné l'existence de l'une de ces lésions qui viennent d'être si exactement décrites, l'épouse aura, et simultanément, à exécuter deux choses.

Obtenir, faire en sorte que son mari s'abstienne de tout contact, de tout *rapprochement* avec la partie qui chez elle est malade.

Traiter immédiatement la lésion au moyen d'un ou deux attouchements caustiques ; ce à quoi elle procédera elle-même, ou ce que, dans les cas obscurs ou difficiles, elle fera exécuter par son médecin. Sans entrer dans les détails de ce traitement, —détails que j'ai exposés dans ma *Thérapeutique des maladies vénériennes* — je recommande particulièrement, pour la prompte, commode et secrète répression des lésions vulvaires, la solution de sublimé, dont l'emploi ne se dénote ni par l'odeur, ni par des taches du linge, et qu'on porte aisément au degré de concentration exigé par la profondeur ou le degré de résistance de telle ou telle lésion.

Rappelons, pour la prophylaxie *en cas d'urgence*, l'usage extemporané du collodion.

Mais la femme qui se marie *ayant eu* la vérole n'est pas dangereuse seulement pour son mari. Elle l'est également pour les enfants qu'elle aurait de lui. Et, soit pour la santé de ces enfants-là — ce qui est le principal — soit aussi pour l'effet fâcheux que la naissance d'un enfant malade produirait sur l'esprit de son mari, il importe de prendre ses précautions contre cette éventualité.

Renvoyant Madame, pour les preuves, à l'un des précédents chapitres, je lui rappelle seulement :

Qu'il faut éviter de devenir enceinte, tant qu'elle est atteinte de quelque lésion syphilitique ;

Qu'il faut surtout l'éviter aux moments où ces lésions se produisent sous la forme, avec la diffusion, accompagnées des troubles du système nerveux (céphalée, douleurs vagues, périostalgies) qui caractérisent une nouvelle poussée, une reprise de la fermentation syphilitique.

Mais il y a mieux à faire que cela. En fin stratégiste, une épouse avisée, loin de se borner à la défense, porte le combat sur un terrain de son choix. Dans l'espèce, voit-elle, sent-elle, à n'en pas douter, que son mari désire un enfant ?.. Elle considérera, avant tout, conformément aux études précédentes :

Que, même étant exempte, elle, et même depuis assez longtemps, de lésions apparentes, elle peut avoir encore, elle peut recéler l'aptitude à procréer un enfant syphilitique ;

Mais que cette aptitude est sûrement neutralisée par un traitement mercuriel ;

Enfin que, plus récent est le moment où elle vient de finir ce traitement, plus forte est la sécurité qu'il donne pour la santé de l'enfant qui sera alors conçu.

En conséquence, Madame profitera d'une absence, d'une brouille, d'une indisposition ou de quelque obstacle venant de son mari ; ou bien, elle simulera elle-même une maladie qui interdit toute approche ; — elle suit, pendant ce temps-là, six à huit semaines durant, un bon traitement mercuriel, — puis, cela fait, lève l'embargo mis sur les relations matrimoniales, moment qui, tout bien calculé, devra coïncider avec la fin d'une époque menstruelle.

Mais cette *prophylaxie de la grossesse* n'est pas toujours mise en œuvre, ou elle ne réussit pas toujours. Il faut donc songer au *traitement préservatif de l'enfant conçu.*

Ici se présentent deux situations dont l'examen se rapporterait plutôt au paragraphe qui va suivre, mais que, pour plus de clarté, j'ai placé en ce lieu. La femme enceinte n'est pas malade, ou bien elle l'est. Étudions l'un et l'autre cas :

1° Mariée à un syphilitique, une femme devient enceinte. Elle est restée, elle est jusqu'à présent saine, mais le mari demande si, pour préserver l'enfant, il ne conviendrait pas de donner du mercure à la mère.

Bien entendu, il s'agit ici d'un premier enfant ; car dans le cas où il y en aurait déjà eu un, si celui-ci avait été indemne, il n'y aurait rien à craindre pour l'embryon ou fœtus actuel ; et si, au contraire, le premier avait eu la syphilis, l'actuel étant par conséquent très exposé à l'avoir, le mercure serait, dès le début de la grossesse, indiqué chez la mère.

Si donc, dans ce cas, l'on hésite, c'est justement parce qu'il s'agit du *premier enfant* ; et que cet enfant ne pouvant tenir la vérole que de son père, il y a fort peu de chances pour qu'il l'ait. Dans une telle situation, « je répugne, a dit Ricord, je répugne à condamner au traitement mercuriel (1) une jeune femme qui n'a rien de syphilitique quant à présent, qui peut bien, elle et son enfant, avoir échappé à la vérole, et qu'un traitement d'ailleurs ne sauverait pas de la vérole si elle avait à la recevoir ».

Cette sage réserve du maître nous dicte notre conduite. J'y souscris, quant à moi, d'autant plus volontiers que je ne crois guère au pouvoir du mercure donné à la mère déjà enceinte pour guérir de la syphilis l'enfant qu'elle porte. J'ai cité (2) l'exemple de deux femmes qui, devenues

______

(1) « *Condamner* au traitement mercuriel ! » Cette phrase de Ricord est extraite du livre même de M. A. Fournier. V. *Syphilis et mariage*, p. 177.

(2) *Traité de la syphilis des nouveaux-nés*, p. 342.

syphilitiques, l'une au quatrième mois, l'autre à six semaines de leur grossesse, *subirent un traitement*, *furent guéries*, et n'en accouchèrent pas moins ensuite toutes deux d'un enfant ayant des symptômes certains de syphilis. — Et notez : 1° que ces deux femmes n'avaient contracté la syphilis qu'ultérieurement à la conception ; 2° qu'elles en furent traitées immédiatement. Pourquoi donc, dans des conditions assurément moins favorables, irait-on, comme le dit Ricord, *condamner* au mercure une mère, pour n'arriver probablement, si en réalité le danger menaçait son enfant, à ne pas obtenir de meilleur résultat que dans les cas précités ?

Je ne proposerais qu'une dérogation à cette règle de prudence et d'abstention. Et encore ne fais-je que proposer. Si, en m'informant de l'état où se trouvait le mari quand il est devenu père, je constatais qu'il était alors en pleine *première poussée* d'accidents secondaires, je craindrais tant pour l'enfant que, si cela d'ailleurs m'était instamment demandé par le mari à titre de garantie, je me résoudrais peut-être à *ne pas épargner thérapeutiquement* la mère !

2° La femme enceinte, mariée à un syphilitique, est syphilitique elle-même. Que faire?

Quelle que soit l'époque de la grossesse où le médecin est appelé ; que la syphilis de cette

femme ait précédé la conception ou lui ait été
postérieure ; quelle que soit la nature et la gravité
des symptômes présents ; que cette femme ait
suivi précédemment ou n'ait pas suivi de traitement, il n'y a qu'une indication à remplir, mais
elle est formelle : administrer du mercure par la
voie et sous la forme les plus compatibles avec les
susceptibilités gastriques et dyscrasiques que la
grossesse engendre et entretient (1). — Le traitement ne réussira pas toujours — il importe de le
dire de bonne heure aux intéressés — à empêcher
l'avortement ou le développement de la syphilis
chez le nouveau-né. Mais cet heureux résultat est
cependant possible ; et d'ailleurs si le mercure
ne prévient pas le mal de l'enfant, il peut au moins
l'atténuer.

Deuxième cas. — Je pose cet aphorisme : une
femme mariée qui contracte la vérole hors de son
ménage, en est presque toujours instruite assez à
temps pour éviter de la communiquer à son mari.
Pourquoi ?
A cause de l'évolution même de la maladie. En
effet voici, quatre fois sur cinq, comment les évé-

(1) La femme enceinte étant presque toujours atteinte ou menacée d'anémie, le beau idéal de ce traitement serait celui par
les injections hypodermiques de sublimé, médication qui ménage
les voies digestives, et dont on connaît l'heureuse influence sur
la nutrition.

nements s'enchaînent, du moins dans la classe des clients qui peuplent nos cabinets.

Une femme devient infidèle à son mari. Ceci n'est point rare.

Mais non moins rarement, au bout de quelque temps, l'amant, à son tour, lui rend la pareille.

Or, supposons que dans ses nouvelles et aventureuses amours, Alphonse ait pris un chancre; et supposons — c'est bien là le cas — que, atteint d'un chancre, il ait des rapports avec sa maîtresse en titre? Ces rapports, cela se comprend, n'ont guère lieu qu'à l'époque où le chancre commençait, où par conséquent celui qui le porte pouvait encore le méconnaître, et assurément l'avait méconnu !

Aussi lorsque, quelques jours après, il s'aperçoit qu'il a *du mal*, sa première pensée est d'avertir sa maîtresse de ce qui existe chez lui, de ce dont elle est menacée, elle, et de ce qu'elle serait, le danger se réalisant, exposée à transmettre à son mari (1).

Or, comptons, et comptons en donnant à l'incubation, chez tous les deux, sa moyenne normale de vingt-cinq jours. Admettons que le chancre du jeune homme ait commencé, par

____

(1) En général, il ne lui nomme pas les choses par leur vrai nom. Mais qu'elle ait seulement appris de lui qu'elle est sous le coup d'un *échauffement*, de quelques *boutons d'irritation*, la voilà suffisamment sur ses gardes.

exemple, le 1ᵉʳ octobre ; admettons que le rapprochement coupable et malsain se soit opéré le 5 ; que l'amant ait prévenu Madame le 10... Eh bien ! lorsque le chancre apparaîtra chez elle, elle ne sera pas prise à l'improviste ; car, son chancre naissant le 1ᵉʳ novembre, il ne lui restera pas moins de vingt jours pour songer aux moyens de préserver son mari contre toute chance de contamination. Et même en portant au double le terme où l'amant a ignoré son malheur, le terme où il l'a laissé ignorer à sa complice, il resterait encore à la malheureuse un temps fort raisonnable pour préparer sa petite prophylaxie de ménage.

Je conclus par ce triple énoncé :

Si le chancre de la verge est l'agent de la plupart des contagions subies par l'épouse (V. p. 284), le chancre de la vulve, tout au contraire, est le plus souvent inoffensif pour l'époux.

Car, une femme avertie en valant au moins deux, la moindre révélation (médicale ou autre) faite à temps l'éclairera suffisamment sur l'espèce de danger dont elle porte le germe.

Et par conséquent, si la femme donne moins souvent la vérole à son mari que le mari à sa femme, cela tient, certes, c'est ma conviction sincère, à la vertu relative du sexe ; beaucoup, je le crois également, à la rareté relative des occasions auxquelles une femme mariée se trouve exposée ; mais un peu aussi sans doute à ce que, sachant de bonne heure, *avant l'éclosion du mal*, qu'elle va l'avoir, elle est souvent par là mise en mesure d'en prévenir la propagation.

Comment s'y prendra-t-elle pour obvier à cette propagation ?... On le devine bien : ceci a, d'ailleurs, déjà été indiqué un peu partout (notamment pages 81 et 206), à l'usage de celles qui, sans l'avoir appris, savent aussi bien lire qu'écrire entre les lignes ; et je ne leur ferai ni l'injure ni la malice de le divulguer ici plus explicitement.

Elles pourront étudier, indiqués ci-dessus, à leur usage spécial, le siège, la physionomie, l'époque d'apparition, la marche, etc. des diverses lésions secondaires qui, moins prévues que le chancre, peuvent échapper à leur attention et devenir une source de contagion pour le mari ; et j'espère, par ce tableau aussi fidèle que possible, les avoir mises en garde contre plus d'un danger. Mais ce que je voudrais surtout, mais ne pourrai que dans une certaine mesure leur épargner, c'est la frayeur que causent, en pareil cas, certaines coïncidences morbides. Citons-en un seul exemple, qui vaut une page de préceptes. Une jeune femme des environs de Lyon avait *fauté....* par surprise, affirmait-elle ; et je l'avais soignée d'une syphilis, unique mais dure pénitence de son unique péché. Malgré les difficultés que l'état de femme mariée apporte toujours

à l'exécution du traitement, elle avait assez adroi-
tement manœuvré pour ne provoquer chez son
mari ni un soupçon, ni une érosion. Elle était
bien guérie, guérie depuis un an, et cependant
elle m'accablait encore de visites. Pourquoi?

Hélas! en même temps que atteinte de syphilis
— maladie qui passe, la pauvre femme l'était
d'herpétisme — maladie qui ne passe pas. Et,
comme cela arrive souvent, les plaques muqueuses vulvaires et gutturales plusieurs fois revenues avaient, à titre de cause occasionnelle,
provoqué un herpès récidivant des petites lèvres,
et les exacerbations subaiguës d'une angine gra-
nuleuse préexistante.

Ces deux dernières maladies, ces deux érup-
tions-là étaient assurément de nature simple, non
contagieuse. Mais comment ma cliente, ignorant
les caractères distinctifs d'une éruption vénérienne et d'une éruption dartreuse, pouvait-elle
s'en assurer par elle-même?... Aussi venait-elle,
à tout bout de mois, me relancer pour obtenir un
diagnostic différentiel dont la conclusion fût propice à ses alarmes mal fondées non moins qu'aux
légitimes désirs de son époux.

A la longue, cependant, à force de fausses
alertes, la lumière se fit dans son esprit, le calme
dans son cœur; et je finis par ne plus la revoir...
qu'au printemps et à l'automne.

Sans vouloir détourner aucune de ces aimables

clientes d'aller conter leur peine au docteur, je dois alléger cette corvée à mes confrères — à ceux du moins qui la regardent comme telle — en leur enseignant à renseigner les pauvres affolées :

1° Faites-leur d'abord remarquer que ces deux régions-là — la vulve, l'arrière-gorge — sont les seules qui restent, chez elles, sujettes à des jetées morbides ; que depuis bien longtemps il ne leur revient plus rien aux autres endroits (cuir chevelu, paume des mains, lèvres, langue, narines) où les accidents véritablement syphilitiques avaient primitivement sévi, puis opiniâtrement récidivé ;

2° Rappelez-leur que ces jetées gutturales et vulvaires ont toujours été réfractaires au traitement antisyphilitique ; et, s'il le faut pour compléter la valeur de cet argument, instituez alors par forme d'épreuve une mercurialisation de trois ou quatre semaines, dont l'impuissance assurée et prédite par vous, à l'égard de ces accidents-là achèvera de prouver aux malades leur nature non syphilitique ;

3° Apprenez aux clientes à bien observer, à soigneusement analyser la *sensation* dont s'accompagnent ces invasions, ou exacerbations herpétiques. Le seul *picotement prurigineux* qui précède de l'éruption d'herpès récidivant, le fera à coup sûr, par un client averti… et éprouvé, différencier de toute autre maladie occupant le même siège ;

4° Lorsque la malade vient vous montrer à la vulve ou au gosier une éruption herpétique offrant, à ce moment, ses caractères pathognomoniques nettement tranchés, profitez de l'occasion. Faites-la asseoir en abduction convenable, ou mettez-lui le miroir en main ; apprenez-lui à bien s'examiner elle-même, à se rendre exactement compte de la couleur, de la dimension, de la configuration, du degré de profondeur de la lésion. Puis cela fait : « Eh bien ! Madame, lui direz-vous, que ceci vous serve d'exemple, de type, de terme de comparaison. Gardez exactement le souvenir de ce que je viens de vous montrer, et toutes les fois, à l'avenir, qu'il vous viendra quelque lésion dans ce même endroit, examinez-la comme je viens de vous apprendre à le faire ; et si elle vous paraît semblable à celle-ci, rassurez-vous toute seule, en vous disant bien que ce n'est donc là que de l'herpétisme, et que ce n'est point contagieux ! »

5° Aiguë ou subaiguë, toute nouvelle poussée d'herpès s'éteint, s'efface d'elle-même, sans traitement local, en huit ou dix jours. Il faut une médication locale, active et méthodiquement exécutée pour faire disparaître en aussi peu de temps, des plaques muqueuses ; et sans le secours des remèdes topiques ou des soins de propreté, elles persisteraient à peu près indéfiniment ;

6° Enfin après la médication qui montre la

nature des maladies en ne les guérissant pas, on n'a pas seulement un intérêt de diagnostic à employer celles qui montrent leur nature en les guérissant. Uriage est le spécifique de la diathèse herpétique ; une saison, au plus deux saisons à Uriage mettent fin aux éruptions de l'herpès récidivant : allez donc à Uriage, herpétiques qui souffrez et doutez, et vous serez du même coup éclairés et guéris (1).

J'ai énoncé ces conseils avec quelque développement parce qu'ils sont applicables et à plus d'un cas et à plus d'un sexe.

(1) Je cite Uriage comme type de la médication thermale anti-herpétique parce que ses propriétés, bien connues de tous, sont celles que j'ai pu, moi, le mieux apprécier. Mais je ne suis point exclusif et tiens expressément à le déclarer ici. Si j'ai paru vous préférer Chanrousse, ne froncez pas vos sourcilleux sommets, Canigou, Maladetta, Dent du chat ! Épargnez moi les foudres de vos pics ; épargnez-moi surtout vos foudres d'éloquence. D'avance, je les crois sur parole, pourvu que, à l'occasion, ils veuillent bien se rappeler que, si *un mot suffit au sage*, le praticien, lui, a providentiellement, en cette circonstance, le don, supérieur d'entendre à demi-mot !

CHAPITRE IV

ENFANT ET SYPHILIS.

Dans les limites où nous circonscrivons ici son étude, c'est-à-dire tant qu'il est à l'état de nouveau-né et de nourrisson, l'enfant fait partie intégrante de la *famille en péril*. Sa dépendance absolue et ses incessants besoins l'y rattachent, en effet, par des liens si étroits qu'on peut bien l'en dire un organe plutôt qu'un membre. Aussi, soit comme agent, soit comme sujet de transmission morbide, participe-t-il à toutes les épreuves spéciales qui assaillent ou menacent ses parents.

Ainsi que son père, ainsi que sa mère, le *nouveau-né-nourrisson* joue dans la propagation du mal vénérien autour de lui deux rôles distincts : tantôt il prend la maladie à une source étrangère, puis l'importe ou peut l'importer dans sa famille ; tantôt, au contraire, c'est de ses parents qu'il la tient, et, en ce cas, il l'exporte ou peut l'exporter dans son entourage. Ajoutons un troisième cas qui lui est particulier, à lui : la communication, par son intermédiaire, du mal de l'un de ses parents à l'autre. — De là trois circonstances à examiner et trois ordres d'indications à remplir.

§ I. — L'enfant transmet la syphilis de l'un de ses parents à l'autre.

Deux cas se présentent : l'un où le mal passe ainsi *du père à la mère*. C'est la *syphilis par conception*, étudiée plus haut, à la description de laquelle nous n'avons rien à ajouter, ne la rappelant ici que pour mémoire.

D'autre part, la mère étant seule atteinte de syphilis peut procréer un enfant syphilitique; et cet enfant peut, par les contacts intimes qu'il a avec son père, l'infecter. Le fait n'a pas, que je sache, été observé jusqu'ici, ou du moins je n'en connais pas d'exemple publié. Mais cette pénurie d'observations tient peut-être au peu d'intérêt doctrinal que soulèverait un fait semblable. On ne compte pas, on ne prend point la peine de mentionner les enfants infectés héréditairement qui, mis en nourrice, infectent par contact imprudent leur père et leurs frères nourriciers. De même, pourquoi l'infection du père, qui a lieu dans les conditions spécifiées ci-dessus, obtiendrait-elle une place à part dans le nombre des contaminations accidentelles de cette catégorie ?

Un théoricien transatlantique, déjà nommé,

remarquant la lacune des informations cliniques sur ce point, se pose une question singulière. Prenant la *loi de Colles* en sens inverse — ne devrais-je pas dire au rebours? — il se demande si, dans le cas dont nous parlons, il ne pourrait point se faire que le père bénéficie de l'immunité que cette loi confère à la mère? en d'autres termes, si le père, sain, ne serait pas incapable de contracter la syphilis par suite du contact de son enfant infecté par la mère, qui a seule été malade?... En attendant la réponse, et même en la supposant positive, que le *père* ne se rassure pas trop; et surtout qu'il évite de s'exposer au danger sur la foi d'une telle garantie, le fait physiologique qui lui sert de base fût-il même réel. Car, lorsque la femme est seule syphilitique, le plus souvent c'est ailleurs, c'est en dehors du ménage qu'il faut aller chercher le père, si l'on veut trouver le véritable. Or, même interprétée comme on veut le faire, la loi de Colles n'a rien, je pense, à voir avec les *maris !*

§ II. — L'enfant reçoit la syphilis d'une source étrangère et la propage dans sa famille.

C'est par un baiser que s'opèrent le plus fréquemment ces contaminations accidentelles. Un domestique, un ami de la maison, que dis-je? un ami, le premier visiteur ou fournisseur venu, un passant, un compagnon de wagon, un étranger, embrassent à l'envi le joli bébé, croyant ainsi faire grand plaisir à la maman. Heureux si, en rentrant de la promenade, il n'a pas été huit ou dix fois livré aux accolades d'un troupier qui trouve là le moyen d'engager la conversation avec sa payse. ou aux caresses d'autres enfants de son âge, avec lesquels on s'amuse ainsi à lui *faire faire connaissance !* Autant d'embrasseurs inconnus, autant de sources possibles de contagion.

Toutefois, je le reconnais, les chancres primitifs des lèvres sont très rares chez les enfants allaités par leur mère. Mais parfois ces chancres passent méconnus, sous le couvert de croûtes de lait, d'impétigos, d'aphthes, de muguet. Parfois donc, en pareil cas, on ne s'apercevra de la syphilis que lors de l'invasion secondaire, et son accident initial comme sa cause demeureront ignorés.

Rappeler ce danger aux parents est leur en indiquer le préservatif, qui consiste : 1° à examiner, ou plutôt à faire examiner médicalement, au moindre soupçon, les personnes admises à avoir avec l'enfant des rapports journaliers obligés ; 2° à empêcher par des injonctions sévères et une surveillance assidue les embrassades banales toujours suspectes. Un excellent moyen pour éloigner de votre enfant ces familiarités compromettantes, est de crier à celui qu'on voit s'approcher de lui, avec des intentions manifestes : « Ne le touchez pas ! Il a du mal dans la bouche ! »

Mentionnons ici, d'après Ricord, la contagion à laquelle le nouveau-né Juif est exposé si le rabbin, qui après avoir fait la circoncision doit sucer le sang, avait dans la bouche des lésions syphilitiques.

Des attentats à la pudeur sont quelquefois tentés ou consommés, même sur des êtres d'un âge aussi tendre !

Quid non mortalia *pudenda* cogis... ?

L'enfant est sans défense : et il se trouve des monstres à qui son isolement inspire toute autre chose que le respect classique !

Bien que rare, ce cas n'est que trop réel : mais parfois aussi il est supposé. Une nourrice malade et qui a infecté son nourrisson allègue qu'il a été victime d'un attentat. D'autre part, des parents affectés de syphilis, soit qu'ils le sachent, soit qu'ils ne s'en doutent point, peuvent, soit par calcul, soit par ignorance, croire ou vouloir faire croire que la maladie dont leur enfant est atteint résulte d'un attouchement criminel de ce genre.

Le médecin, consulté dans ce cas, a d'autant plus besoin de connaître la vérité que, ordinairement, on lui demande, en même temps que des remèdes, un certificat qui fera foi et dont il aura à soutenir les conclusions devant le tribunal.

Eh bien! indépendamment de toute enquête sur le point de fait, j'estime que le siège et la nature de la première lésion apparue chez l'enfant suffisent, en général, pour l'éclairer sur l'origine de cette transmission morbide. En effet, si cette première lésion est un chancre, si elle siège à la bouche, sous le nez, au pli labio-mentonnier de l'enfant, il devra plutôt diriger ses soupçons sur la nourrice, et lui faire subir une investigation à fond.

Si, dans ce cas, la nourrice est reconnue saine, soumettez à l'examen son propre enfant ainsi que les autres enfants du voisinage, auxquels elle pourrait avoir douné le sein. Le mal quelquefois existait à la bouche de ceux-ci. Ayant été mis au sein, ne fût-ce qu'une fois, qu'une minute, ils en ont déposé le contagium sur le mamelon, où l'autre enfant, le vrai nourrisson, vient ensuite appliquer sa bouche. C'est donc toujours là de la *syphilis nourricière*, mais sans que la nourrice ait été elle-même ni malade, ni par conséquent cause directe, et partant reconnaissable, de la maladie.

D'autre part, là ou les premières lésions du nourrisson ont-elles l'aspect d'accidents secondaires? Ont-elles tout d'abord été multiples? Ont-elles occupé simultanément plusieurs régions?...

N'en cherchez, alors, la source que dans une infection par voie héréditaire ; et portez vos recherches sur la santé des parents (1).

Un enfant sain reçoit quelquefois la syphilis par la vaccination, soit que le médecin lui ait par erreur inoculé la sécrétion d'une lésion syphilitique; soit, ce qui est le plus ordinaire, que le vaccin qu'on lui inocule ait été recueilli sur une véritable pustule vaccinale, mais pustule existant chez un sujet syphilitique. Il est assez généralement admis que la lymphe de cette pustule-là serait inoffensive ; que, comme toute sécrétion non spécifique d'un syphilitique, elle ne contient pas le principe contagieux de la syphilis. Mais si elle est mélangée d'un peu de *sang*, il n'en est plus ainsi; car le sang d'un syphilitique possède, nous le savons, le pouvoir transmissif.

Quoi qu'il en soit de cette explication, au moins fort ingénieuse, elle indiquerait, avec la source précise du danger, la précaution à prendre pour en préserver le vacciné. Il s'agirait pour cela : 1° de n'employer que des tubes à contenu parfaitement limpide ; 2° dans la vaccination de bras à bras,

---

(1) Cette double notion du *siège* et de la *nature* du premier accident doit être incessamment présente à l'esprit du médecin. Depuis les ingénieuses et rigoureuses démonstrations de M. Rollet, c'est elle qui nous sert de guide dans les circonstances difficiles où notre tâche de diagnosticien et de thérapeutiste se double de celle d'expert.

de ne jamais *épuiser* le bouton jusqu'au sang ; 3° quand le sujet vacciné est suspect ou atteint de syphilis, si on l'a fait saigner en lui faisant une première piqûre, d'éviter de reporter sur le vaccinifère l'instrument chargé de ce sang ; ce qui l'exposerait, lui qui fournit le vaccin, à recevoir l'infection, par choc en retour, de celui à qui il a fourni le vaccin (Laroyenne).

Un enfant qu'on vaccine risque donc de prendre la syphilis par le fait de l'opération. Mais comme, de l'état de vacciné, il passe presque toujours ensuite à l'état de vaccinifère, le danger qu'il a couru, il le fait courir à son tour ; et il deviendra alors dangereux de deux manières :

D'abord, la vérole commence chez lui par un *chancre* au point où il a été vacciné. Mais ce chancre ayant une incubation beaucoup plus longue que celle du bouton vaccinal, il en résulte que, le plus souvent, au moment où l'on va prendre du vaccin sur cet enfant, la pustule où on le recueille offre les caractères rassurants de la pustule vaccinale régulière. C'est là, quant au mécanisme de la double évolution au même lieu, le parfait analogue du chancre mixte. Or, l'élément chancreux n'apparaîtra là, n'y sera perceptible que dans quelques jours : mais il y existe déjà ; et par conséquent le liquide de cette pustule-là peut transmettre la syphilis aux sujets à qui on l'inoculerait pour les vacciner.

Secondement, en vaccinant un sujet avec du vaccin entaché de syphilis, il se peut qu'on lui ait donné la syphilis, mais qu'on ne lui ait pas donné la vaccine. Si plus tard on le revaccine, que le vaccin, cette fois, prenne chez lui, et qu'on se serve de son vaccin pour d'autres personnes, c'est du vaccin apte à transmettre la syphilis qu'on aura peut être recueillie chez lui.

Ces divers cas, un peu difficiles à bien expliquer, ne méritent pas de nous arrêter plus longtemps. Et ce, pour deux motifs. D'abord la transmission vaccino-syphilitique n'est point un fait exclusivement particulier aux nouveau-nés, quoique menaçant les nouveau-nés. Depuis que les revaccinations sont recommandées et *prescrites*, on a observé cet accident chez les adultes (chez des militaires surtout), non moins souvent que chez des nourrissons.

D'autre part, la transmission vaccino-syphilitique est sans doute aujourd'hui un fait certain. Rollet, le premier, dans ses publications si judicieusement réformatrices, Viennois ensuite, dans son admirable monographie, en ont cité des exemples dont l'authenticité est au-dessus de toute contestation. Mais, néanmoins, ces exemples sont et heureusement demeurent très rares. Sans vouloir le moins du monde prétendre qu'il n'y ait qu'un intérêt de curiosité à connaître cette éventualité pathologique, sans cesser d'encourager les praticiens à se prémunir contre elle par un examen soigneux non seulement du bouton, mais de tout le corps du sujet à qui on va emprunter le vaccin, il est bien permis de dire cependant que la gravité de cette menace et l'importance de cette discussion le cèdent de beaucoup à celles de l'espèce de dangers qu'il nous reste maintenant à examiner.

§ III.—L'enfant infecté héréditairement de la syphilis la communique aux personnes qu'il touche.

Nous abordons ici la partie la plus complexe, et j'ajoute la plus redoutable de cette longue et difficile étude. « Lorsqu'un enfant, .écrivais-je déjà en 1854, naît dans des conditions de parenté qui rendent le développement prochain de la syphilis chez lui probable ou possible, il soulève un problème d'hygiène et de morale, dont la solution, horriblement lourde pour la famille et pour le médecin, n'a pas encore été trouvée (1). »

(1) Par ces paroles je faisais surtout et à peu près exclusivement allusion aux risques qui résultent du nourrissage de l'enfant infecté héréditairement.

Ce risque-là, en effet, n'est point le seul. De tous ceux avec qui le nouveau-né syphilitique est en rapport dans la vie de famille, parents, domestiques, blanchisseuses, compagnons de biberon ou de promenade, coopérateurs dans l'acte de la vaccination, à commencer par l'accoucheur, à finir par la sevreuse, il n'en est pas un qui ne soit exposé à prendre son mal et qui, en réalité, ne l'ait quelquefois pris. Mais ces faits, accidentels, rares,

La science a marché depuis lors; elle s'est faite et bien faite, sur des points à cette époque obscurs et contestés. Elle est en mesure, aujourd'hui, de signaler de bonne heure le danger, d'éclairer à temps et complètement les familles, la société, la justice sur l'origine précise de ce danger, sur ses conséquences et ses préservatifs. Et cependant le problème, en ce qui coucerne les devoirs du médecin en pareille circonstance, reste toujours aussi ardu, aussi fertile en expédients, en artifices plus ou moins moraux, mais aussi pauvre en solutions capables de satisfaire en même temps à la discrétion professionnelle, à la sécurité de la nourrice, à la santé de l'enfant, à la conscience du praticien.

La faute en est sans doute aux multiples et souvent incompatibles exigences du sujet. Mais ces exigences ne sont-elles pas augmentées par la manière même dont on a prétendu y pourvoir? Sous prétexte que le médecin est à la fois *l'ami de la famille* et le *tuteur naturel de la nourrice*,

se passant selon les lois communes de la transmission usuelle, ne motivent aucun précepte spécial autre que celui de se préserver avant l'accident, de se traiter après.

Le nourrissage, au contraire, est chose obligatoire. Là, le péril menace fatalement, à toute minute. On peut l'éviter, sans doute. Mais il est fréquent au point que, dès qu'il naît un enfant syphilitique, on peut dire qu'il existe quelque part une femme, une au moins, exposée à recevoir de lui l'infection. Aussi le risque nourricier primant tous les autres, la *syphilis nourricière* doit-elle et va-t-elle remplir à elle seule ce chapitre.

on charge ses épaules d'un mandat écrasant. S'il veut remplir la mission que tous les pathologistes lui confient, que tous les jurisconsultes sauront bien le faire repentir d'avoir déclinée, je le plains vraiment.

Placé entre les parents qui désirent assurer impunément une bonne nourrice à leur enfant infecté et la nourrice qui entend bien ne pas exposer sa santé à ce contact, il doit prendre cure des deux intérêts opposés, et endosser toutes les responsabilités que la défense de ces intérêts lui fera encourir !... C'est trop, évidemment, pour un seul docteur ! A quel avocat, dites-moi, sa partie adverse oserait-elle venir proposer de se constituer son défenseur, ou seulement l'arbitre du procès ? La justice elle-même, par l'institution du *ministère public*, ne montre-t-elle pas que, pour être convenablement protégés, des intérêts en conflit ne peuvent avoir un seul et même représentant, quelque recommandable qu'il soit par l'autorité de son caractère et le désintéressement de ses mobiles ?

Contesté-je le moins du monde pour cela l'utilité, la nécessité de notre rôle dans ce cas ? Récusé-je le médecin ?... Non certes, puisque j'en voudrais deux. Son intervention réussit, dans la plupart de ces litiges, à faire l'accord entre des contendants qui, ordinairement, ne se divisent, ne se menacent que faute de connaître l'un et l'autre leur véritable intérêt, intérêt plus souvent qu'ils ne le croient identique. Mais, d'autre part, il faut bien l'avouer, lorsque leurs prétentions sont par la force des choses, décidément inconciliables, le médecin ne pourrait essayer de les servir toutes deux sans en compromettre au moins une, et soi-même, et fort inutilement, par dessus le marché.

Néanmoins, situé entre les deux camps, tout en se faisant, dans ce cas, étranger à l'un d'eux, il ne lui devient point hostile. Je montrerai, dans un moment, quand et comment, sans trahir aucun devoir, sans cesser d'être un instrument de pacification, il peut, il doit parfois, dans certains cas, faire accepter, pour le bien de tous, non seulement la *division*, mais ce que j'appellerai le *dégrèvement* des attributions médicales.

Seconde difficulté : La science a marché, ai-je dit. Mais en accroissant et fixant nos connaissances, elle a aggravé notre responsabilité. Nous sachant maintenant en mesure de préciser nos réponses — qu'ils toléraient jadis qu'on revêtît de la forme vague et ambiguë, caractère accepté d'un art conjectural, — les magistrats n'hésitent pas à nous blâmer, à nous condamner comme *coupables de faute professionnelle*, lorsque nous laissons soit la nourrice, soit les parents, sous le coup d'un de ces préjudices, dont la syphiligraphie moderne nous met à même de les préserver en leur en signalant la nature, le mode et l'époque d'invasion. On cite entre autres à ce propos, on cite avec effroi, l'arrêt de la cour de Dijon (14 mai 1868) aux termes duquel le docteur B... — très honorable confrère, que j'ai connu personnellement, — fut visé par le considérant suivant : « Le médecin qui sciemment laisse ignorer à une nourrice les dangers auxquels l'expose l'allaitement d'un enfant syphilitique, peut être déclaré responsable du préjudice causé par sa réticence regrettable. Il ne saurait prétendre que, appelé à donner ses soins à l'enfant seul, il n'avait pas à se préoccuper du danger que peut courir la nourrice. Un pareil système ne peut être invoqué contre une nourrice, à laquelle sa situation même impose une confiance nécessaire dans le médecin choisi par la famille de l'enfant (1). »

(1) Il est vrai que, reculant devant les effets d'une doctrine qui punit le silence, la même Cour a absous en fait le Dr B.., par le motif que la visite où il se tut n'ayant précédé que de six jours la date de l'apparition du mal chez la nourrice, il est vraisemblable que l'inoculation de ce mal avait déjà eu lieu avant cette visite et que, ainsi, il n'est pas certain qu'elle aurait pu échapper à la contagion lors même que, avertie par le docteur, elle eût, dès le jour où fut donné cet avis, cessé l'allaitement. — Toutefois, il s'est trouvé un jurisconsulte pour blâmer cette indulgence. Dalloz (1869, t. II, p. 195) pense qu'on pourrait dire :

1° « Qu'il restait du moins, puisque à l'époque de la visite du docteur aucun symptôme de communication du mal ne s'était manifesté, des chances sérieuses pour la nourrice d'échapper au danger en cessant l'allaitement;

2° « Que, en admettant qu'il fût trop tard, on pouvait présumer que le mal aurait acquis chez elle moins d'intensité sans la pro-

Mais cet arrêt même, qui nous semble si défavorable, est au contraire l'arme sur laquelle nous
pouvons le plus compter pour nous dégager de
certaines responsabilités existant en dehors de
la sphère de celles qui légitimement nous in-
combent. Je dirai tout à l'heure comment cette
arme défensive doit être maniée.

Troisième desideratum : Les auteurs le plus
justement accrédités, — et je mets ici hors rang
M. A. Fournier, — se préoccupent trop, ce me
semble, de découvrir une solution, un expédient
capable de donner, dans n'importe quel cas et sur
l'heure, à tous les intérêts, satisfaction complète.
Rien de plus louable assurément qu'un tel objectif. Mais devant l'effrayant faisceau de difficultés
que nous offre le sujet, la fable des *dards unis et
pris à part* s'offre involontairement à ma pensée.

longation de l'allaitement par lequel l'inoculation s'est produite. »

Et il conclut que : « Il pouvait y avoir lieu de condamner le
médecin, coupable d'une véritable faute, à réparer pour partie le
dommage subi par la nourrice. »

— Il est regrettable qu'un commentateur ne soit point un avocat
plaidant. Il aurait été intéressant de voir celui-ci recevant, devant
le tribunal, du premier venu d'entre nous, la dure leçon que lui
méritent ses étranges théories sur l'incubation de la syphilis et
sur son aggravation par des inoculations itératives !

Le Code — Dalloz le sait mieux que nous — rend tout citoyen
responsable du dommage causé par son imprudence, sa légèreté
ou son impéritie notoire. Comme réparation du tort que le cé-
lèbre jurisconsulte a pensé nous faire par ses affirmations fantai-
sistes, nous ne demanderions pour elles qu'une chose : la publicité de l'audience !

Suffit-il, par exemple, pour juger du meilleur secours à porter aux diverses personnes que menace dans ce cas le péril vénérien, suffit-il, comme on l'a fait, de considérer leur situation en bloc selon que le mal est seulement imminent, ou qu'il est déjà réalisé ? Non : et l'on va être étonné, à la lecture des pages suivantes, de voir avec quelle facilité certaines obscurités s'éclairent, comment de prétendues impossibilités cèdent lorsqu'on s'occupe seulement de déterminer au sein de quelles circonstances, sous l'empire de quelles suggestions, avec quelle arrière-pensée, moins que cela même parfois, dans quel domicile elles se sont produites. Entrons donc en matière, et voyons ce que le médecin a à faire et à dire de mieux selon tel ou tel des embarras multiples et enchevêtrés que lui crée immanquablement cette sorte de pratique.

1° QUE FAIRE AVANT LA NAISSANCE DE L'ENFANT MENACÉ DE SYPHILIS ?

Lorsqu'un syphilitique songe au mariage, il est bien rare qu'il n'ait pas interrogé un médecin sur ce qu'il a à craindre pour ses enfants, et sur ce qu'il aura à faire pour les préserver.

A ces questions, qu'on me pose journellement, voici, quelque complète, quelque ancienne, quel-

que solide que paraisse la guérison de l'interro-
geant, voici quelle est invariablement ma réponse :

« Prenez-vous-y d'aussi bonne heure que possible ; faites jouer toutes les cordes ; entourez-
vous de tous les auxiliaires utilisables : mais
tâchez que votre femme nourrisse. »

« — Eh quoi ! docteur. Mais alors vous ne me
croyez donc pas guéri…? Mais mon enfant court
donc un danger ?

« — *Je ne dis pas cela.* Mais, même absolument
guéri pour votre compte, rien, sinon la naissance
d'un premier enfant sain, ne peut prouver que,
par voie d'hérédité, vous ne soyiez pas encore apte
à transmettre quelque chose.

« — Quelque chose !… Mais c'est la vérole !
Et me déclarer que mes enfants en sont menacés, n'est-ce pas m'interdire le mariage ?

« — *Je ne dis pas cela.* Mais, outre la vérole
même, la vérole caractérisée, il faut compter
avec la faiblesse de constitution, qui, chez les
enfants nés dans ces conditions, en est parfois
la conséquence. Donc, en tout cas, *pour avoir des
enfants aussi beaux que possible*, faites-les nourrir par Madame…. au moins le premier de vos
enfants…, au moins pendant les deux ou trois
premiers mois. »

On comprend le motif de mon insistance et de
mes réticences. Au fond, il y a *toujours* à craindre pour le *premier* enfant (loi de Simon). Et

comme sa mère est la seule femme de qui il puisse prendre le sein sans risquer de lui donner son mal (loi de Colles), il faut tout faire pour lui assurer cette nourrice-là, pour la lui assurer au moins durant les deux premiers mois (1).

Le mariage fait et la conception de l'enfant vous étant notifiée, si vous êtes devenu médecin de la famille, usez de votre influence pour agir directement auprès de Madame, ainsi que sur son entourage ; pour répondre aux charitables conseillères qui, de toutes parts, viennent vous représenter que « la pauvre enfant est vraiment bien trop délicate pour se charger d'une pareille tâche ; qu'il y aurait conscience à la lui imposer, et de plus, danger pour l'enfant qui n'aura qu'un lait insuffisant en quantité et en qualité ! »

Ne faiblissez pas : vous avez la connaissance du péril en perspective ; vous avez de plus pour vous l'appui dévoué du mari. Cherchez encore: cherchez bien. N'y a-t-il pas une troisième personne qui ne demande qu'un motif, qu'un prétexte,

(1) J'ai établi par la statistique que, sur 158 nouveau-nés syphilitiques, le mal s'est déclaré chez 131 avant la fin du deuxième mois, chez 146 avant la fin du troisième. Par conséquent, si la mère, après avoir nourri son enfant deux ou trois mois, se trouve hors d'état de continuer, elle peut alors le donner à une nourrice sans avoir à redouter que celle-ci soit infectée par l'enfant, puisque le terme auquel les symptômes syphilitiques apparaissent chez lui est passé. — J'ai énoncé explicitement ce précepte ainsi que ses considérants dans mon *Traité de thérapeutique des maladies vénériennes*, 1876, p. 366. Ce n'est pas sans motifs que je précise la date et le texte.

pour devenir le plus ardent de vos alliés. Dans tous les cas, hésitât-elle celle-là, fît elle-même, au début de la grossesse, opposition à vos désirs? patience, attendez le cinquième mois : il ne faudra pas alors plus d'un ou deux mouvements, — deux tout petits mouvements ! — pour qu'elle opère d'elle-même sa conversion en faveur de votre thèse !

Voici, cependant une objection fondée sur un motif des plus respectables, et voici le moyen d'y répondre : Une dame récemment enceinte à qui je voulais inculquer l'obligation de nourrir : « Je le voudrais, monsieur le docteur, me répondit-elle, mais je ne le peux pas. Je suis à la tête d'un atelier de blanchissage. Il faut que je sois là, que je paie de ma personne, sans quoi rien ne marche. Et comment le faire, si j'ai à nourrir un enfant (1) ? »

« Eh ! pensez-vous donc être, tout de suite, en état de travailler, lui répliquai-je ? Un mois au moins, il vous faudra rester couchée ou user de grands ménagements. Eh bien ! donnez ce mois à votre enfant ; et l'on verra ensuite. »

Ensuite... je mets en avant, pour obtenir un mois de plus, une faiblesse des organes, une disposition aux *chutes de matrice*, si l'on *se force trop tôt !...* La mère, d'ailleurs, a eu alors le temps

____

(1) « *Un* enfant » ! Locution des premiers mois, qui, dès le cinquième, fait place à celle-ci : « *mon* enfant ».

de devenir tout à fait mère, et ce n'est le plus souvent qu'avec larmes et sanglots que, les deux mois révolus, on parvient à la séparer de son nourrisson.

N'êtes-vous pas le médecin de la famille ? Rien n'est perdu; bien au contraire. Car votre insistance ne pourra être taxée d'intéressée. Entendez-vous, dans ce cas — premier exemple de la division des pouvoirs médicaux — entendez-vous avec le mari sur la manière dont il sera utile et possible de prévenir le confrère chargé d'accoucher Madame, afin que, informé ou non — ceci sera discuté plus tard — des motifs qui rendent ici l'allaitement maternel obligatoire, il aide, de son côté, par l'influence de ses bons conseils à obtenir l'assentiment de Madame et de sa famille.

2° QUE FAIRE APRÈS LA NAISSANCE DE L'ENFANT MENACÉ DE SYPHILIS ?

Essayer l'allaitement par la mère, et persévérer dans cet essai au moins deux mois, alors même que la sécrétion lactée serait, pour quelque cause que ce soit, insuffisante. Le seconder, au besoin, par l'addition de bon lait de vache, donné au biberon. C'est le cas, ou jamais, où l'allaitement *mixte* est indiqué. Amenons à tout prix l'enfant au moins à la fin du deuxième mois. A ce terme,

aucun danger de son fait n'étant guère plus à redouter, le sein d'une bonne nourrice lui rendra
l'alimentation nécessaire, dont la prudence a
obligé de le frustrer jusque-là.

Mais la mère, dira-t-on, peut être morte ou n'a-
voir absolument pas de lait... — Dans ce cas le
nourrissage fait exclusivement au biberon créant
pour le pauvre enfant des chances réelles de
mort, on lui a cherché quelque nourrice capable
de l'allaiter sans courir de danger ; et l'on a proposé, pour remplir cet office, une chèvre.

Je ne médirai point de ces intéressantes mam-
mifères, ayant moi-même — sans nécessité *spéciale*, bien entendu — été nourri par une chèvre.
Je fais même des vœux pour que ce système se
propage, pour qu'il soit organisé et appliqué avec
méthode et continuité dans les hôpitaux consacrés
aux enfants syphilitiques abandonnés de leur mère.
Mais, qui ne voit combien son adoption dans la
pratique civile est forcément bornée par les soins
assujétissants et dispendieux qu'il nécessite ? —
Néanmoins, n'oublions jamais de le rappeler aux
parents qui n'y penseraient pas d'eux-mêmes.
N'oublions pas de le recommander avec insistance. Outre ses qualités intrinsèques, outre l'af-
fectueuse familiarité qui s'établit assez rapidement
entre l'enfant et sa *bique-nounou*, il faut considérer qu'on peut, au besoin, par des frictions mercurielles sur l'animal, rendre son lait véhicule du

médicament que le nourrisson ne tolère quelquefois que administré par cette voie.

Ceci nous met en face d'une indication non moins importante. En même temps qu'on lui prépare son alimentation, en effet, il faut préparer à l'enfant né dans ces conditions son traitement.

Ce traitement, on le sait, doit dans la syphilis congénitale être commencé dès l'apparition des lésions. Or l'investigation nécessaire pour trouver ces lésions ne va-t-elle pas révéler à la mère, aux deux familles qui ne perdent pas un instant de vue le bébé, la nature du mal dont on s'applique ainsi à chercher, devant elles, les traces?...

Un père, bien initié par le médecin, peut suffire à cette recherche ; et il réussira mieux que personne à la faire sans rien trahir. La syphilis héréditaire commence par deux régions : l'ano-génitale et la buccale ou péri-buccale (où je comprends le coryza spécifique). Le père qui assiste à toutes les toilettes et à tous les repas du cher petit, est donc en général à même de découvrir dès leur apparition les plaques cuivrées, sèches ou croûteuses, qui se montrent aux côtés de l'anus, au scrotum, sur le périnée, la vulve, l'hypogastre, d'une part ; de l'autre, les plaques humides des commissures labiales, les papules du pli mento-labial, les croûtes et l'*humeur* des narines, l'enchifrènement caractéristique. Tant que rien de tout ceci n'apparaît, point d'alarme. — Se manifeste-t-il une de ces lésions, fût-elle même d'aspect douteux ? Il faut agir, et sur l'heure.

Lorsqu'un de mes clients vient m'informer de la fâcheuse découverte qu'il croit avoir faite sur son enfant, il me demande ordinairement, — se défiant, aimant à se défier de lui-même — à la contrôler de mes propres yeux. Si je suis médecin de la maison, ce n'est qu'une visite à faire en plus et un peu plus tôt. Un coup d'œil même furtif m'a mis au courant, et je formule les remèdes de manière à laisser ignorer le nom de la maladie.

Si, au contraire, je ne suis pas médecin de la famille, je conseille au père d'aller trouver son médecin, de faire appel à sa discrétion ; finalement de le charger de tout vérifier, de tout diriger...

Le père ne dit pas non. Mais si pénible est cette démarche, si humiliante cette confession (même assurée du secret) que, avant de s'y décider (1) il me demande de lui dire si elle est réellement nécessaire ; et par conséquent d'examiner d'abord moi-même son enfant. Je ne m'y refuse jamais : soit que, sous un prétexte, on l'apporte dans mon cabinet, soit que nous concertions une entrevue, soi disant due au hasard, où, rencontrant à la promenade l'enfant porté par sa

____

(1) Proposez toujours au père d'écrire vous-même à votre confrère pour lui révéler la situation. Ils vous sauront gré, l'un et l'autre, de leur avoir épargné l'embarras à l'un de faire, à l'autre d'entendre le fatal aveu.

bonne, accompagné du père, je m'extasierai sur sa grâce, et me prévaudrai de mon titre d'ancien ami pour *obtenir une risette*, qui va me découvrir les plis buccaux ; pour demander à juger s'il *vient bien*, en le faisant délanger, ce qui met à nu la principale région suspecte.

3° QUE RÉPONDRE A UNE NOURRICE DEMANDANT AU MÉDECIN DE LUI GARANTIR LA SANTÉ DE CET ENFANT ?

Mais pendant que nous analysons, même avant qu'ils se dessinent, la signification pathologique de ces premiers linéaments, parfois et dès ce moment surgit une question, de toutes et pour tous la plus féconde en écueils, pièges, en désastres morbides, pécuniaires et moraux : la *question nourricière*.

Parfois s'ingérant de dire *oui* là où nous avions dit *non*, une personne influente de la famille ignorant le danger, d'ailleurs, — c'est là son excuse — ne voit pas pourquoi, Madame ne pouvant allaiter qu'à demi, on ne prendrait pas une nourrice ; en trouve une ; décide le mari, qui n'ose refuser. Bref, la nourrice se présente chez nous avec une lettre de recommandation des parents *nous priant de bien l'examiner*. Nous procédons à l'interrogatoire, puis à l'exploration complète de la brave femme. Et tout, je suppose, nous ayant chez elle paru convenable, nous lui délivrons un satisfecit en règle....

Bon ! mais elle ne sort pas, cependant, cette femme. Qu'attend-elle ? A-t-elle, à son tour, une question à nous adresser ?...

Justement. Soit par les propos de l'antichambre, soit d'après quelques rougeurs suspectes, à cause d'un certain air de cachotterie, en raison peut-être de l'hésitation du mari, elle se doute de quelque chose ; et sous une forme plus ou moins directe, nous prie « puisque nous connaissons bien l'enfant » de lui dire si elle peut le prendre en toute sûreté ?

Ici commence le côté scabreux de notre rôle. Car me voilà, comme dans un étau, entre deux fortes branches très peu matelassées. D'une part, l'arrêt de la cour de Dijon, qui, me condamnant si je n'éclaire pas une nourrice qui ne me demande rien, n'est pas pour m'absoudre si je refuse de répondre à celle-ci qui m'interroge ; et d'autre part, l'article 378 (Code pénal) qui m'inflige de 1 à 6 mois de prison, sans compter l'amende, si je révèle le secret que mes clients m'ont confié. Or parmi ces *secrets* dont la divulgation est punissable, figure sans contredit celui de la *maladie secrète*, que je ne puis manquer de faire connaître à la nourrice si je veux répondre consciencieusement à la question qu'elle me pose...

Et si j'hésite à répondre, cependant ! Si même

j'ajourne ma réponse, si je l'ajourne seulement au lendemain, — le temps de m'entendre avec mes clients, — quel bruit et que de mécontents ! La nourrice d'abord, qui sous ce retard flaire un mystère, sous ce mystère un danger, et part sans demander son reste ! La famille, dont la contenance indignée me crie : « Eh quoi, docteur, vous n'osez répondre de nous ?. » Le mari qui me dit : « Docteur, vous m'avez perdu par votre silence ! » — Et cependant je ne dois pas, moi, et surtout je ne veux pas tromper cette pauvre femme.

En l'état, pour tout concilier, voici ce que la situation m'autorise et m'oblige à lui dire : « A votre tour, nourrice, vous me demandez une garantie ? Je le comprends ; c'est votre droit vis-à-vis de la famille, de même que la famille l'a exercé vis-à-vis de vous, en vous envoyant ici vous faire visiter. Mais, moi je ne fais jamais ces choses-là à la légère, et je veux éviter même le soupçon de partialité et de complaisance. Revenez demain, en amenant soit votre mari, soit quelqu'un de vos amis, et je m'expliquerai devant eux. »

Le répit que je me suis ainsi ménagé, je l'emploie à instruire le mari du sens dans lequel mon devoir m'obligera de répondre, le lendemain. S'il juge cette réponse compromettante pour lui, c'est son affaire de trouver un moyen pour empêcher la nourrice de revenir me la demander.

Revient-elle ? Mon thème est tout préparé, oujours le même. « Vous avez vu hier, nourrice, avec quel soin, quelle minutie, je vous ai examinée avant de répondre de vous. Pour pouvoir vous répondre, à leur tour, de mes clients, il faudrait leur faire subir un examen du même genre ! Mes bonnes relations avec eux vous expliquent ma répugnance à le leur proposer. D'ailleurs vous ne me croiriez pas, et vous auriez raison, puisque, étant leur médecin, je serais toujours censé avoir donné mon avis dans leur intérêt plutôt que dans le vôtre. Choisissez donc un confrère honorable ; priez les parents de se laisser examiner par lui, et rapportez-vous-en à ce qu'il vous dira. »

De trois choses l'une, alors : ou la nourrice, sans insister davantage, prend l'enfant à ses risques et périls ; — ou mise en éveil par ma résistance (j'écris *résistance* et non *réticence*, **M.** le greffier de la cour de Dijon !) elle décampe sans réclamer ses frais de voyage ; — ou enfin elle va bravement proposer à la famille le petit examen en question par un médecin de son choix à elle. Et, soit qu'on accepte, soit qu'on la flanque à la porte, dans l'un comme dans l'autre cas, j'ai dégagé, devant témoin, ma responsabilité légale, tout en sauvegardant, autant qu'il était en moi, le seul intérêt qui, dans l'espèce, me paraisse le mériter, la santé de la nourrice... ainsi que de sa famille ultérieurement menacée de participer à la contagion possible.

— « Mais voyez un peu l'habile homme ! » m'entends-je apostropher par quelque Bartholo fouillant en mon raisonnement le défaut de la cuirasse.

— Ma foi! cherchez-en un plus subtil ! » riposterai-je avec le malicieux barbier.

— « Mais. en conscience, insiste-t-on, en conscience, M. Diday, avez-vous eu souvent occasion de placer toute cette diplomatie-là ! »

— Quelquefois, répondrai-je, mais assez exceptionnellement, je l'avoue ; car mon secret pour m'en passer est d'avertir à temps tous mes clients que je serai forcé d'en user, s'ils m'envoient, dans les conditions ci-dessus spécifiées, une nourrice qui m'interroge sur leur compte !

4° QUE FAIRE QUAND LE NOUVEAU-NÉ EST ATTEINT DE SYPHILIS ?

Avant tout, empêcher qu'une nourrice lui soit donnée. Tous les auteurs sont d'accord sur cette règle. Mais j'admire vraiment le sans-façon dont on les voit faire preuve quand il s'agit de la mettre en pratique, surtout vis-à-vis de la nourrice. Pour lui refuser cet enfant sur lequel elle n'aperçoit pas encore le mal que vous avez, vous, diagnostiqué, pour l'en séparer si elle avait déjà commencé à l'allaiter, ils n'imaginent pas d'autre formule que celle-ci : « Nourrice, vous *ne pouvez* pas prendre, ou bien : vous *ne pouvez* plus garder cet enfant. Il est *impossible* que vous lui donniez le sein ! » Comme si la commère était femme à s'incliner silencieuse devant ce *sic volo, sic jubeo !* Comme si ses bruyantes récriminations, en se voyant ainsi évincée sans autre forme de procès, ne menaçaient pas les parents d'une scène presque aussi compromettante pour leur réputation que tout ce qu'on peut appréhender en laissant aller les choses !

Je procède plus courtoisement, quant à moi. Je mets tout sur le compte de l'enfant : « Vous êtes une excellente nourrice, ma bonne ; et je suis prêt à vous recommander, comme telle, de vive voix et par écrit, à tous mes confrères. Mais précisément votre lait est trop riche. Dans l'état où est l'enfant, il ne pourrait le digérer » thème qui comporte une page au moins de variations plus flatteuses les unes que les autres pour l'amour-propre de la brave dame. Qu'importe d'ailleurs ce qu'on lui dit, qu'importe pourvu qu'elle parte persuadée que c'est elle qui a refusé l'enfant !

Mais assez fréquemment, on ne nous a pas demandé avis, ou on l'a demandé trop tard ; et nous trouvons installée auprès du nouveau-né syphilitique, une nourrice qui depuis quelque temps déjà lui donne le sein. Ici deux cas : cette nourrice n'est pas infectée, ou elle l'est.

Premier cas. — *La nourrice n'est pas encore infectée.* Il ne s'agit pas ici de raisonner en juriste, de supputer le temps depuis lequel dure ce nourrissage dangereux et de conclure : « Puisque aucun symptôme de communication du mal ne s'est encore manifesté, il reste des chances sérieuses pour la nourrice d'échapper au danger en cessant l'allaitement » (Dalloz, *loc. cit.*). Non, le médecin ne se borne jamais à reconnaître vaguement qu'*il y a des chances*, lorsqu'il est en mesure de préciser quelles elles sont. Pour moi, quelque capricieuse, inconstante, parfois déconcertante que soit la contagion, je pars de ce principe que, même en matière de contagion, il n'y a point d'effet sans cause. Je procède donc immédiatement à une double enquête. Si, d'un côté, malgré l'examen le plus attentif, je ne découvre, chez cet enfant syphilitique, que des lésions *extrà faciales ;* si, d'autre part, — en supposant, ce qui est toujours possible, qu'une lésion buccale ait échappé à mon exploration, — je vois chez la nourrice des mamelons sains, secs, non gercés ni gerçables, ayant déjà de sérieux et tranquillisants états

de service ; si enfin et surtout l'allaitement ne dure
pas depuis plus de quatre ou cinq jours (ce qui
me prouve que les conditions rassurantes, du côté
de l'enfant, existaient pendant tout le temps que
la nourrice a pu être exposée au danger), alors
j'agis comme dans le cas précédent. D'accord
avec les parents, je fais largement indemniser la
nourrice, et je la renvoie sous un prétexte également honorable pour elle et pour la qualité de
son lait ! — N'oublions pas que non seulement
dans son intérêt mais en vue de la publicité qu'elle
pourrait, même sans malice, donner à la maladie
de l'enfant, plutôt cette femme sera partie, mieux
cela vaudra.

Mais, avant de la congédier, je dois veiller à ce
qu'elle ne porte pas dans d'autres familles le mal
qui pourrait se développer ultérieurement sur
elle. Or l'incubation du mal chez elle, si elle l'a
pris, est de quatre ou cinq semaines, n'est-ce pas ?
Je lui recommande, en conséquence, de ne pas
prendre de nouveau nourrisson sans mettre à
l'abri du danger tant ce nourrisson-là que les
membres de la nouvelle famille où elle entre-
rait... Mais ici, craignant de rendre trop accessible à la classe de gens capables d'en abuser,
le conseil que je donne à la nourrice, je veux le
formuler en un idiôme moins aisément intelligible. J'ai nommé la langue latine ; et, pour faire
reste de droit à ce légitime besoin de discrétion,

c'est du latin de ma façon que je vais servir :
Qui potest capere...

Donc je dis à la nourrice :

« Fædum morbum nunquàm, nullo modo te confiteri opus est. Si novum infantem lactandum sumis, antè omne pactum cum iis, dic parentibus ejus : « Nolo vobiscum dolosè facere. Exiens è precedenti lactatu, rem habui cum... marito meo ; ità ut nil mirum foret me gravidam nunc esse. Igitur inter nos pactum sit, me liberè abire posse, si gravidam me sentirem. »

« Sic secura ab omni metu, nutrix, si, lactans novum infantem, morbi gallici reditus aliquos in te tu vides aut sentis, dic parentibus : « Gravidam me puto, et abio ne forsan, propter malum lactem, puero vestro periculum ego sim aut fiam. »

Par le fait, on le comprend, ceci n'est qu'une feinte destinée à l'empêcher de donner au nouveau nourrisson son sein où un accident primitif viendrait à se produire. Et pendant que je la tiens, je lui désigne sur son mamelon et aux alentours les endroits où, dans le délai indiqué, le mal pourrait se développer ; je lui décris la forme (soit d'érosion, soit de papule brune) sous laquelle il apparaît d'abord ; en lui enjoignant, dès qu'elle s'apercevrait là de quelque chose, de cesser l'allaitement en invoquant le prétexte indiqué ci-dessus, et de revenir aussitôt, s'il lui est possible, recevoir de moi une consultation gratuite.

— « Mais vous ne lui épargnez un malheur que pour l'infliger à d'autres, va-t-on me dire. Ces ouvertures, ces petits complots ourdis avec la nourrice sont la divulgation implicite mais fort claire de la maladie des parents, et vous n'échappez à la cour de Dijon que pour retomber sous l'article 378 qui punit la violation du secret professionnel! »

On y a pensé, cher et judicieux lecteur. Et il est un moyen, tout en sauvegardant ainsi la nourrice, d'épargner aux parents une révélation non moins préjudiciable pour eux que pour vous. Ce moyen c'est à votre détriment qu'il va fonctionner, je vous en avertis : c'est vous, médecin, qui allez vous faire responsable des chances de contagion que la nourrice pourrait porter ailleurs. Mais heureusement, ces chances, dans les conditions que je viens de, et celles que je vais spécifier, sont tellement minimes que le sacrifice n'est point au-dessus de vos forces.

Donc, après avoir fait à la nourrice sortante et indemnisée la recommandation ci-dessus, terminez ainsi l'entretien avec elle (Ici nouveau recours à mon latin). « Quæ tibi hìc dico, nutrix, sunt æquè ac pro absolutione meî, ac pro salute tuâ ; nam — tardiusculè sum memor ! — prius quam mammas tuas explorandas tetigissem, sordidum aliquid forsan alibi tetigeram (1) ! »

Ce plan doit subir quelques modifications lorsque, au lieu d'avoir la nourrice chez soi, c'est chez elle qu'on a placé l'enfant.

L'enfant est chez sa nourrice, c'est là ordinairement la pire des situations, et ce pourrait cependant en être la meilleure. Voici comme :

Supposons un père sachant ce qui menace son nouveau-né, soucieux de l'en préserver et de préserver aussi la nourrice. Supposons-le conseillé et assisté par un médecin vigilant et actif, voici ce qui peut être obtenu. Ce n'est point une simple hypothèse. Je reproduis ici les termes mêmes dans lesquels je racontais en 1854, la façon dont je réussis à conduire à bien une affaire de ce genre.

« J'écrivis au médecin du village qu'habitait la nourrice et lui fis, de l'aveu des parents, une confession générale, sur le secret de laquelle la discrétion professionnelle était de sa part une garantie suffisante. Je le priai instamment d'examiner très souvent l'enfant, et dès qu'il verrait le moindre symptôme contagieux qu'il ne pût neutraliser immédiatement, de faire suspendre

______

(1) Avant de pousser à ce point le dévouement professionnel, vous aurez expliqué à votre client, au père, la nécessité de ce stratagème, et obtenu de lui, une déclaration écrite, très probablement destinée à rester sans emploi, par laquelle, en cas de malheur, il vous autorise à nommer le véritable auteur du méfait involontaire que, provisoirement, vous prenez à votre compte.

l'allaitement naturel. — Il exécuta à merveille mes indications. Pour ne point effaroucher la nourrice, il déguisait sous mille prétextes la fréquence de ses visites, tâchait de rencontrer comme par hasard l'enfant dans ses sorties, mettait en avant la crainte du muguet pour demander à examiner la bouche, le désir de voir si la propreté était observée pour s'autoriser à explorer les parties génitales. Bientôt la nourrice sans défiance s'habitua à aller d'elle-même au devant de cette inspection.

« Tant de soins eurent un heureux résultat. L'enfant, que je traitais depuis sa naissance, eut quelques plaques muqueuses aux commissures labiales. Avant qu'elles ne fussent bien caractérisées, et pendant qu'elles pouvaient encore passer pour de simples échauboulures, il les cautérisa largement avec la pierre infernale (1), et enjoignit à la nourrice de ne plus donner le sein gauche dont le mamelon était un peu excorié. D'autres éruptions spéciales parurent sur le cuir chevelu et en dedans des cuisses, mais leur siège n'inspirant pas les mêmes craintes pour la contagion, on ne leur opposa que les médications topiques ordinaires. Bref, l'enfant guérit parfaitement, grâce à l'intelligente coopération de mon confrère, sans avoir cessé un seul jour de téter

(1) Dans le cas où ces symptômes auraient résisté, j'aurais fait allaiter l'enfant par une chèvre.

sa nourrice qui resta saine. » Notons que, avec ce système, on a le triple avantage :

De faire bénéficier l'enfant de l'air de la campagne ;

De trouver par conséquent plus aisément qu'en ville une chèvre pour le nourrir, s'il survenait à la bouche plus que des lésions superficielles, éphémères, visibles et faciles à réprimer.

Enfin, pour les parents, de cacher aux *amis et connaissances* la maladie de leur enfant, tout en révélant à la nourrice, d'après les principes exposés ci-dessus, le danger qu'elle peut courir, elle et sa famille.

Mais je l'ai dit, les choses ordinairement sont loin de marcher ainsi. Le fait seul d'avoir placé hors de chez eux leur enfant menacé de syphilis, dénote des parents ou ignorant ce danger, ou peu soucieux de le conjurer, ou pécuniairement hors d'état de mieux faire. Aussi que se passe-t-il ? Un beau jour, arrive une indéchiffrable lettre annonçant que « le petit *va toujours bien ;* seulement qu'il est *un peu échauffé*, qu'il *a des feux un peu partout.* »

Les parents ne bougent pas. — Au bout d'un mois, deuxième lettre un peu plus explicite. « Les *feux* sont devenus de *gros boutons*, et la nourrice voudrait bien savoir *ce que ça peut être.* » — Naturellement, malgré sa curiosité trop légitime, elle s'est bien gardée de faire venir un médecin.

A ce deuxième avertissement, on s'inquiète enfin. On va voir ou l'on fait venir l'enfant. Son état paraissant au moins suspect, parfois épouvantable, on appelle un médecin dont le premier mot est : « votre enfant a la vérole! » Le second : « et la nourrice est en danger de la prendre de lui. »

Que faire? c'est-à-dire que doivent faire les parents?

Si la nourrice est encore saine, lui faire dire par le médecin, — devant un tiers, capable au besoin d'en témoigner plus tard — qu'elle est exposée à contracter, si elle n'en a pas déjà le germe, le mal de l'enfant en continuant de l'allaiter; — que, dans ce cas, on la soignera gratuitement de sa maladie et on l'indemnisera largement; — que, par conséquent, c'est à elle ainsi qu'à son mari, franchement avertis, de décider ce qu'ils veulent faire. — Priez, toujours devant témoin, le médecin de répondre sans réticence à toutes les questions qu'elle ou le mari pourront lui adresser, à présent ou plus tard, sur la nature, la gravité, la durée du mal, sur les effets du traitement. — Observez l'effet produit sur eux par cette communication, afin de pénétrer si, tout en semblant accepter, la femme ne se propose pas, vous une fois partis, de nourrir l'enfant au biberon. — Si vous obtenez le consentement de ces braves gens, priez, bien ostensiblement, le docteur de ne pas épargner ses visites... et surtout ne repartez pas sans avoir laissé une somme ronde, argent comptant, excellent argument *ad rusticum*, en répétant, et plutôt deux fois qu'une, que ce n'est là qu'un à-compte !

Au contraire, la nourrice refuse-t-elle ? Hésitent-ils, elle ou son mari ?... Ne leur faites pas pour cela mauvaise mine, car vous n'en avez pas fini avec eux. Ils peuvent vous nuire, et surtout ils peuvent encore vous servir.

En thèse générale, si vous pouvez compter, dans le pays, sur des soins médicaux éclairés, laissez-leur l'enfant. Il trouvera toujours là un air et un lait de vache ou de chèvre plus purs qu'en ville. Et dites bien aux nourriciers que vos promesses de les indemniser, soit du malheur possible, soit du malheur réalisé, subsistent comme s'ils avaient accepté de continuer à allaiter l'enfant.

Cette conduite dictée par un juste sentiment du devoir est aussi la plus propre à sauvegarder ensuite, s'il y a lieu, votre responsabilité devant le tribunal. Et elle n'est pas moins utile à votre enfant. Il arrive alors, plus souvent qu'on ne croit, un fait dont, pour ma part, j'ai recueilli deux touchants exemples. Sous le coup de la révélation qui la frappe à l'improviste, la nourrice a bien pu refuser de continuer à s'exposer au danger. Mais son *second mouvement* rachète le *premier*. En voyant *languir* le pauvre enfant, en le voyant d'un geste bien connu tendre vers elle, vers son corsage fermé ses petites mains suppliantes, elle brave tout, oublie tout et redevient, de *dry nurse* véritable mère (1). — Ce louable retour sera surtout à espérer si elle a bien compris (ce qu'on a dû lui expliquer catégoriquement) que, venant d'allaiter un enfant dont la maladie est contagieuse, elle sera, pendant au moins un mois, incapable de prendre, sans danger pour lui, un nouveau nourrisson.

Deuxième cas. — *La nourrice est infectée.* — Continuons le récit commencé. La nourrice est chez elle : et, au lieu d'être seulement menacée de prendre du mal, elle est, malheureusement, malade.

Qu'elle l'ignore ou qu'elle le soupçonne, votre devoir et votre intérêt vous dictent ici la même

(1) Je me suis promis d'inscrire ici un trait vraiment héroïque. Une paysanne de Genas, voyant son nourrisson couvert de plaques, le rapporte à ses parents qui habitaient Lyon. Elle apprend que c'est la syphilis ; et elle apprend en même temps que le père vient de mourir et que la mère sera hors d'état de payer les mois échus ainsi que les mois à venir. Émue de pitié, l'excellente femme, peu aisée elle-même, remporte l'enfant qu'elle venait rendre, en disant à la mère de « *ne point s'inquiéter de rien* » (ces deux négatives n'auraient-elles pas trouvé grâce devant Philaminte!). — Elle fit traiter l'enfant, et le rapporta sain au bout d'un an, sans rien vouloir accepter.

conduite. Déclarez-lui ce qui existe, faites-le lui dire par un médecin, avec les mêmes garanties pour votre décharge judiciaire ultérieure, avec le même à-compte pour le présent, les mêmes promesses pour l'avenir. Un avantage — si ce mot a son emploi en pareille circonstance — un avantage résulte pour l'enfant du dommage de la nourrice ; car malade et risquant, si elle prenait un autre nourrisson, de lui transmettre son mal, que peut-elle faire de mieux que de garder celui-ci ? Aussi n'a-t-on, en général, aucune difficulté à l'y décider. Payez-la bien toutefois. Que ce soit de sa part sacrifice volontaire ou forcé, c'est toujours un sacrifice, et parfois pour elle bien long et bien rude.

La nourrice infectée est-elle dans la famille de l'enfant ? Tout se présente et tout se passe comme ci-dessus, avec une nuance cependant, nuance assez importante à relever. La nourrice est là, seule, dans un milieu à elle étranger, devant un médecin qu'elle n'a point choisi, par conséquent entourée de gens qui prennent les intérêts de l'enfant et sans personne qui prenne les siens. Vous êtes consciencieux, vous parents, je l'accorde. Votre médecin ne l'est pas moins ; de par la loi, il doit même l'être un peu plus ! Mais cette impartialité, telle qu'elle soit, qui la garantit à cette pauvre femme ? Quels motifs a-t-elle d'y

oire? Quels motifs n'a-t-elle pas d'en douter ?
t si, n'étant pas encore malade, elle se décide à
ester, ne pourrait-elle pas plus tard alléguer,
outenir devant le juge d'instruction qu'elle ne
'a fait que sur vos pressantes instances; que parce
u'elle fut circonvenue ; que parce qu'on lui
acha. le danger qu'elle courait en acceptant!...
ressante raison pour n'avoir avec cette femme
'explication décisive que en présence de son
ari; et si son mari ne peut venir, ou si elle est
lle, que en présence d'un témoin *choisi par vous*
afin de ne pas ébruiter inutilement l'affaire —
ais choisi de telle sorte que son témoignage
asse foi devant le tribunal.

Dans ce cas, comme dans le précédent, il est
ntendu que, tout en laissant à la nourrice liberté
ntière pour se décider, vous n'oublierez rien de
e qui peut la retenir auprès de l'enfant. Après
es parents, le médecin peut prendre la parole
dans ce sens, mais uniquement — songeons-y
bien — pour promettre à cette femme que, le cas
échéant, il lui donnera ses soins avec tout le dévouement possible.

Une considération particulière peut agir sur la
nourrice à domicile *déjà infectée*, pour l'engager
à rester, c'est que, en ne retournant pas chez elle,
elle évitera de transmettre accidentellement le
mal à son mari, à ses enfants. « En demeurant
quelques mois avec nous, vous serez beaucoup

mieux soignée et vous ne retournerez chez vous que guérie. » Voilà un argument bien fait pour l'influencer dans le sens de nos communs désirs. Mais croyez-moi, chers confrères, confiez aux parents le soin de le présenter, cet argument. Ce n'est pas seulement pour épargner votre modestie qu'il convient de leur laisser ainsi faire votre éloge !

5° COMMENT NOURRIR L'ENFANT INFECTÉ DE SYPHILIS ?

Voilà qui est bien réglé pour les parents, pour le médecin, pour la nourrice, pour le nourrisson qu'elle prendra si elle quitte le premier. Mais celui-ci, mais le nôtre, si elle persiste à vouloir le quitter, comment va-t-on le nourrir?

A. *La nourrice consent à garder l'enfant.* — J'ai vu, dans quelques cas, tourner cette difficulté majeure par un compromis dont soit la vénalité, soit la qualité absolument contraire d'une nourrice peut également assurer le succès.

Tantôt décidée à prix d'argent, tantôt parce qu'elle s'est sincèrement attachée à l'enfant, plus souvent par l'un et l'autre motif réunis, elle ne demande pas mieux que de rester : et *elle reste, quoique explicitement avertie du danger qui peut l'atteindre elle et peut-être les siens....*

Le médecin qui voit réussir cette négociation ne peut que s'en féliciter dans l'intérêt de ses clients. Mais qu'il leur en laisse toute la responsabilité, comme il leur en a laissé l'initiative. S'il s'oubliait seulement à complimenter la brave femme sur son dévouement, à lui dire, par exemple, que *les parents seraient bien ingrats de ne pas le récompenser à sa juste valeur*...plus tard quelque bon avocat trouverait sans peine dans de tels propos un excellent moyen de comprendre le docteur dans la poursuite. Qu'il se tienne donc à l'écart, veillant sur ses paroles autant que sur les symptômes, ne se prêtant à aucune dissimulation sur le nom des accidents spécifiques, sur la désignation des remèdes qui pourront devenir nécessaires. Qu'il s'abstienne surtout d'indiquer directement à la nourrice — il pourra le lui faire dire par les parents — les précautions, lotions, onctions propres à la préserver de la contagion. Le marché s'est conclu en dehors de lui. Il ne le désapprouve pas, tant s'en faut. Tout le monde y trouve son compte(car ce nourrisson-là est maintenant le seul que cette femme puisse allaiter sans lui faire courir de dangers). Mais enfin moins il s'occupera ostensiblement de la chose, moins il aura à redouter que, plus tard, le malheur étant arrivé, on lui reproche d'en avoir été l'instigateur ou le coauteur (1). Il est bien entendu que la réserve que

(1) Afin d'éluder ce reproche, le médecin fera bien, en pareil cas, de n'avoir aucun entretien sur la santé de l'enfant qu'en présence de la nourrice ; de ne jamais l'écarter, de ne point s'enfer-

je lui conseille n'ira dans aucune circonstanc
jusqu'à refuser, pas même à marchander à qu
que ce soit les soins dépendant de son ministère

L'intervention médicale est, en effet, toujour
nécessaire dans ce cas. Et elle l'est d'abord, comm
agent de prophylaxie. De ce que la nourrice
consenti, les connaissant, à courir les risques, i
ne s'ensuit pas qu'on ne doive pas tout faire pou
les lui épargner. Surveillance assidue de l'enfant,
notamment de ses régions contaminatrices ; cautérisation immédiate et traitement local par les
mercuriaux à dose cathérétique, de ses lésions
buccales ; onctions ou lotions astringentes du mamelon avant et après la mise au sein ; corps étranger interposé, durant l'allaitement, entre le menton porteur de syphilides et la partie de la
mamelle sur laquelle cette région repose ; usage
du *bout de sein*, rien ne devra être négligé. Et
parfois j'ai vu ces soins, sur le succès desquels on
n'aurait pas osé compter assez pour s'autoriser à
garder la nourrice sans la prévenir du danger,
l'en préserver en réalité. Il est vrai que, connaissant ce danger, ses sources, son mode d'invasion,
ses auxiliaires, ses véhicules, elle nous aide à l'y
soustraire, au lieu de nous gêner comme lorsqu'il faut la soigner à son insu !

mer avec les parents. « Si vous avez quelque renseignement à
me donner ou à me demander, doit-il leur dire à tous et une
fois pour toutes, venez chez moi, dans mon cabinet. »

B. *Très souvent les parents nous demandent de décider la nourrice à rester.* — Lourde corvée, mandat inacceptable en principe, et que, en fait, nous ne pouvons décliner sans nous attirer un ennemi, remplir sans nous créer des remords, sinon des embarras judiciaires. Écoutez plutôt la conversation obligée, dans ce cas, entre père et médecin :

— « Cher docteur, vous voyez où en est notre pauvre petit ! L'allaitement naturel peut seul le sauver. C'est vous qui l'avez dit. Aidez-nous donc, vous seul le pouvez, à rassurer la nourrice. Je la vois déjà inquiète de ces maudits boutons ! Elle ne croira que vous ; et si vous lui dites bien que ce n'est rien, rien du tout....

— « Rien du tout, cher monsieur !... Mais c'est la vérole ! Ne vous l'ai-je pas dit ?

— « Pour vous, pour moi, oui, je ne le sais que trop, c'est ce mal-là. Mais pour elle !... Vous comprenez de reste que si elle l'apprend, la voilà partie....

— « Et cela vous paraît tout simple, — mon Dieu ! l'amour paternel vous aveugle et à mes yeux, vous êtes tout excusé — cela vous paraît simple, moral que cette brave femme soit sacrifiée ; et, que moi en qui elle a confiance me voyant votre médecin, je la trompe sciemment, je lui persuade qu'un mal qu'elle va contracter, si elle reste, qui peut l'infecter elle et sa famille, que ce mal-là n'est *rien du tout ?*...

— « Voyons, docteur ! Ne soyons pas tout d'une pièce, je vous en prie. Que vous vous intéressiez à cette *brave femme*, soit : votre philanthropie est notoire. Mais ne sentez-vous donc rien non plus pour ce pauvre petit chérubin, qui vous sourit, tenez !... qui semble vous demander la vie ! La vie que vous lui avez donnée en le mettant au monde ; qu'il vous doit encore à un autre titre, car vous êtes deux fois son père, docteur, puisque si vous ne m'aviez dit — je ne vous en fais pas de re- proches — si vous ne m'aviez dit qu'il n'y avait plus de danger, il n'aurait jamais vu le jour.

— « Permettez, permettez, Monsieur, je ne vous ai point dit...

— « Non, brisons-là, docteur... Puisque je ne vous fais pas de reproches !.. Mais vous êtes ému, vous balancez ; tenez, je vais lever vos derniers scrupules. Il est très possible — oh ! pour cela, vous me l'avez formellement déclaré — il est fort possible que cette femme ne prenne rien en con- tinuant de nourrir notre pauvre petit. Mais, après tout, que prendrait-elle ?... Vous me l'avez vingt fois répété, jadis, quand vous me parliez pour mon compte, — un mal qui n'a qu'une du- rée limitée, et qu'on est sûr de guérir. Eh bien ! pour ce dommage qui n'est qu'une incommodité passagère, je m'engage, sur l'honneur... — Vous faites un mouvement, docteur ! Voulez-vous que, sur l'heure, je vous remette la somme ? Ah !

mais... — je m'engage, dis-je, à l'indemniser, et cela dans des proportions qui ne lui laisseront rien à désirer, dont vous allez vous-même être l'arbitre. Puis-je mieux dire ? — Enfin, s'il le faut absolument pour dégager ce que vous appelez votre responsabilité, n'êtes-vous pas homme à savoir livrer la moitié de notre secret pour sauver l'autre ? Allons, docteur, laissez-vous attendrir et ma reconnaissance...

— « Ceci est entendu, Monsieur : mais si je dis à cette femme un mot seulement de ce qui la menace, savez-vous le résultat de ma confidence ? Elle évitera autant que possible tout contact avec votre enfant, lui donnera le sein le moins possible, le nourrira en cachette avec du lait de vache ou de la bouillie. Et ce n'est pas précisément ce régime duquel, dans l'état où il est, le pauvre petit a besoin !

— « Sans doute, docteur. Eh bien ! faisons mieux les choses. Soyez obligeant jusqu'au bout. Pour vous, d'ailleurs, ce n'est qu'un jeu : je me rappelle encore avec quel art vous dissimuliez à ma femme le nom de vos drogues ! Ne dites rien à cette nourrice ; mais je la ferai surveiller chez elle, et s'il lui arrive quelque chose, vous saurez bien, avec le nom de sa maladie, lui cacher aussi l'espèce de médicaments qui pourraient être nécessaires. Ceci, bien entendu, dans son intérêt, afin qu'elle *ne se frappe pas !* — Elle guérira donc sans avoir su ce qu'elle avait. Mais elle n'y perdra rien, je vous le garantis ; soyez sans inquiétude pour *votre protégée*, docteur ! »

J'ai laissé se découvrir, j'ai librement étalé ce cynisme, qu'on excuse, qu'on ne saurait blâmer parce qu'il est né d'amour et nourri d'ignorance. Mais avouez que ce n'est pas trop de l'arrêt de Dijon, de cette législation que j'appelle à bon droit *tutélaire*, pour nous fournir une réplique à l'argumentation serrée dont vous venez de lire un spécimen ? Quel bonheur d'avoir pour soi une jurisprudence qui nous facilite, en dépit de tous les préjugés sociaux, l'accomplissement des devoirs dictés par les suggestions les plus impérieuses de notre conscience ! Et quel plaisir de pouvoir répondre à ce tendre père :

— « Ne doutez pas de mon bon vouloir, chez Monsieur. Ma sympathie pour votre cause, ma protection à ce pauvre enfant sont pour moi une douce habitude bien plus qu'un devoir de mon ministère ; et je ne demande pas mieux que de vous servir dans la limite du possible. Malheureusement la justice, depuis quelques années, a une tendance de plus en plus inquiétante à vouloir voir clair dans ces sortes d'affaires. Et si la nourrice était infectée ; si — ce qui arrivera presque inévitablement — elle portait plainte, je serais aussi exposé que vous à être poursuivi. Et j'y serais exposé, écoutez bien, non seulement si j'avais *caché* le danger à la nourrice, mais encore si je n'avais pas *pris l'initiative de le lui révéler sans qu'elle me le demande !...* Vous ressautez ! Lisez donc, je vous prie, cet arrêt de la cour de Dijon... et vous me direz demain à quel parti, selon vous, je dois m'arrêter ? »

L'arrêt lu :

— « Mais, docteur, j'ai réponse à ceci. En cas de malheur, je prendrai tout sur moi. Vous me trouvez bon pour vous couvrir, j'espère !

— « Oui, mon ami, je vous trouve bien bon. Mais, en pareil cas, un avocat avisé comprend dans sa plainte autant de personnes que possible, et pour autant de griefs distincts que possible, afin que, débouté sur un point, il se rattrape sur un autre. Votre dévouement pour me sauver serait donc plus chevaleresque qu'efficace ! »

Ne redoutez pas du père la seule riposte qui eût quelque valeur : « Si vous parlez, docteur, je vous attaque moi-même au nom de l'article 378 qui vous prescrit le secret. » D'abord, les clients ignorent en général que la discrétion soit pour nous une obligation légale : et la preuve, c'est qu'ils ne cessent de nous la recommander, de nous la demander en suppliants, à titre de service. D'ailleurs, si elle m'était portée, cette botte — ce qui jamais, je crois, n'est arrivé à aucun de nous — je la parerais sans peine en me retirant à l'instant et irrévocablement.

Que, plus tard, conseillés par un avoué retors, les parents usent contre nous de ce procédé, c'est à la rigueur possible. Mais franchement je n'en crois rien, et ce pour trois motifs :

Parce que cela n'allégerait en rien leur situation au point de vue de la responsabilité pénale ;

Parce qu'ils ont, ou croient avoir, tout intérêt à nous ménager au cours d'un tel procès ;

Parce que l'avocat qui développerait ce moyen-là n'aurait pas, je pense, l'oreille du tribunal.

En effet les magistrats — et je les en loue hautement — quand ces deux buts ne peuvent être atteints simultanément, sont enclins à assurer la sécurité des nourrices de préférence à la santé de l'enfant. Aussi, n'appréhendant que fort peu une poursuite directement intentée par le ministère public pour une pareille violation d'un pareil secret ; n'ayant guère plus d'inquiétude du côté des parents pour les raisons ci-dessus, je suis disposé à considérer, dans la circonstance présente, le fameux article 378 comme un épouvantail sans portée. Et en somme, quelqu'applicable qu'il puisse être à ce cas, je doute qu'on me l'appliquât si, sans rien lui apprendre directement sur la maladie des parents, je m'étais borné à lui laisser soupçonner, en m'abstenant de répondre à ses questions, le danger auquel la nourrice s'expose en continuant à allaiter leur enfant.

6° L'ALLAITEMENT NATUREL LUI MANQUANT, COMMENT NOURRIR L'ENFANT SYPHILITIQUE ?

Si ce ne peut être *à la chèvre*, ce sera au biberon ; il n'y a pas ordinairement d'autre alternative. Et pesez même, pesez mûrement si, pour suppléer l'insuffisance de ce mode d'alimentation, vous pouvez compter sur l'air fortifiant de la campagne. Mis chez des paysans, en effet, le nouveau-né, s'il y trouve bon lait, et même tendresse et dévouement, aura-t-il des soins médicaux assidus qui ne lui sont pas moins nécessaires? — D'ailleurs, son état de maladie risque de prendre, dans ce milieu-là, une notoriété dont, non moins que ses parents, il pourrait avoir à souffrir, lui, durant le reste de sa vie. Enfin, malgré toutes nos recommandations, il est exposé à répandre autour de lui le mal dont il est atteint, créant ainsi pour ses parents une responsabilité sous tous les rapports on ne peut plus onéreuse.
« Si nous devons la porter, cette responsabilité, diront-ils avec raison, que nous ayions du moins en échange une vraie nourrice pour notre enfant ! »
« Au fait, ajoutent-ils après un moment de réflexion, pourquoi la lui a-t-on ôtée cette nourrice qui l'allaitait si bien ?... C'est seulement parce qu'elle n'était pas encore malade ? »
Or, cet *encore* interrogatif est gros de déduc-

tions aventureuses, sinon de conséquences coupables. Je ne veux pas dire, en effet, quoique rien ne soit plus dans la logique d'un cœur maternel, qu'il se trouvera des parents qui aideront à la contamination de la nourrice par leur enfant, sachant que celle-ci, une fois contaminée, n'aura plus dès lors de motifs pour refuser de continuer l'allaitement. Mais ce qu'il y a de réel c'est que... (et ici j'ouvre un nouveau chapitre) :

7° DES NOURRICES SYPHILITIQUES.

Quelques médecins ont proposé comme le meilleur moyen d'alimenter un enfant syphilitique, de lui chercher une nourriee qui soit déjà syphilitique.

Et ils ne manquent pas de raisons à l'appui de ce conseil. Une telle nourrice, disent-ils, est la seule qui puisse sans crainte pour elle, et par conséquent sans supercheries, donner le sein à un enfant infecté. — Son lait n'est pas, comme un vieux préjugé l'enseigne, tari ou dépravé par la maladie. Voyez plutôt avec quel succès une mère syphilitique élève son propre enfant ! — La syphilis est, chez beaucoup de femmes, compatible avec un excellent état de santé, avec le jeu régulier de toutes les fonctions, de toutes les sécrétions. — D'ailleurs, le tout est de bien choisir. Or, sans être constamment fournis de cette denrée, les hôpitaux spéciaux en offrent assez souvent de bons types, parmi les pauvres filles malades qui, ayant perdu leur enfant, seraient enchantées de trouver l'aubaine d'une pareille place !...

J'ai reproduit le propre plaidoyer des fauteurs de cette proposition. Je n'en saurais être l'adversaire systématique, moi qui, dès 1852, faisais appel à la syphilisation pour nous donner, — mais nous donner à bien meilleur compte pour elles, il est vrai — des nourrices réfractaires à la contagion syphilitique (1). J'accepterais donc cet expédient s'il se présentait dans des conditions absolues de moralité et de sécurité. Mais l'ériger en méthode générale d'allaitement, mais fonder sur lui l'espoir d'une solution susceptible de répondre à tous nos besoins !!...

— « Le tout est de bien choisir, » me souffle-t-on à l'oreille. — Merci de l'avis. Mais existe-t-il donc

______

(1) *Gaz. méd. de Paris*, p. 539. « Si la syphilisation tenait un jour ses promesses, disais-je, on pourrait, en syphilisant les nourrices, les rendre réfractaires à la contagion. Alors, il y aurait des mamelles pour tous ces petits êtres, victimes innocentes des torts ou de la crédule confiance d'un autre. Tout enfant suspect trouverait sa nourrice syphilisée. L'égoïsme des riches n'aurait plus de prétexte pour sacrifier au salut d'un rejeton notoirement infecté, la santé d'une pauvre villageoise et souvent celle de toute sa famille. Et les administrations hospitalières s'empresseraient sans doute de donner l'exemple, en excitant le zèle de leurs nourrices attitrées à subir l'opération salutaire. »

Et j'ajouterais aujourd'hui : les résultats positifs déjà réalisés pour la préservation des maladies charbonneuses, grâce aux travaux de Toussaint et de Pasteur, ne nous autorisent-ils pas à espérer que cette brillante perspective ne restera pas éternellement une chimère ?

un marché, à la portée de tous les ménages, fourni de façon à satisfaire, à toute heure, aux nécessités urgentes qui de toutes parts peuvent surgir?... N'insistons pas sur cette question cependant. Craignons bien plutôt, si de telles idées venaient à prévaloir, que ce *marché* ne fût bientôt trop bien pourvu ! On remarque déjà la facilité que nos jeunes ouvrières mettent à se consoler, que leurs parents mettent à les absoudre d'une *faute* dont l'effet leur vaut, pendant l'oisiveté de quatorze mois de nourrissage, plus du double des gages d'une honnête et laborieuse domestique. Il manquait, après cette prime au libertinage, une prime à la syphilis !... La civilisation, on le voit, marche de façon à combler cette lacune !

Mais l'on ne s'avise jamais de tout. La femme syphilitique qui tient à se placer nourrice a un enfant, n'est-il pas vrai ? Que deviendra-t-il ?... Si l'on ne prend que celles dont l'enfant est mort, voici le *choix* encore singulièrement restreint ! Si, au contraire, cet enfant vit, le voilà destiné au biberon, c'est-à-dire condamné par sa mère précisément au sort dont elle va, elle, à prix d'argent, sauver un enfant qui lui est étranger ! Tout compte fait, à ce trafic qu'aura gagné la société ? En quoi y bénéficieront les tables de population ?

Rassurons-nous toutefois ; ces transactions sont aussi irréalisables qu'elles seraient criminelles.

De deux choses l'une, en effet : les parents prendraient chez eux la nourrice syphilitique, ou ils lui donneraient l'enfant chez elle.

Or, quant au premier cas, qui de nous voudrait introduire dans sa maison une femme dont la maladie, trop ostensible (1) brevet d'inconduite, serait, pour tous les membres de la famille obligés d'avoir des rapports avec elle, à la fois une honte et une terreur trop justifiée ? Pour quelques-uns de ceux qui l'approcheraient, il pourrait, je l'accorde, y avoir un avertissement salutaire dans la *contagion de l'exemple*. Mais celle-là ne serait certes ni la plus commune, ni la plus pénétrante ! C'est à une tout autre contagion que, à deux battants, on ouvrirait ainsi la porte !

Lui donnera-t-on l'enfant chez elle ?... Mais, outre l'impossibilité de continuer en ce cas au malade les soins médicaux réguliers dont il a besoin, quel fonds peut-on faire sur la moralité, et par conséquent sur la vigilance d'une femme qui consentirait ainsi à s'afficher, dans son pays, comme débauchée, en se chargeant d'un enfant — tous ses voisins l'auraient bientôt appris s'ils ne le savaient déjà, — d'un enfant qui n'est incapable de lui donner du mal que parce qu'elle est, elle, incapable d'en prendre plus qu'elle n'en a ?

____

(1) Les promoteurs de ce mode de nourrissage recommandent expressément de préférer pour cet emploi une femme qui soit syphilitique « d'assez fraîche date ! »

8° **Préjudice moral causé par l'enfant infecté héréditairement.** — Ce seul énoncé va soulever d'indignation toutes les poitrines sensibles. « Pauvre petit ! entends-je crier autour de moi. Est-ce sa faute à lui ? Il ne manquait plus que de le rendre responsable du mal qu'on lui a donné ! » Ne faisons pas fausse voie. J'espère, tout au contraire, en développant cette thèse, servir l'intérêt le plus direct de cet enfant si digne de pitié en contribuant par de nouveaux considérants à lui assurer la seule bonne nourrice qu'il puisse avoir, sa mère.

Nous avons vu, au chapitre III de ce livre, de quelle importance il est pour un mari syphilitique de cacher son mal à sa femme, et avec quelle difficulté il y parvient. Encore cependant avait-il pris sa femme jeune, confiante, inexpérimentée ! Encore l'époux pouvait-il dérober les symptômes sous sa barbe, dans sa bouche, ou son pantalon ! Encore était-il licite au médecin d'intervenir entre ces deux conjoints, de favoriser de tout son pouvoir les illusions de l'une, les dissimulations de l'autre !

L'enfant naît ; tout a changé. Avertie, déjà mise en défiance par une foule de menus incidents qui, peu à peu recueillis à votre insu, l'éclairent comme l'adolescent s'éclaire vers sa puberté, Madame regarde de plus près. D'ailleurs, avec l'enfant, la *mère* elle-même est née. Et ce sont des yeux de mère qui désormais sont là pour voir à travers tous les bandeaux... et tous les langes !

Que, dans ces nouvelles conditions, elle trouve son mari plus soucieux ; qu'elle l'entende chuchoter avec le docteur ; qu'elle les voie l'un et l'autre plus inquiets qu'elle-même d'un insignifiant bouton du bébé : qu'elle assiste au brusque et mal justifié départ d'une excellente nourrice... La croyez-vous femme à tout accepter sans mot dire ; à rester étrangère à des arrangements d'où dépend la vie de son enfant ; à laisser la nourrice s'éloigner sans un mot d'explication ?...

Or, ceci dépasse bien souvent les bornes d'un simple assombrissement de l'horizon conjugal. En naissant malade, l'enfant a dénoncé la maladie de son père. Ce ne sont plus des soupçons qu'a l'épouse, soupçons portant sur des indices vagues, sur des symptômes dissimulables, contestables, passagers. Madame possède un petit témoin dont elle peut, au besoin, faire recueillir par autorité de justice la trop éloquente quoique muette déposition ; témoin qui ne se prête à aucune feinte ; témoin dont la mort même ne fera que rendre le langage plus accusateur.

Bien souvent aussi ce témoignage, éclatant à l'improviste, n'a pas seulement pour effet de prouver que Monsieur fût malade. Il éclaire par une fatale mais frappante lumière Madame sur son état personnel. Lorsque l'enfant naît infecté héréditairement, on sait de par la statistique que, dans la très grande majorité des cas, la mère est malade. Eh bien ! ce mal qu'elle a, mais qu'on s'était ingénié, qu'on était parvenu à lui cacher, elle le connaît maintenant. Dirai-je : elle le connaît dans toute son horreur ? Non, cela ne suffirait pas, dans toutes les horreurs que peut forger l'imagination d'une femme ignorante, d'une épouse indignée, d'une mère tremblant pour le sort de cet enfant et de ses enfants à venir !

Le médecin pourra-t-il détourner ce nouveau péril ? Non, puisqu'il y a là, dans le ménage, un tiers (la nourrice), à qui nous savons qu'il est, de par la loi, tenu de tout dire ! Et puisque ce tiers est une femme, — j'ai dit un écho !

L'épouse se trouve donc du même coup en face d'une révélation, qui lui suggère inévitablement l'idée d'une *séparation*, et en possession d'un moyen propice à faire prononcer cette séparation en sa faveur. Résistera-t-elle à la tentation ? Veillez, maris ; mais abstenez-vous, confrères : vous n'avez plus rien à faire là, ou plutôt, vous aviez fait tout ce qui dépendait de vous, lorsque, dès avant la conception, prévoyant et prédisant au mari tous les dangers dont cet innocent petit être deviendrait cause et victime, vous aviez formulé du ton le plus propre à vous faire entendre le précepte que je tiens à répéter une dernière fois : « Surtout, Monsieur, obtenez que votre femme nourrisse ! »

Je ne cite pas d'exemples. Ils sont nombreux, et pour la plupart déplorables. Quelquefois cependant, chez de toutes jeunes femmes dont l'indignation même révélait un levain mal étouffé d'amour conjugal, il m'a été donné d'obtenir le seul triomphe auquel la médecine ici puisse prétendre. Encore était-ce bien seulement de la médecine que je me faisais l'interprète, lorsque, après avoir, il y a deux ans, essuyé les larmes de ma chère P... : « Mon enfant, dis-je, lui parlant en père, ces torts que tu viens de découvrir sont des torts bien anciens, des torts datant d'une époque où ton mari ignorait même que tu existasses. En quoi ton amour, en quoi ton amour-propre en peuvent-ils souffrir ? Ne le vois-tu pas bien malheureux, plus malheureux que toi-même ? Laisse-le donc réparer par un redoublement d'amour sa faute involontaire ! Voudrais-tu te punir, et punir du même coup ton enfant en le privant de la tendresse, de la protection paternelle ? — D'ailleurs, ma chère amie, ces torts que tu as tant de peine à oublier, j'en dois, moi médecin, porter ma bonne part. Avant les premiers pourparlers, ton mari se conduisit en honnête homme. Il vint me trouver, me confia tout, me demanda s'il pouvait, sans danger, devenir époux et père ? Je crus que oui ; je le lui dis. La médecine n'est pas infaillible : juge maintenant s'il doit supporter la conséquence de mon erreur!»

9° Dégrèvement des attributions médicales. — Je termine par ce complément annoncé aux nombreux préceptes pathologiques, moraux, sociaux, hygiéniques, médico-légaux, que les diverses exigences du sujet ont, l'un après l'autre, amenés sous ma plume. Le médecin a ici, comme on l'a vu, beaucoup de travail. Mais, aux yeux de ceux qui l'emploient, il n'a rien fait, s'il n'a pas fait tout... et quelque chose de plus encore! Procurer une nourrice d'abord, — traiter l'enfant, — préserver la nourrice ou la traiter selon le cas, et sans qu'elle s'en doute (elle ni Madame)! — faire préparer et apporter les médicaments lui-même en cachette ; — endoctriner la nourrice et haranguer son rustre de mari ; — se charger de marchander et payer leur assentiment : — si elle a quitté la place, surveiller la nourrice dans sa place nouvelle ; — au besoin, courir après une chèvre, ou faire un tour au marché spécial de Lourcine ou de l'Antiquaille... voilà une part des charges devant lesquelles l'homme le moins habitué à se déranger pour autrui se formaliserait de voir les épaules du *bon docteur* esquisser le moindre geste de révolte !

Conseillé-je, néanmoins, d'invoquer notre dignité, de nous isoler dans notre rôle passif de consultant, de lever haut et ferme le drapeau de l'indépendance professionnelle ?... Non. Ce n'est point parce que la besogne est trop rude, c'est parce que l'ouvrage serait mal fait que je recommande d'en passer une part à d'autres.

Ainsi, d'abord, dès qu'il a flairé la syphilis, que le médecin décline poliment, mais absolument la mission de *chercher une nourrice*. Qu'il se garde même d'*accompagner les parents au bureau*. C'est chez lui, dans son cabinet, et autant que possible seul à seul, que doit avoir lieu son premier entretien avec la nourrice. Hors de là, cette femme pourrait ensuite dire « qu'elle n'aurait jamais pris l'enfant sans demander sur son compte des renseignements au médecin, mais qu'on *s'était bien arrangé* de manière à l'empêcher, elle, de pouvoir causer librement avec lui. »

Ne prenez pas non plus auprès de cette femme l'initiative de démarches destinées à obtenir que, saine, elle continue à allaiter un enfant malade. Je me suis longuement étendu sur ce sujet.

Mais où vous devrez surtout éviter d'intervenir, c'est dans la question de l'indemnité à payer à la nourrice, au cas où elle est infectée. Ne nous cantonnons pas toutefois en un parti pris de mutisme, incompatible avec notre profonde sympathie pour de telles afflictions. Tout renseignement, tout avis du ressort de notre spécialité ou pouvant résulter de nos rapports avec les intéressés, nous les devons. Fournissons-les de bonne grâce, mais restons-en là.

Cette réserve ne fait pas le compte des parents :

« Docteur, cher docteur, me disait, en 1877, un jeune et disert magistrat, pris dans cette enclouure, vous seul pouvez nous tirer d'affaire. Vous possédez notre secret, et il est parfaitement placé. Pourquoi nous forcer de le confier encore à un tiers? La nourrice est habituée à vous écouter, à vous croire sur parole. Quel autre aura les mêmes droits à sa déférence? Puis, en conscience, puisque nous désirons sincèrement réparer nos torts, qui pourra mieux fixer leur rémunération que vous qui, seul, en connaissez l'étendue et les conséquences? Puisqu'il s'agit, ainsi que dans tout dommage causé à autrui, d'une question d'indemnité, n'êtes-vous pas le seul, vous docteur, qui, comme nous disons au palais, *possédiez les éléments de cette appréciation?* »

— « Vous parlez comme à l'audience, mon cher client, lui répondis-je, c'est-à-dire admirablement, mais parfois, — souffrez d'Esculape ce coup d'épingle; Thémis a bec et glaive pour riposter, — parfois un peu à côté de la question. Écoutez, à votre tour, et comprenez *pourquoi* et *en quoi* je me récuse :

« Fondé sur ce vieux dicton : *le médecin est comme un confesseur*, vous voudriez bien me faire admettre que, en dehors du prêtre et du docteur, il n'est de sécurité pour aucune confidence de ce genre. Est-ce donc à moi de vous rappeler le troisième personnage à qui la loi, à qui ses habitudes professionnelles rendent la discrétion aussi aisée qu'obligatoire, le notaire ?

« Celui-là, dans l'espèce, a sur moi un premier avantage : il habite loin de votre domicile, et communiquée à lui la chose par conséquent sera aussi peu ébruitée que possible dans votre milieu social. Mettez-vous donc en rapport avec le notaire de la commune ou du canton qu'habite la nourrice : et, muni de vos pouvoirs, chargez-le des négociations. Son caractère officiel lui donne aux yeux des gens de cette classe, dans la circonstance, un triple avantage, savoir : la notoriété d'impartialité, de discrétion, de probité surtout : dernier point de première importance dans les mœurs villageoises. Quand un paysan peut se dire, peut dire en rentrant chez lui : « il y a de l'argent déposé chez le notaire, » cela vaut mieux, croyez-moi, pour le décider, que toutes les assurances, si pompeuses soient-elles, sortant de bouches trop peu désintéressées pour lui paraître bien sincères.

« Ceci, du reste, est réciproque. Autant un paysan croit le notaire engagé vis-à-vis de lui, autant il se croit lié lui-même par un simple engagement verbal, *pris par devant notaire !* S'il lui a donné sa parole de se contenter d'une certaine somme, je n'oserais dire que, circonvenu ensuite par un *homme d'affaires*, il ne modifiera jamais le chiffre de ses prétentions. Mais ce qui est sûr, c'est que devant personne il n'éprou-

verait au même degré que devant l'officier ministériel, la honte salutaire qui peut le tenir asservi
à la parole donnée et reçue.

« Enfin, conclus-je, mon cher client, vous me
faites trop d'honneur en me jugeant capable de
mener à bien une négociation aussi grosse de difficultés que celle-ci. Pour le peu que j'aie été
mêlé aux exploits de MM. les gens de robe, j'ai
éprouvé la vérité de cette maxime répétée au seuil
de toutes les Études : « pour qu'une affaire finisse
bien, l'important est de la bien commencer. »
Eh bien ! ce commencement, à l'inverse du suisse
de Dandin, c'est ce que je sais le moins ! — Comment aborder ma partie adverse ? Dois-je l'éblouir
d'emblée par une offre de poids, ou la voir venir
peu à peu ? A quelle période de ces pourparlers,
faut-il, si la chose s'envenime, introduire un *ré-
féré*, faire soit des offres amiables, soit des *offres
réelles ?* Lequel de nos conjoints campagnards a
qualité pour signer une renonciation ? Et de
quelles garanties cet acte doit-il être appuyé
pour avoir quelque valeur ?

« Les barbarismes juridiques dont j'émaille
sans doute mon discours vous montrent assez le
péril qu'il y aurait pour votre cause à me lancer
dans ce labyrinthe, où vos dispositions conci-
liantes présentées par un maladroit risqueraient
de devenir un moyen de triomphe pour votre
adversaire ; tandis qu'un homme du métier, ré-

glant, distribuant, échelonnant *secundum artem,* les lettres d'avis, les invitations, assignations, sommations et requêtes, si l'on en vient là, vous servira comme vous avez droit à l'être. »

« Mais vous froncez le sourcil, mon cher client, et j'y réfléchis moi-même ! Je puis faire plus pour vous. Sans me départir d'une réserve qui est toute dans votre intérêt, j'ai bien quelques documents médicaux à joindre à votre dossier. Si vous acceptez mon idée, donnez-moi un mot pour votre notaire, et j'irai conférer avec lui. »

Grands remercîments. Au bout de quelques jours, ma proposition est acceptée ; je pars muni de la lettre d'introduction, et je franchis la porte aux doubles pannonceaux. J'entre ; le plus courtoisement du monde accueilli par l'inévitable cravate blanche, j'explique l'affaire dans tous ses détails. Mais une surprise m'attendait.

Froissé, sans l'avoir laissé paraître, de ma résistance, mon magistrat de client, sans se défier précisément de moi, me jugeait sans doute un allié un peu tiède. En conséquence, il intervenait de sa personne, ou du moins entendait bien ne pas se rendre sans avoir fait *parler la poudre* judiciaire.

Je trouvai donc l'honorable notaire nanti

d'un long mémoire dans lequel mon client, plaidant en quelque sorte contre moi, établissait :

1° Que ni sa femme ni lui n'avaient actuellement *aucun signe* de maladie vénérienne (ce qu'il offrait de faire constater médicalement) ;

2° Que son enfant n'avait eu du mal que *consécutivement* à l'entrée chez lui de la nourrice plaignante ;

3° Qu'une première nourrice, restée auprès de l'enfant durant le premier mois, était sortie pour insuffisance de lait, mais sortie *saine et restée telle* depuis lors, ainsi qu'il serait aisé de le prouver ;

4° Que, en conséquence, le mal de l'enfant n'ayant paru que quinze jours après l'entrée à la maison de cette seconde nourrice, il pouvait bien y avoir lieu de se demander si, *loin d'être infectée par son nourrisson, ce n'était pas elle, au contraire, qui l'avait infecté ?*

5° Que, *dans tous les cas*, la chose lui semblait assez douteuse pour donner matière à une action reconventionnelle ; action qui, intentée dès l'abord contre la nourrice, aurait au moins l'avantage de la rendre plus accessible aux propositions transactionnelles.

Le mémoire, d'ailleurs, se terminait par quelques mots fort polis à mon égard et par l'engagement formel de ratifier tout ce que, après en avoir délibéré, nous arrêterions ensemble.

— « A la bonne heure, m'écriai-je à la lecture de cette conclusion. Voici ce que notre client a dit de mieux. Délibérons donc : mais croyez-moi, cher monsieur, la délibération ne sera pas longue. Accuser qui vous accuse, réciter à cette pauvre nourrice la fable du *Loup et de l'Agneau,* c'est fort ingénieux, comme toutes les fables : mais c'est ce qu'on appelle du vieux jeu, et les tribunaux ne s'y laissent plus prendre. Ils laissent patauger les avocats, bon ! mais n'en frappent que plus durement le vrai coupable qui a osé se porter plaignant. — En l'espèce d'ailleurs, rien de plus fragile que tout cet échafaudage. Si la première nourrice est restée exempte de contagion, c'est tout simplement parce que le mal — c'est sa marche ordinaire, réglée, — n'était pas encore *sorti* chez l'enfant avant la fin du premier mois.

— Quant à la seconde nourrice, la plaignante actuelle, elle apportait, ainsi que le veulent les règlements, un certificat de santé du maire de sa commune. Elle avait, de plus, été visitée et déclarée saine par le médecin du bureau qui nous l'a procurée. Enfin je l'ai moi-même examinée lors de son entrée, et l'ai trouvée complètement saine. Et requis par la justice de le certifier, je ne pourrais ni ne voudrais m'y refuser. — Enfin j'ai vu, et je n'ai pas été le seul dans la maison, j'ai vu, *d'abord,* les *plaques muqueuses* paraître aux lèvres du nourrisson, et l'ulcère *pri-*

mitif paraître *ensuite* au mamelon de la nourrice ! — Ajoutons qu'on persuadera difficilement à un tribunal que cette nourrice, dans les conditions où elle vivait chez elle, ait pu y contracter un mal vénérien par le sein (1).

La moitié de ces éléments d'information suffisant à éclairer un homme intelligent et désintéressé, nous tombâmes d'accord, en quelques minutes, le notaire et moi, sur ces trois points :

Que rien n'était plus facile que de *plaider* la culpabilité de la nourrice ;

Mais que rien ne serait plus difficile que de la faire admettre par les juges ;

Que, de son côté, la nourrice ainsi attaquée, et informée, par le premier avocat venu, de l'éclatante netteté de son droit, pourrait bien jouer à notre pauvre client le tour d'accepter le débat public ; ce qui le conduirait d'abord à un honteux désistement et ensuite à une situation beaucoup plus désavantageuse dans l'opération du règlement de l'indemnité.

Tout paraissait donc conclu. Après un entretien *substantiel*, qu'il eut l'amabilité de ne pas lais-

____

(1) Cette réponse renferme, sommairement énoncés, mais bien suffisants pour un médecin, les éléments du *rapport médico-légal* qu'on nous demande souvent dans les affaires de ce genre. C'est à chaque confrère d'apprécier dans quel sens chacun de ces éléments d'information, ainsi que leur ensemble, dépose dans chaque cas et de conclure selon la conviction ou selon les probabilités qu'ils auront fait naître dans son esprit.

ser terminer dans son étude, le notaire comprit à
merveille le bien fondé de mes résistances à le
supplanter dans son office de négociateur amia-
ble. Il connaissait d'ailleurs, disait-il, cette brave
famille et, répondant d'avance de son consentement, m'affirma, en entaillant une aile de bécas-
sine. qu'on l'aurait pour un morceau de pain !...
Seulement, au coup de l'étrier, un scrupule le
prit. Alléguant son inexpérience en ces matières,
il ne voulut point — et c'était prudent autant
que juste — me laisser partir sans avoir fixé, de
concert avec moi. jusqu'à quelle somme de-
vraient aller les offres faites au nom de notre
client.

« Cette demande prouve votre sens pratique,
cher maître, lui dis-je, et je l'avais prévue. Voici
des notes que, avant de partir, j'ai puisées dans la
monographie si complète du Dr Fournier : c'est le
chiffre des indemnités allouées, en pareil cas,
par les tribunaux dans les affaires les plus récentes de ce genre. Nous ne saurions prendre
de meilleures bases, car ce sont assurément
celles que choisiraient eux-mêmes les magistrats de n'importe quelle juridiction. s'ils étaient
appelés à statuer sur ce point. Lisez donc avec
moi :

« Premier procès : 5,000 francs de dommages-
intérêts (la nourrice en demandait 10,000. Le
père n'avait offert que de *la faire soigner :* le

jugement déclara cette offre inacceptable comme insuffisante).

« Deuxième procès : 3,000 francs de dommages-intérêts (la nourrice en réclamait 10,000 ; elle avait infecté son mari, et mère jusque-là de trois enfants sains, avait, depuis lors, avorté d'un enfant malsain).

« Troisième procès : 4,000 francs de dommages-intérêts (jugement prononcé contre la direction d'un bureau de nourrices, convaincu d'avoir procuré à une nourrice un enfant syphilitique).

« Quatrième procès : 1,000 francs une fois payés et une rente annuelle viagère de 500 francs (la nourrice, devenue malade depuis *cinq ans*, avait une *infirmité permanente ne devant jamais*, dit le jugement, *lui permettre de se livrer à un tra vail régulier*. Et d'autre part, les parents étaient dans *une situation* — probablement de fortune — telle que le tribunal jugea inutile d'accorder à leur nourrice la garantie de la rente sur l'État, qu'elle demandait pour assurer le paiement de sa rente viagère).

« *Document personnel.* Cinquième procès : 1,500 francs de dommages-intérêts (jugement prononcé par le tribunal de Saint-Étienne contre un ouvrier verrier, infecté par le fait de son travail, et dont l'enfant avait infecté une nourrice).

« Faites le total, cher maître ; puis établissez le quotient.

« A tête reposée, groupez les renseignements que vous pourrez vous procurer sur la fortune de notre client. De mon côté, le moment venu, je vous enverrai *très confidentiellement* les notes utiles pour vous permettre d'apprécier, d'après la gravité du mal subi, l'étendue du dommage à réparer. — Somme toute, pour ma part, j'estime dès à présent que nous ne pouvons en conscience, en équité, en bonne diplomatie, débuter par une offre inférieure à 2.000 francs. »

FIN.

TABLE ANALYTIQUE DES MATIÈRES

CHAPITRE PREMIER

BLENNORRHAGIE.

CHAPITRE III

SYPHILIS.

CHAPITRE IV

ENFANT ET SYPHILIS.

FIN DE LA TABLE.

1555-8(. — CORBEIL. Typ. et stér. CRÉTÉ.